# 少林正骨

（2版）

韦春德　陈世忠　吴　宁　王魁胜　主编

全国百佳图书出版单位
中国中医药出版社
·北京·

**图书在版编目（CIP）数据**

少林正骨/韦春德等主编. —2 版. —北京：中国中医药出版社，2023.1

ISBN 978-7-5132-7915-4

Ⅰ. ①少… Ⅱ. ①韦… Ⅲ. ①中医伤科学 Ⅳ. ①R274

中国版本图书馆 CIP 数据核字（2022）第 218085 号

---

**中国中医药出版社出版**

北京经济技术开发区科创十三街 31 号院二区 8 号楼

邮政编码 100176

传真 010-64405721

河北省武强县画业有限责任公司印刷

各地新华书店经销

开本 710×1000 1/16 印张 22 彩插 0.5 字数 374 千字

2023 年 1 月第 2 版 2023 年 1 月第 1 次印刷

书号 ISBN 978-7-5132-7915-4

定价 75.00 元

网址 www.cptcm.com

**服 务 热 线 010-64405510**

**购 书 热 线 010-89535836**

**维 权 打 假 010-64405753**

微信服务号 zgzyycbs

微商城网址 https://kdt.im/LIdUGr

官 方 微 博 http://e.weibo.com/cptcm

天猫旗舰店网址 https://zgzyycbs.tmall.com

如有印装质量问题请与本社出版部联系（010-64405510）

# 《少林正骨》（2版）

## 编委会

| | |
|---|---|
| **名誉主编** | 释永信　顾云伍　施　杞 |
| **主　审** | 韦以宗　释延琳 |
| **主　编** | 韦春德（释恒德）　陈世忠 |
| | 吴　宁（释恒宁）　王魁胜 |
| **副主编** | 潘东华　胡伟强　黄楚盛（释恒正） |
| | 冯华山　陈文治　林远方　应有荣 |
| | 田新宇　阚兴峰　王秀光　傅　碧 |
| **编　委** | （以姓氏笔画为序） |
| | 丁　力　王　松　王云江　王仕文 |
| | 王魁锋　韦东德　韦松德　韦杰生 |
| | 田亚伟(释延无)　朱超平　任　鸿 |
| | 闫固林　孙永章　杜志鹏　李　元 |
| | 李　娟　李明亮　杨书生(释恒生) |
| | 吴树旭　吴振东　何世超　何康乐 |
| | 沈春开　宋晓亚　张文扬　张关和 |
| | 陈　军　陈　斌　陈君永(意大利) |
| | 林廷文(释恒文)　欧庆章　郑增铁 |
| | 郑黎光　袁慎强　贾国波　徐光崇 |
| | 高　尚　高　腾　郭珈宜　黄　涅 |
| | 梅　江　曹书勤　康　雄　章科烽 |
| | 鲍圣涌　戴国文 |
| **学术秘书** | 王秀光（兼）　韦松德（兼）　王亚娟 |
| **演　示** | 韦东德　林廷文（释恒文） |

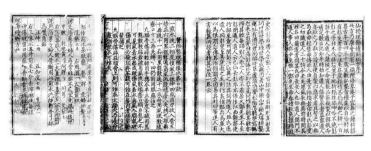

《理伤续断方》明洪武版片段

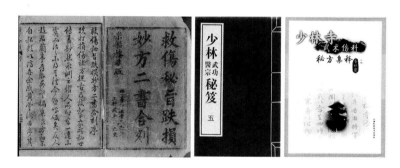

《跌损妙方救伤秘旨》清咸丰版

# 少林正骨历史文献

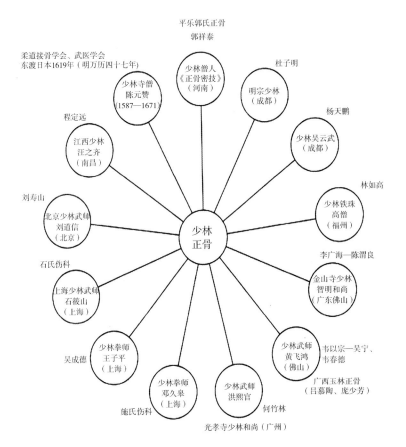

平乐郭氏正骨
郭祥泰

柔道接骨学会、武医学会
东渡日本1619年（明万历四十七年）

杜子明

程定远

刘寿山

石氏伤科

吴成德

施氏伤科

何竹林

杨天鹏

林如高

李广海—陈渭良

韦以宗—吴宁、韦春德

广西玉林正骨
（吕慕陶、庞少芳）

少林僧人
《正骨密技》
（河南）

少林寺僧
陈元赟
(1587—1671)

江西少林
汪之齐
（南昌）

北京少林武师
刘道信
（北京）

上海少林武师
石筱山
（上海）

少林拳师
王子平
（上海）

少林拳师
邓久皋
（上海）

少林武师
洪熙官

少林武师
黄飞鸿
（佛山）

金山寺少林
智明和尚
（广东佛山）

少林铁珠
高僧
（福州）

少林吴云武
（成都）

明宗少林
（成都）

少林
正骨

光孝寺少林和尚（广州）

# 21世纪初少林正骨传承示意图

（引自《中国骨科技术史》）

## 主编简介

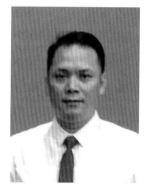

　　韦春德，男，汉族，1971年出生，毕业于湖北中医学院骨伤专业，主任医师，师从首都国医名师、中国整脊之父韦以宗教授，是中医整脊学科传承人。北京光明骨伤医院骨科主任，世界中医药学会联合会脊柱健康专业委员会副秘书长，中华中医药学会整脊分会副主任委员，少林寺少林正骨传承人评审专家。参与编写著作12部，所主编的《韦以宗论脊柱亚健康与疾病防治》一书获新中国成立60周年全国中医药科普图书著作奖二等奖。发表论文12篇，参加3项国家级科研课题研究，获湖北省科技成果奖二等奖1项，获中华中医药学会科技成果三等奖3项，参与编著的《中国整脊学》荣获中华中医药学会学术著作一等奖。擅长诊治疑难颈椎病、颈腰椎管狭窄症、腰椎间盘突出症、腰椎滑脱症和青少年脊柱侧凸症等常见颈肩腰膝病。

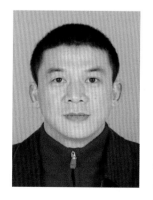

　　陈世忠，男，汉族，1968年出生，毕业于广州中医学院，主任医师，教授，中山市中医院骨四科主任，师从韦以宗教授，是中医整脊传承人。兼任中华中医药学会整脊分会副主任委员，世界中医药学会联合会骨伤科专业委员会常务理事，广东省中医药学会整脊专业委员会副主任委员，中山市中医药学会整脊专业委员会主任委员。发表学术论文11篇，参编著作3部，主编1部。参加课题9项，主持课题3项，获中山市科技局二等奖2项、三等奖1项。

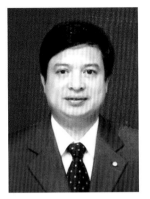

　　吴宁（释恒宁），男，毕业于桂林医学院临床医学专业，副主任医师，平南同安骨科医院创始人，现任董事长，中医整脊学科传承人，中华中医药学会整脊分会常务委员，世界中医药学会联合会脊柱健康专业委员会第一届副会长，中国嵩山少林寺少林正骨传承人、评审委员会委员，广西中医药学会整脊专业委员会副主任委员，广西中医药学会银质针分会副主任委员，广西非公立医疗机构协会第一届理事会副会长，历任平南县、市政协及人大常务委员。曾在平南县人民医院及解放军181医院从事骨科工作，赴嵩山少林寺拜师学艺，融会贯通中西医学，在骨科学方面具有高深的造诣。参与主编《少林正骨》《中国整脊学》及《广西银质针技术诊疗操作规范》等专著。主持研究的用于骨伤科急性期的"骨伤宁十七味合剂"及用于骨伤科康复期的"骨康宁十六味合剂"两种骨伤科合剂获批文并投入量产。擅长脊柱、创伤科手术及中医整脊、正骨技术。

---

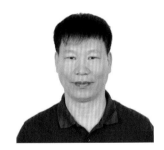

　　王魁胜，男，1969年出生，浙江温州人，毕业于浙江中医学院，副主任中医师，浙江温州王侨骨伤医院院长，中华中医药学会整脊分会常务委员，世界中医骨科联合会常务理事，世界中医药学会联合会脊柱健康专业委员会副会长，连任政协温州市龙湾区委员会三届委员。蜚声浙江的王罂薪堂中医正骨疗法，是浙江省非物质文化遗产保护项目，已历230年悠久历史，王魁胜系第九代传人。从事骨伤专业30年来，全面继承祖传独特的骨伤诊疗方法，对骨折、脱位等骨伤疑难病症的治疗取得了满意的效果。参与编写《中国整脊学》《少林正骨》《少林寺武术伤科秘方集释》《脊柱亚健康保健学》等著作。承担省市科研课题2项，发表论文6篇，荣获部级学术著作奖1项，实用新型专利5项。师从韦以宗教授10年有余，专业从事中医整脊临床研究，擅长运用三大治疗原则、四大疗法和八项措施诊疗脊柱常见病、疑难病。

# 《少林正骨》再版前言

1983 年，我承担点校明洪武版《仙授理伤续断秘方》的任务，在查阅古代版本时发现青囊版和明刻本《理伤续断方》，遂更正洪武版书名为《理伤续断方》。

1985 年，党中央和广西壮族自治区党委下文件号召科技人员业余兼职，收入归己。在崔月犁部长的指示下，我毅然承担起光明中医函授大学骨伤科学院的工作，得到广西壮族自治区政府的支持，历时 4 年，培养了约 4800 名骨伤科医师。当时仅有福建中医学院开设骨伤专业，全国只有骨伤科医生（包括医士）2800 余人。为促进中医教育发展，全国共设立光明骨伤学院 34 所分院，其中有 28 所分院设在各地的中医学院中。由我牵头，组织全国中医、中西医骨科专家编纂的《中国骨伤科学》十卷本函授学院教材，也是以少林正骨及尚天裕、顾云伍的中西医结合治疗骨折著作作为蓝本。因为我深知，好的教材就意味着能培养出好的人才。1986 年后，全国中医药院校均开设了骨伤专业或骨伤系，培养中医骨伤科医师 2 万余名。

但是，到了 21 世纪，各种因素导致大多数中医药院校均停办了骨伤专业或骨伤系。一方面是西化（开刀多），一方面是技价背离。随着对手术不良反应和后遗症的深入认识，各方面人士重新开始重视手法接骨技术，这是全人类的福音。

我已至古稀之年，但每每想到老祖宗传下的少林正骨技艺，老前辈发扬光大的骨伤科，不应当后继无人。

2019 年，在给葬于北京陵园的尚天裕老师扫墓时我曾写下一首小诗。

尚师诞辰一百年，清明祭扫在墓前。

恩师毕生为事业，不图虚名品清廉。

洋为中用扬国粹，中西结合谱新篇。

滴酒谢师九泉慰，传承弟子意志坚。

习近平总书记指出，要保持"中国特色社会主义道路自信、理论自信、制度自信、文化自信"。《少林正骨》的再版，不仅是文化自信，更是道法自然这样最高明的科技体现。

韦以宗

于北京以宗整脊医学研究院

2022 年 7 月 15 日

# 《少林正骨》2版序

中医骨伤科学具有悠久历史，早在周代《周礼·天官》中已将其列入四大分科之"疡医"范畴内。在中华民族繁衍昌盛、防病治病的历史长河中，中医骨伤科学不仅有着丰富的理论和临证经验积累，还做出过不可磨灭的贡献。在数千年学科形成和发展过程中，中医骨伤科不断创新创造，出现了以方药内治为特征的儒家骨伤流派和以功法外治为特征的武术骨伤流派，"少林正骨"正是后者的杰出代表，呈现着华夏文明的气质和"精勤奋进，继往开来"的精神风范。

"少林正骨"源于河南少林寺，该寺在中岳嵩山少室山北麓，五乳峰下，建于北魏太和十九年（公元495年）。孝昌三年（公元527年），印度僧人菩提达摩在此首创禅宗，史称达摩为初祖，称少林寺为祖庭。唐初，少林寺僧佐助唐太宗开国有功，寺内立唐太宗赐少林寺主教碑，随后禅宗和少林拳术声名远播，广为流传。有关少林武术伤科最初的文字记载见于清嘉庆二十年（公元1815年）胡廷光所著《伤科汇纂》，其中列"少林寺秘传内外损伤主方"专篇，并曰系辑自祖传《陈氏秘传》，其中有关于少林寺僧传授施用之"里东丸"。少林武术与医术相参，传世媲美，以拳棍为专长，张扬"八打八不打"之武德，修炼者全然一身功夫，代代相传，自中原远播岭南，千年庚续。内治之法，融古而立新，吸收当时诸多名医名著之精华而灵活应用。韦以宗教授在总结少林武术伤科之时曾概括为"武医同术，重视穴位时辰致伤及其点穴治伤法，善用民间草药，观察眼睛、指甲辨伤，各种急救经验等"，当属全面而精辟。

以韦以宗、释延琳、吴宁等诸位少林医学研究名家为主编的《少林正骨》一书，出版仅历六载，幡然昭市，一册难求，值此即将再版之际，余披览之，深感全书确有点墨成金之处。

其一，布道有方。骨科同道于少林正骨每崇拜而多迷津，该书通过前言及附篇，宏论"少林"之历史渊源，古往今来，从而揭开其疗伤正骨之神秘面纱，启示读者探骊得珠，当可功成。

其二，传承有术。全书对骨伤科常见病症分门别类，于骨折脱位之诊断及复位、固定、练功均予提纲挈领之详加阐述，成为习者临证之"助手"。其中内容酌古参今，既熔少林正骨技法于一炉，又汇现代创新进展于一体，使之运用于临床，与当今通行诸指南相向不悖，而平添中医药之特色，并可为骨折、脱位诸多非手术疗法之运用释疑解惑。所列方药更彰显源于少林骨伤流派众多名著中别具一格之用药处方经验。

其三，独树一帜。点穴治伤是少林骨伤流派独有的特色和优势，不仅有着深厚的学术内涵，更有着丰富的临证实践积淀。书中详述点穴操作法，细说"血头行走穴道歌"，并诠解其经络气血流注的理论依据及与时间医学的关系，对"十二时辰十二穴位点穴法、治伤法"在起源、定位、解剖、主病、临床表现、开启时间及点穴方法等方面均有记载，对"少林伤科秘传点打十八穴点穴法"的内容及其临床应用也作了详细记述。点穴治伤法不仅是少林正骨的传家宝，还是中医骨伤学的精华所在。20世纪80年代，韦以宗教授对这部分几乎失传的内容深入挖掘，认真研究整理，可谓煞费苦心，得到我和李同生、尚天裕、刘柏龄、樊春洲、郭宪章等诸多教授和前辈的支持与嘉许。

其四，重在功夫。少林正骨医武相济，相得益彰，固然武术崇尚功力，但与武术结合为特色之少林医术亦必然强调功夫为基础，所以书中列专章教授"少林功夫训练法"，如果功力在手，则无论正骨复位，抑或点穴治疗，方可手到病除。因此，少林正骨对基本功、手指功、腰胯功之训练均十分严格，这也正是少林医家与众不同之处，可以立竿见影地除陈疴、起膏肓。

当前我国已经初步建成小康社会，"健康中国"战略已在全面实施，在中华民族伟大复兴的征程中，中医药该如何贡献自己的力量？习近平同志号召我国中医药工作者要坚持"传承精华，守正创新"，实现创新性发展，创造性转化。随着我国人口老年化的到来，众多以退行性病变为基础的慢性筋骨病发病率日益增高。中国有 14 亿多人口，在广大中西部的农村地区，倘若都以单一的手术方法来诊治全部骨伤疾病，那么除了盈富医院之外别无他益，对于初步脱贫地区和初步实现的小康社会来说都会是一个巨大的挑战。中国医药学以其整体观、辨证论治以及历代积累的丰富治疗技术和经验，必定能在健康中国的建设中发挥巨大作用。

少林骨伤流派的宝贵治伤理念和丰厚的实践经验是中医骨伤科的精华，值得进一步弘扬光大。《少林正骨》第二版即将付梓，面市后必定会赢得广大读者的欢迎和赞誉。斯以为序。

施杞

于上海中医药大学脊柱病研究所

2022 年 7 月 20 日

# 《少林正骨》1版前言

少林正骨是正本清源、返璞归真的中医正骨。

少林寺文化是佛、道、儒三教合一的中华文化。自公元 6 世纪南北朝时期，印度佛教徒菩提达摩到少林寺开创禅宗佛法，少林武术和禅医正骨伤科随之兴起。公元 9 世纪唐朝末年，既是道人也是佛教徒"头陀"的蔺道人传下的《理伤续断方》，奠定了少林正骨理、法、方、药的基础，成为现代中医骨伤科的经典著作。到 14 世纪明代异远真人著《跌损妙方》，18 世纪赵廷海编《救伤秘旨》《救伤秘旨续刻》，少林正骨从接骨到点穴治伤自成派系。从现代中医骨伤科的发展史可以了解到，在 20 世纪 50 年代，河南、北京、上海、广东、福建、广西、四川等地影响较大的中医正骨，几乎都是源自少林寺僧人传授。到 20 世纪 60 年代后兴起的中西医结合治疗骨折，中医正骨的原创技术，大部分源于少林正骨。因此，说《少林正骨》是正本清源的中医正骨不为过。

少林正骨出自少林寺，是由少林寺文化的哲学思维所主导的。公元 7 世纪，达摩禅宗传人四祖道信对佛教戒律进行重大变革，创立"菩萨戒"："一切诸法，性本空寂，但心无染者，无求利之心，无伤害之意。"受戒的"五不能五能"之一是："能见众生苦，随力能救治不？能。"俗称"普度众生，慈悲为怀的菩萨心肠"，成为少林寺僧的精神支柱。从"菩萨戒"戒律中也反映到其汲取道家、儒家的天道、地道、人道的哲学思维，"在天之道，曰阴曰阳；在地之道，曰柔曰刚；在人之道，曰仁曰义"（《易经·说卦》）。这种以人为本、无伤害之意、慈悲为怀的哲学思维，从唐代的《理伤续断方》对骨折损伤

---

本文曾在《中国中医药报》以"中医骨伤亟须'去西化'"为题于 2015 年 4 月 16 日发表。

的治疗就充分反映出来，经一千多年的实践发展，也成为少林正骨——中国接骨学的主导思想。

20世纪50年代，孟继懋、屠开元、叶衍庆以及方先之、葛宝丰、陶甫和朱通伯等奠定我国西医骨科学基础的专家，在接触到少林正骨——中国接骨学时，也全力支持中西医结合治疗骨折的研究。20世纪60年代，在尚天裕、顾云伍、郭维淮、李同生、刘柏龄和施杞等专家的努力下，少林正骨得到充分发扬光大。对骨折的治疗，除了合并神经血管损伤之外，几乎无一需要手术开刀的，全靠融汇了现代解剖生理学的少林正骨的手法复位、小夹板外固定和练功而获得康复。中西医结合治疗骨折的成就，获得了敬爱的周恩来总理的称赞，也得到了国际学术界的欢迎：来华学习中西医结合治疗骨折的专家遍及亚、非、拉和欧洲。

1997年9月间，笔者还在马来西亚工作时，有一位专家送来一套高等中医院校骨伤系的系列教材，共15册，并说："老韦，这套教材是在你总编的十卷本《中国骨伤科学》基础上改编的。"笔者翻阅了一册60多万字的《骨伤手术学》，对这位专家说："增加这册教材，以后的学生都西化了。"这位专家说："不开刀，学生要找饭食呀！"笔者不假思索地答："找饭食也别抢别人的饭碗吧！"这位专家却说："中医自古也有开刀的。"笔者付之一笑。

中医自古有开刀吗？不错，上古有俞跗"割皮解肌、诀脉结筋"八个字的记录，汉代有华佗用麻沸散开颅剖腹的传说。

在骨伤科历史上，隋代的《诸病源候论》载有较详细的开放性骨折清创缝合术；唐代的《理伤续断方》载有用雕刀扩创治疗开放性骨折；元、明、清时期有针刀切开排脓技术；民国期间有"金针拨骨术"。笔者找遍上下两千年的文献古籍，找不到对闭合性骨折切开复位内固定的技术。少林正骨没有，即使乾隆皇帝下旨编纂的《医宗金鉴·正骨心法要旨》也没有。因此，笔者在总编《中国骨伤科学》10卷本时，仅在卷3《治疗学》中收编开放性骨折扩创术、病灶清除术和合并神经血管损伤的切开探查复位术。

大凡读过世界医学史和中国近代史的人都会知道，外科手术疗法，是西方医学对人类医学的重大贡献。

骨科是西医外科学的分支。骨科手术技术成功和发展是在19世纪以后。

而在此之前，西方医学外科、骨科手术也类似中国医学，处于一种蛮荒时代。

19世纪以后，物理学、化学、数学等自然科学的进步，冶金工业的发展，促进了医学科学的成长。解剖学、生理学的进步，细胞生物学、微生物学和生物化学逐渐形成，对人体、病原体和病理变化的认识，更进一步细微和深入化。X线的发现（1895年）和后来的电子显微镜的应用，更促进了医学的发展。骨科也从基础理论到临床医学取得了长足的进步。

基础理论研究的发展，促进了临床医学的进步。通过对创伤休克的抢救，相继发明了输血、输液的技术（1901年美国Karl Landsteiner发现血型，1915年德国Lewisohn应用枸橼酸使血不凝固），从而使千百万伤者从死亡线上再生。这是西方医学在近代重大的突破之一。

19世纪后，西医骨科治疗骨折的另一重大革新是切开复位内固定的手术疗法。这种治疗方法，无论是在中国还是西方都曾作过尝试。近至19世纪，拉普亚德（Lapuyade）和西克（Sicre）于1775年曾应用银丝做内固定，但都失败了。19世纪后，外科学在麻醉、止血和抗菌方面陆续取得重大突破：1846年，美国Morton应用乙醚麻醉；1892年，德国施莱歇（Schleich）倡用可卡因局部浸润麻醉；1867年，英国李斯特（J. Lister）倡用石炭酸溶液冲洗手术器械，并用此液湿纱布盖伤口；1890年，美国霍尔斯特德（Halsted）倡术者戴橡皮手套；1872年，韦尔斯（Wells）推荐应用止血钳结扎止血，为骨科手术疗法铺平了道路。

1891年，哈德拉（Hadra）为一颈椎骨折脱位患者施行金属线穿过棘突内固定，从而开创了脊椎骨折内固定的历史。

1893年，莱恩（W. A. Lane，1865—1943年）首先应用钢制接骨板和螺丝钉固定骨折。1907年，兰布特始用钢针做骨髓内固定。但都由于金属的反应和伤口的感染而未得到推广。

随着化学、微生物学和冶金学的迅速发展，特别是英国著名外科医生李斯特（J. Lister，1827—1912年）对微生物的研究发现、抗菌方法的实施，随后1908年磺胺药物的应用，1929年青霉素的发明（Alexander Fleming），1936年后又发现了钢制接骨板的电解作用（Veneable等），以及相应的解决电解问题的合金内固定钢板，从而使内固定技术得到迅速的推广。

X线的应用，支持了切开复位内固定手术疗法的推广，自然学科如数学对医学的渗透，又为这一疗法提供了理论依据。1893年，著名的沃尔夫定律"Wolff Law"发表，促进了20世纪初加压固定愈合骨折治疗思想的萌芽。至1946年，埃格斯（G. Eggers）提出"接触压迫因素"是骨折愈合的基本因素。至20世纪50年代，加压内固定技术也逐步运用于临床。

内固定手术的成功，为治疗复杂的骨折诸如近关节部位的骨折提供了良好的方法。1931年，史密斯-彼得森（Smith-Peterson）首次应用三棱钉做股骨颈骨折内固定，使巴累（Ambroise Paré）时代已记录而无治法的股骨颈骨折治疗发生了第一次革命。很多先天性或病理性的畸形，也因内固定技术得以矫正。到20世纪50年代，髋臼再造和合金杯髋关节成形术、人工股骨头置换等手术的成功（D'Aubigne，1952年），人工关节陆续应用于临床。随着手术器械、技术的不断发展，肌腱、神经和血管的手术也自20世纪40年代后不断取得进步。这些也是西医骨科在20世纪的一些重大突破。

毋庸置疑，中医学有过手术的尝试，但是一方面受哲学思想的主导，另一方面在技术上没有取得麻醉、止血输血和抗菌的三大突破，因此，不能说手术疗法是中医的技术。我们还是讲点历史唯物主义吧。

了解中国近代史的人都会清楚，在东西方文明冲突中，西方文化的传入，不是靠坚船利炮，而是靠手术刀打开了中华文明的大门。

这怎么能说中医自古也是开刀的呢？

然而，就似印度佛教传入中国必须接受道家、儒家哲学思维才能形成中国化的禅宗教派一样，西医骨科传入中国之后，面对少林正骨的无痛无创而且功能好的技术优势而言，以方先之教授为首的老一辈西医骨科专家率先接受少林正骨的技术方法。方先之"中西医结合治疗前臂双骨折"的学术论文，于1963年在意大利罗马召开的国际外科学大会上引起世界瞩目，继之在国内掀起中西医结合治疗骨折的热潮，不仅使少林正骨迅速融汇西医学而发扬光大，同时，使千百万骨折伤病员免受一刀之苦。

西医骨科老一辈专家为何如此重视少林正骨呢？由于切开复位内固定技术不仅加重创伤，而且手术意外、术后感染、骨不连等屡见不鲜。正如我国著名骨科学家葛宝丰院士在写给笔者的信中指出："钢板、螺钉和髓内针等内固定，固然可以保持骨折端的接近解剖学对位，但对位再好也不至于好到将所有骨折做内固定。"骨折治疗的要求和评价，除保护生命外，就是恢复生理功能，要的是便于生活和工作的肢体，而非一张好看的 X 线片。切开复位内固定是把一个闭合性骨折造成开放性伤口，是对人体的二次损伤，加重了创伤。无论用何种小切口或微创技术，都不可避免地对骨折周围的组织和血运造成不同程度的破坏。AO 学派称"受内固定物压迫的骨折不会引起压力坏死"，但所见的更多资料表明，钢板下的骨皮质有变松和坏死现象。髓管钉不但会破坏骨内膜的血运，更可因扩大髓腔，因电钻生热而造成骨烧伤。因此，手术治疗只应在有适应证的情况下，如有错位的关节内骨折、多发性骨折、有血循环障碍需要保护大血管的骨折以及不能用其他方法复位和控制的骨折才能应用，是不得已而行之。在没有适应证的情况下，没有必要和理由用一块解剖的死骨代替一个有功能性对位的健康骨折。

21 世纪初，笔者回到国内工作后，了解到中医技术低价贱卖，才体会在吉隆坡时那位专家说的"学生要找饭食"这句话的现实意义。

一例骨折复位只能收 60 元，小夹板还是无价的，这让中医骨伤科医生很迷茫啊。为此，笔者在《中国中医药报》连发三篇"中医院为何不姓'中'"的文稿，呼吁政府部门要改变技价背离的严峻局面。看来有点作用，不少省、市、自治区都提高了中医正骨、推拿、针灸的收费标准，但在北京，至今还是 1999 年的价格。

在现实面前，骨折的治疗，从 20 世纪 80 年代的 80% 不用开刀，到现在80% 都开刀！一个翻天覆地的突变！

这是谁之过?!

科学的存在和发展，始终依赖价值的维系和引导，始终受目的的引导和推动。恩格斯说过："在社会历史领域内进行活动的，全是具有意识的、经过思虑或凭激情行动的、追求某种目的的人。任何事情的发生，都不是没有自觉的意图、没有预定的目的的。"（《马克思恩格斯全集》第 4 卷 243 页）价值判断或称价值观念，包括人文素质和道德观念。《少林正骨》所体现的价值观念是以人为本、不加重伤害的道德观念，这是医学科学自身的绝对价值，也是中华民族优秀传统文化的绝对价值。我们必须坚守这个价值！在利益冲突面前，作为一个真正的中医人，要有陶渊明"不为五斗米折腰"的精、气、神！

习近平主席指出："中医药学凝聚着深邃的哲学智慧和中华民族几千年的健康养生理念及其实践经验，是中国古代科学的瑰宝，也是打开中华文明宝库的钥匙。深入研究和科学总结中医药学对丰富世界医学事业、推进生命科学研究具有积极意义。"而对具有"深邃的哲学智慧"和千余年实践经验的少林正骨及其发展起来的中医骨伤科这一瑰宝，如何去掉其"西化"的外衣而返璞归真，这是关系到中医骨伤科生死存亡的重大课题。

葛宝丰院士曾于 2008 年 4 月 16 日致信笔者："希望教授等发扬祖国正骨学、整脊学，力挽狂澜，使骨科发病率最高的骨折、腰腿痛病人免受一刀之苦，因手术而致贫、致残。"葛宝丰老师已于 2014 年 7 月辞世，笔者时常想起他的嘱托，心情久久不能平静。但位卑言微，只有"无权者干实事"，召唤弟子，合力发掘整理少林正骨，并将临床中的经验体会集成此册，祈求这一宝贵的中华文化，不被"一切向钱看"的经济恶浪所吞灭，为继承发扬中华优秀传统文化尽微薄之力。也是报答少林寺圣僧传授正骨技术的大恩，以惠及百姓；同时告慰尚天裕老师、葛宝丰老师在天之灵！谨此为序。

韦以宗
于广东省中医院韦以宗名医工作室
2015 年元月 20 日大寒

# 目录

# 第一章　少林功夫训练法

少林正骨、点穴治伤，医者需具备少林功夫之内功和一些硬功。现将其训练法简介如下。

## 第一节　基本功训练法

凡练习少林功夫者，无论是内功（软功）还是硬功，皆以凝神固精、静心敛气为主。

### 一、练法

内功训练，以六字治脏法每日练习之。六字者，即呵、嘘、呼、呬、吹、嘻，每日子时后及午时前，静坐叩齿咽津，念此六字。其口诀："肝用嘘时目睁睛，肺宜呬处双手擎，心呵顶上连叉手，肾吹抢取膝头平，脾病呼时须撮口，三焦有热卧嘻宁。"

### 二、少林气功训练法——坐禅功

气功训练，以养气和练气。养气而后气不动，气不动则神清，神清而后操纵进退得宜。

练气宜勤于运体。运体之法，以马步（站桩）为先，以身之上下伸缩为次。其次为呼吸，以长呼短吸，气守丹田，时时习之。在少林气功中，以坐禅功的丹田运转法、透骨贯通法为常用。坐禅功的训练法如下。

坐禅功又称"观壁坐禅功"，是以少林寺达摩禅师所传经法最为著名，在佛门中又称"禅宗"。达摩主张以"寂修"为本，万念皆空，明心见性，做到"外息诸缘，内心无惴，心如墙壁"。"坐禅功"是少林拳法的根基，通过锻炼，对于气脉中和、坚实其内脏、顺通经络以充养先天，具有重要作用。

### （一）丹田练气功——火珠训练法

**方法：** 坐禅坐北朝南，全身放松，头部、身体保持端正，双眼微合，"内照丹田"。口部自然闭合，牙齿相合，舌尖内卷，轻轻抵住上腭。左腿弯曲，小腿内盘，脚背搁于右大腿上面，脚心朝上，脚跟部紧贴右大腿根部。右腿随之弯曲抬起，小腿内盘，脚放于左大腿上面，脚心朝上，脚跟部紧贴左大腿根部，双腿交叉盘坐。同时两臂保持松垂，腕部、臂部轻放于两大腿上面，两掌相叠，右掌在上，左掌在下，掌心朝上（古法中拇指端内扣于无名指根处，或右手握拳，以中指、无名指端抵住掌心"劳宫穴"，在功中又称为"握固""掐诀"等）。见图1-1。

**意念与呼吸：** 练功时，精神集中在"丹田"处，"凝神守中"（本文所指"丹田"即人体小腹正中处，约脐下5cm处）。此时全身骨节、肌肉均要充分放松，一切顺乎自然，保持内在的安静，只要能随着腹部轻微一起一伏，并伴随着均匀、柔和、细缓的自然呼吸即可以了，即所谓"着意内守"。"意守法"的锻炼是把意念完全集中在"丹田"处，所谓以一念代万念，将杂念排除，达到大脑入静，全身进入舒适境界。"丹田"为生命之根，元气聚集之所，内气发动之源，因此，为了使"守一"的功效逐步提高，在意守时要似守非守，若即若离，用意宜淡不宜浓。也就是说要避免过分用意死守，或思想高度集中在"丹田"。

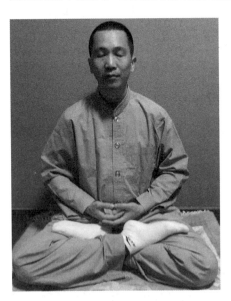

图1-1　坐禅——丹田练气

因为用意勉强或过浓，气沉"丹田"过量，"丹田"处就会产生气胀的现象，如果再进一步继续死守，即会产生腹部疼痛、鼓胀，以及意、息乱动之偏差，其结果则事与愿违，对身体健康无益。所以我们主张在练功过程中，用意不要过浓，即不要"执着"，尤其练到一定程度时，意越淡越好，以便逐渐达到所谓"若有若隐，似意非意，恬淡虚无"的空无境界，即"不即不离"的练功状态，以免导致昏睡或失控等弊病。在练功过程中，正确掌握"纯于自然"的呼吸原则是尤为重要的。意境逐渐达到宁静的境界，其舒适感是言语、笔墨很难形容的。

在功法达到上述意境后，即可采用"止息"的方法练习，此时用意念观想，以眼观鼻，以鼻观"丹田"，或以双目视"丹田"部位，并把鼻、"丹田"两者连成一线，通过这种中垂线相连后的贯通、相依的"止观法"，可以很有效地协助和诱导"入静"，达到忘息、停息（内呼吸）的状态。这一状态形成对神经中枢的调养十分有益。经过一阶段练习后，在练功过程中，逐渐会感到头脑清晰、松弛、宁静，全身或局部出现温热、清凉、肌肉跳动、麻软舒适感，说明体内气机已开始发动，属于练功初期的正常反应。同时感到肢体轻盈缥缈，心境如春水静波，意念轻悠悠、细缓缓，泯然"入定"，身体好像不存在了，进而产生一种虚无"忘我"的境界，即"神气合一"。这是由于在练功过程中，入静时间不断加长，意识逐渐加深，大脑皮层就会处于一种特殊的、相对的抑制状态，这种"止息"状态的形成和巩固，对经络、气血、脏腑等组织产生良好效应，机体内部或体表必将产生这样或那样的感觉，如动、痒、凉、冷、暖、轻、重、涩、滑、热、浮、沉等。古时把这种现象称之为得其"精气、真气"等。

在练功过程中，有时也会出现一种像电流一样的"物质"，顺着体内的经络、穴位而传遍肢体并达到其末端。入静状态下的多种效应古时称为"气行"和"静极而动"，属于正常现象。当然有些人还会在练功中出现各种幻觉，例如感到眼前有光团的发射，有各种景物、幻觉的呈现等，此时不必紧张、恐惧（以为自己练出了偏差），更不要有意去追求，要安下心来，不理不睬，松静自然。同时意守不可"执着"和强制，要做到轻微缓缓，若存若隐。古人在这方面体会尤深，主张"不可用心守，不可无意求，用心着相，无意落空，似守非守，绵绵若存"。如出现"动象"过大，进而无法控制时，可意守"涌泉穴"，症状就会逐渐平息下来。本文所介绍的功法，练到最高阶段，身体内部和外部的"动象"都会逐渐消失，恢复到原有的安静、平稳、宁寂的虚无入定状态。这种状态的恢复与形成，与前相比，只不过是程度、功夫不同罢了。

双膝盘坐，手叠近丹。周身松弛，顺其自然。

体要正直，舌泉上卷。耳似虚无，目若垂帘。

观准神凝，心息依连。暗听内注，气运中丹。

在静坐过程中，气功的"气"一般是内在运行的，由于个人内气发动的情况不同，因此如练功得法，按要求认真去做，则体内气血可得到正常有规律的运行，就可以荣卫全身，逐渐生益，使身体强健，益寿延年。反之，练功就可能出现偏差，身体不适，气血阻滞，或使神经受扰，自主神经功能紊乱，这些现象对健康是不利的，当然也就更谈不上防治疾患和内养精、气、神。因此，必须正确掌握功法的客观规律，按照循序渐进的原则进行锻炼，随着时间的积累，功夫也会日益进展，逐步深化。在这一阶段，还要十分注意"以功养功"的道理。如气血旺盛以后，内气在体内运行，如果产生不规律的"气串"现象，不按正常循经顺络路线运行，或产生某些"动象"时，如不及时进行调理，一方面功夫很难再向深发展，另一方面由于相应而产生的恐惧心理，也易使练功产生气行紊乱的偏差。孟子讲："吾善养吾浩然之气。"就是说功要练，也要善养，才能精气神注，怡然自安。在练功达到相当程度后，待内气充实，并伴随气行感觉时，可配合在意识"导引"下的呼吸锻炼。所谓"导引"方法，是以帮助内气按一定的方向、路线运行，使坐禅功在原有锻炼的基础上提高一步。"导引"练习方法可采用逆式呼吸法（即吸气时，腹部随意念"引注"而自然内收，呼气时随意念"引注"而充实）。练功入静后，"丹田"逐渐发热，待达一定程度后，可将此"气"意想为"火珠"。

（二）丹田运转法——微周天

**方法：** 随呼气意想"火珠"由"丹田"顺任脉下引至"会阴穴"（位于档部正中，即沿两大腿内侧中线向上，腿根部的相交点），然后再吸气，意想"火珠"由"会阴穴"向后，沿督脉上引，经"长强穴"至"命门穴"。随之呼气，将"火珠"前推意送至"丹田"。在"丹田"做一次吸气调整后，再将"火珠"随呼气下引至"会阴穴"，这样循环往复，连绵不断。这一全过程类似一球沿三角形，循线川流不息，如同一微型周天循经运转。

呼吸

丹田→会阴→命门→丹田→会阴

（吸）　　　　　（吸）

**要点：**

（1）呼吸要柔缓、均匀、轻微、深长、自然、顺达，切不可用力。

（2）在练功过程中，要注意适当结合"提肛"。

（3）练功结束前，仍应将"火珠"引至"丹田"意守，谓之"引气归原"。

**效果：** "丹田"为生气之源、性命之根，具有调气益元、培肾固本、激发人体一身之精气的作用。"命门"为元气之根,精血之海,具有滋养五脏六腑、调节阴阳平衡之作用,以及强壮肾气、强肾补脑之功能。"会阴"为生殖之源、精气之本,具有炼精化气、强壮精血、固精强肾、聚精补元之功能。按照丹田—会阴—命门三穴循行意守锻炼,可直接加强人体一身三宝——精、气、神的培育、生化和运转,进而养阴保精,使人肾气充沛,精神饱满,耳聪目明。

(三)透骨贯通法(打通任督法)——小周天

**方法:**取平坐姿势,仍从意守"丹田"开始,随吸气意想"火珠"由"丹田"吸向"命门",顺脊柱上行,过"大椎穴"至顶到"百会穴"。随之呼气,意想"火珠"由头顶顺骨而下,沿脊柱下行,原路返回,经大椎穴、命门穴、长强穴至会阴穴,然后分左右,沿髋关节分别顺两腿骨向下,经膝关节、踝关节至足部大踇趾端。然后随之吸气,意想"火珠"再由足趾端沿腿骨向上至"会阴穴"汇合,沿"长强穴"顺脊而上引至顶(图1-2)。如此上下反复升降。次数可根据个人身体、病情及练功情况灵活掌握。

**要点:**

(1)"会阴穴"至顶"百会穴"要意想"火珠"基本成垂直线升降。古时称为"中宫直透法"。

(2)意想导引过程中,"火珠"所走路线要沿骨内髓腔运行。

(3)呼吸要柔缓、均匀、深长、自然,初学时如感呼吸不足,可中间适当进行呼吸调节,但总的呼吸规律不可变动。

(4)练功结束前将"火珠"引至"丹田"或足趾端部意守均可,但不宜上引"百会"意守。

**效果:**透骨升降贯通法可使真气循骨而行,促其周围诸经穴疏通,使其起到平补平泻、调整阴阳平衡、加强气机运行、促进气血畅通、排泄补清、扶正祛邪的作用。元代医学家、气功家朱丹溪指出,人的生命活动就靠心肾相交,水火既济。所以经常练习此功可使肝肠上逆、阴虚阳亢、上实下虚的顽疾沉疴得以恢复正常升降,泻其实

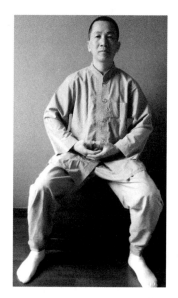

图1-2 坐禅——透骨贯通

症，清热降火，滋阴济阳，平复疾患。又可使肾阳虚、肾阴虚等诸症得其升平，补其元虚，进而达到补脑、补精、补气、补血、补神、强筋壮骨之功效。

正骨医师掌握少林气功，不仅可用于自我健身，而且在临床中可运气点穴，提高疗效。

# 第二节　手功训练

手功，是硬功，正骨点穴需手功操作，以达手到病除之效。

## 一、一指金刚功

练习法：每日往来经过之墙壁、树木或悬吊之铁锤等硬物，以手之食指点撞，练就能达墙有洞、石可碎之功。用于正骨点穴时名**"鸡嘴点穴法"**（图1-3），用二指名**"金剪指点法"**，用三指名**"三阴指点穴法"**，以骨正为度；用于点穴，以患者可忍受、无痛苦为标准，不可加重损伤（图1-4）。

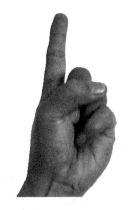
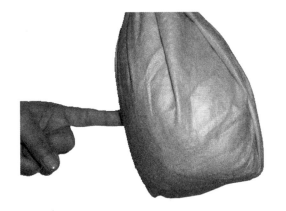

图1-3　鸡嘴点穴法　　　　　　　　　图1-4　一指金刚功训练法

一指金刚功久练之，发以气功，称之为**"一指禅功"**。此为少林功夫之高技，对着点燃之灯火，一丈远，以一指即灭为功成。此为武打制敌之功，非正骨点穴使用。

## 二、锁指功

练习法：紧扣中、食二指，屈成环状，使之指顶相对，紧紧扣牢，掌心中空，虎口成圆形，猛力紧扣，5~10分钟，反复训练（图1-5）。扣时将全臂之力运于三指端，训练至能扣穿木板为之功成。握拳，突出中指，名"**鹤嘴点穴法**"，五指紧握中节突出，名"**鸭嘴点穴法**"（图1-6），但用于正骨、点穴时，适当用力，不可伤身。

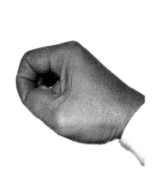

图1-5 锁指功

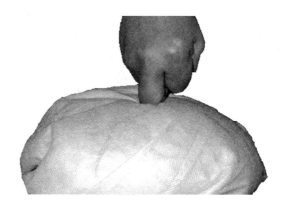

图1-6 鸭嘴点穴法

## 三、螳螂功

练习法：此功是练习腕部和掌侧力量之功夫。练习时，叠砖十数块，上盖三寸软物，人立于近砖处，前臂伸直，上臂紧贴胁下，贯全力于腕，手离砖 10 ~ 20cm，拇指向上，掌外缘向下，再运腕力，将掌侧上扬，至指尖向上为度，然后猛向砖砍去（图1-7）。每天砍砖百次，日习之，至砖被砍断为功成。正骨、点穴治伤时，适当用力，不可伤身。

## 四、鹰爪功

练习法：用一小口缸（手掌可抓牢），重约 5kg，以五指抓住缸口，向上提之。以此练习鹰爪功（图1-8）。在临床正骨、点穴时，掌力十分重要，但用力以适宜为

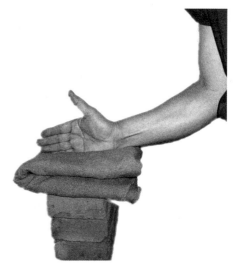

图1-7 螳螂功训练法

度，勿伤及身体组织。

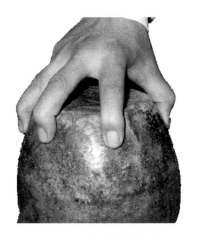

图 1-8　鹰爪功训练法

## 五、合掌功

练习法：用竹筷 20~30 支，集为一束，两端用细绳捆绑，使竹筷无夹缝，然后用两手掌合搓竹筷，向外内搓转，至竹筷能搓动为功成（图 1-9）。此法练掌力，乃用于正骨、捏骨、合骨之功夫。

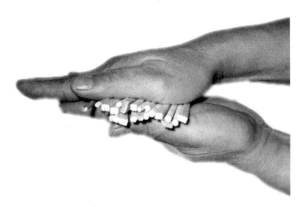

图 1-9　合掌功训练法

## 六、捻花功

练习法：紧并食、中指，以拇指按之，使指头相触，徐徐向外拈去，旋转虎口呈圆形，反复训练（图1-10）。此法于正骨、点穴时捏骨、捏脊、捏穴位十分常用，但应用力适宜，不可伤身。

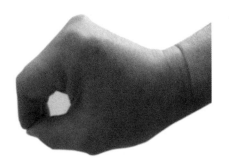

图1-10　捻花功

## 七、上罐功

练习法：用铁罐，也可用木桶装水，10～20kg，系一绳，上绷一圆棍。练习时，取站桩态，双手提圆棍，一起一落，反复多次，每日练习之（图1-11）。此法练肘、臂力。正骨、点穴皆需运肘臂之力。

此功法也可以用哑铃锻炼（图1-12）。

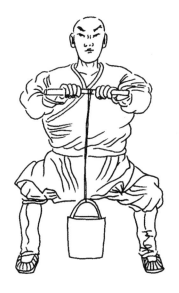

图1-11　上罐功训练法

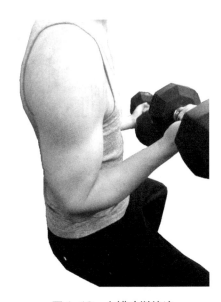

图1-12　上罐功训练法

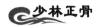

## 八、鹰翼功

练习法：搭一木桩架，上吊 5kg 重沙包，吊绳高度到人站立时下垂之手掌部。练习时，取站桩步态，稍下蹲，屈双肘。双肘托沙包向上举起，反复 10~20次，每日操练。（图 1-13）

此法练臂力，于正骨、点穴、拔伸牵引或点穴均需运臂力。

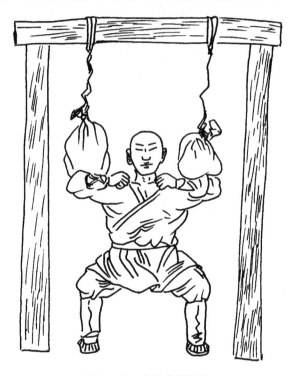

图 1-13　鹰翼功训练法

以上八大功法是少林正骨医师必习之功夫。若无此功夫，则难以实施正骨点穴之术。

# 第三节　少林腰胯功

少林腰胯功是少林十大健身功法之一，与著名的八段锦、韦陀十二势齐名。由于腰胯是人体运动中枢，因此腰胯功的训练是少林武功的最基本功法。脊柱劳损病起源于腰胯损伤，因此，做好腰胯功的训练是防止脊柱劳损病的有效方法。

腰胯功需要腰椎间盘富于弹性，所以腰胯功的锻炼适合于青少年，如中老年人做此锻炼，其中有些功式不可勉强，以免引起误伤。

# 一、移星摘月势

## （一）动作说明

1. 两腿左右开立（距离约为本人脚长的 3 倍），两脚尖朝前，两腿屈膝半蹲，十趾抓地，重心落于两腿之间，膝部外展，与脚尖垂直，裆部撑圆成马步姿势。身体后面放置一平桌（台），与背部相距约 55cm（以两手叉腰向后转，肘部不能触桌边为宜），左臂部平抬、略伸直，拳心朝下，且视前方（图 1-14）。

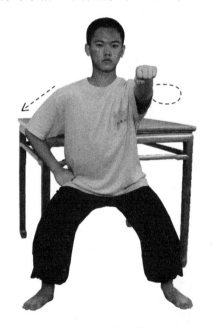

图 1-14 移星摘月势（一）

2. 接上动，上体向左向后方拧转，左手握球随之平摆，当腰部转至极限角度时，将球放置于肩后侧的桌面上，头同时向左后转，眼看左手（图 1-15）。

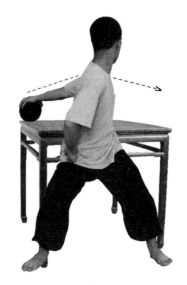

图 1-15　移星摘月势（二）

3. 接上动，上体迅速向右拧转，左臂随之平摆至体左，掌心朝下，眼看左掌（图 1-16）。

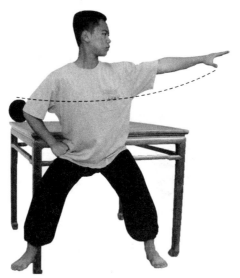

图 1-16　移星摘月势（三）

4. 上动不停，上体继续迅速向右拧旋，左臂经体前摆至右肩侧时，抓握放置在桌面上的铁球。头部同时向右后转，眼看右手（图 1-17）。

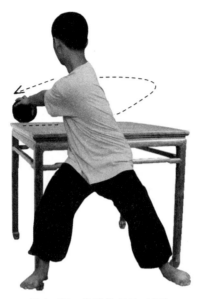

图 1-17　移星摘月势（四）

5. 接上动，左手抓起铁球，上体迅速再向左后方拧转，左手随之向左成弧形平摆约 360°，当腰部转至及限角度时（约 180°），将铁球仍放置于肩后侧桌面上。头同时向左后转，眼看左手（图 1-18）。

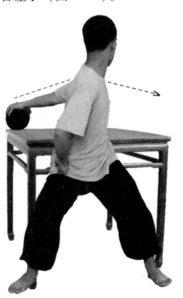

图 1-18　移星摘月势（五）

## （二）技术要点与注意事项

1. 左手握球转体练习后，再换右手抓握铁球的转腰练习，方法同上，方向相反。

2. 转腰练习时，上体摆动要尽量利用拧转时的惯性，步型和高度要基本保持不变，并掌握好身体重心的平衡。

3. 要做到眼随身转，转身时要迅速。练习中的呼吸要自然，也可配合左、右转体，一吸一呼。

4. 铁球重量的大小、桌子的高矮，要根据自己适应程度灵活掌握，因人而异。

5. 如果没有铁球，也可用砖、石或其他物品代替。

# 二、仙虎拜佛势

## （一）动作说明

1. 两腿左右分开（距离约为本人脚长的 3 倍），脚尖朝前，十趾抓地，两腿伸直，上体前俯，左手握住腿间石锁（哑铃、码石、铁球均可），右臂伸直置于体后上方；眼看左手（图 1-19）。

2. 接上动，两腿微屈，双足用力蹬地，腰、腿协调用力，上体直起，左手随身体直起，同时将石锁经体前沿弧形轨迹抡起；眼看石锁（图1-20）。

3. 接上动，左手将石锁抛起，右手由体后随势摆起，迅速抓握空中石锁并伸直手臂，同时左手随势下摆至体侧后方；眼看石锁（图 1-21）。

4. 接上动，右手持石锁随上体前俯，向下至两腿间抡摆，向后摆时尽量达到极限角度；左手随势上抬至体侧上方；眼看右手（图 1-22）。

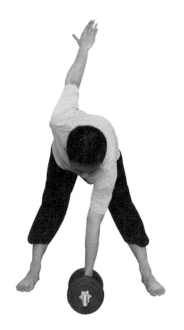

图 1-19　仙虎拜佛势（一）

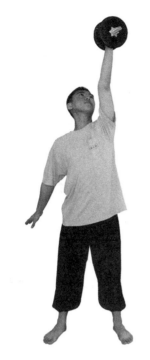

图 1-20 仙虎拜佛势（二）

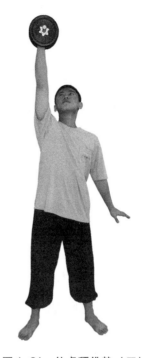

图 1-21 仙虎拜佛势（三）

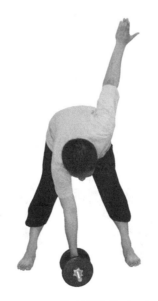

图 1-22 仙虎拜佛势（四）

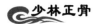

（二）技术要点与注意事项

1. 石锁、铁球等要根据自己的手型大小和承受能力选择。使用前应做好检查，确保安全。

2. 手持石锁等物体在抢摆、抛接时，要沿身体前中垂线进行，不可左右偏离。两臂在抛接时，肘部要略弯曲，不要耸肩、驼背。

3. 上体抬起时，应做到挺腹、直腰、收臂、挺胸、昂头；向下俯身时，膝部要挺直，低头，同时两足要抓地、站稳。

4. 石锁抛起时不可过高，更不能使石锁转动；向下抢摆时，石锁不可触地，要达到体后极限；目光始终随着石锁。

5. 呼吸要自然，上体直起时吸气，即"起吸呼落"；动势中不可使用蛮力或憋气练功，要结合石锁上下摆动所产生的惯性，做到与势相随，呼吸自然。

6. 要精神贯注，思想集中，不受外界环境的任何干扰，避免运动损伤。

# 三、豹子撞林势

（一）动作说明

1. 两腿屈膝半蹲成马步姿势，两拳收到腰间，拳心朝上，眼看前方（图1-23）。

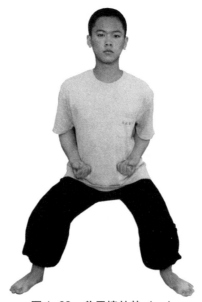

图1-23　豹子撞林势（一）

2. 接上动，上体向右转，右手握拳，拳心朝下，右臂屈肘抬起与肩平、向后撞，力达肘端（背后可放置沙袋、木桩、墙靶、木板等，与后背相距 30～35cm，以肘端转身可触到为宜）。左手成柳叶掌，向右后方推左拳面；头右转，眼看右肘端（图 1-24）。

3. 接上动，上体迅速左转约 180°，动作同上，方向相反（图 1-25）。

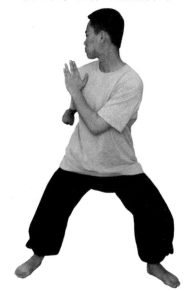

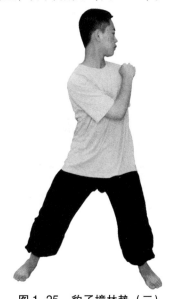

图 1-24　豹子撞林势（二）　　　　　图 1-25　豹子撞林势（三）

（二）技术要点与注意事项

1. 腰部转体时要尽量达到极限角度，应灵活、迅速，不僵不滞。

2. 两肘端向后顶时不可过分用力，左、右肘端要顶在背后物体的同一点上；眼要随势转，拧腰转背，背沉肘实，劲力顺达，动势自然。

3. 初学此功时，速度要慢些，循序渐进；后侧物体可安装护垫，避免肘端受伤；转体过程中，要保持身体平衡、重心稳固，十趾抓地。

# 四、青龙探爪势

（一）动作说明

1. 两腿屈膝半蹲成马步姿势，眼看前方（图 1-26）。

2. 接上动，上体向左后转，右手成八字掌向左后推出（背后放置沙袋、桩靶、木板等，或对墙壁、石柱、树干练习均可，与练习者相距 25～30cm，以转身时掌心能触到为宜），掌指朝上，力达掌心；左手握拳置于腰间，拳心朝上，头随势左转，眼看右掌（图1-27）。

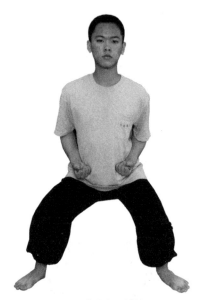

图1-26　青龙探爪势（一）

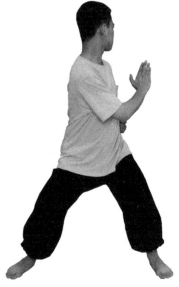

图1-27　青龙探爪势（二）

3. 接上动，上体迅速向右后拧转，动作要求与左时相同，唯方向相反（图1-28）。

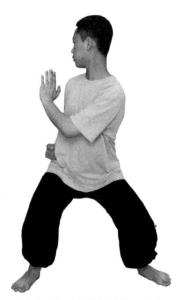

图1-28　青龙探爪势（三）

（二）技术要点与注意事项

1. 腰部应最大限度地拧转，并要灵活、迅速。左右手掌应撞击在沙袋的同一点上，高度与肩平。

2. 转体过程中，两脚不要移动、离位，重心在两腿之间，要保持稳固，呼吸自然。

## 五、仙女拜月势

（一）动作说明

1. 直立，两腿并拢，两手五指交叉，反腕向头顶上方略用力托起，掌心朝上，两臂伸直，两臂及背部要尽力向上拔伸（图1-29），腰胯部用力的感觉是尽力向下沉坐，以腰、胯为轴随势向左、右各转三小圈（动作幅度要小），使腰椎、肌肉、韧带尽量伸展（类似"伸懒腰"的姿势），眼看双手。

2. 接上动，身体姿势不变，上体最大限度向后弯，两臂尽量向头后引摆，做到挺胸、仰头、挺腹、收臀，目视双掌（图1-30）。

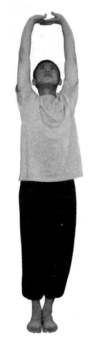
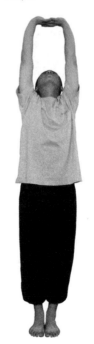

图1-29 仙女拜月势（一）　　　　图1-30 仙女拜月势（二）

3. 接上动，以腰、胯为轴，上体前俯，腰部尽量前伸，两臂随势向前下方尽力拉伸，掌心朝下，触按地面。做到抬头、顺肩、收腹、挺膝，眼看两掌（图1-31）。

上述前、后动作要连续，反复做数次。

4. 接上动，上体抬起，两臂随之摆起至头顶上方；掌型不变，掌心朝上。做到仰头、塌腰、收臀、挺膝，眼看两掌（图1-32）。

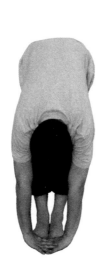

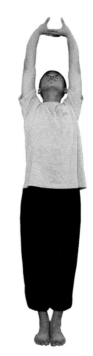

图1-31　仙女拜月势（三）　　　　图1-32　仙女拜月势（四）

5. 接上动，上体以腰、胯为轴，向左侧转腰下俯，腰部尽力侧伸，两掌在体左侧触地面。要求：低头、松肩、挺膝、收腹、拧腰，眼看两掌（图1-33）。

6. 接上动，上体由左侧抬起向右转身，以腰、胯为轴，拧腰向右侧下俯，姿势与图1-33方向相反（图1-34）。

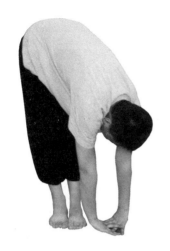 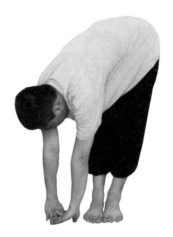

图 1-33 仙女拜月势（五）　　　　图 1-34 仙女拜月势（六）

（二）技术要点与注意事项

1. 俯腰练习前，一定要认真做好准备活动，用力动作应自然、顺达，呼吸顺畅。

2. 腰功练习，应尽力加大动作幅度，不宜过快。掌心触按地面后，可略作停顿，足部十趾抓地。俯腰时呼气，向后弯腰时吸气，气不怒不憋。动作应沿身体中线完成。

3. 左、右侧俯腰练习，可连续、反复做数次，两臂撑掌，要沿身体左、右两侧成立圆弧形摆动。动作要自然、伸展，掌心触按地面后，可略作停顿。由于动作幅度大、有一定难度，需掌握好身体重心平衡。两足站稳，手眼相随。动作过程中两手交叉紧密，保持手型始终不变。

4. 初学时如站不稳，两脚可略分开练习。患有高血压、脑出血等症的患者，禁止练习此功。

## 六、金刚伏虎势

（一）动作说明

1. 两脚左右开立，成马步姿势。两手握拳，至于腰间，拳心朝上，眼看前方（图 1-35）。

2. 接上动，两拳分别同时向腹前相对伸出，左臂置上方，右臂置于下方，成图中姿势，眼看前下方（图1-36）。

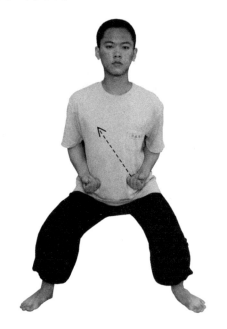

图1-35　金刚伏虎势（一）

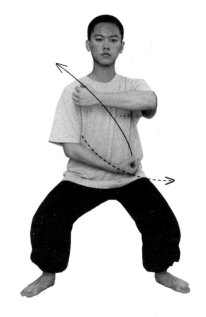

图1-36　金刚伏虎势（二）

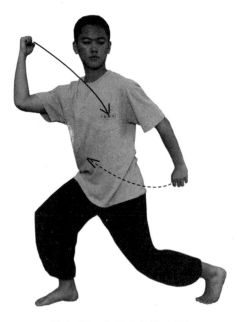

图1-37　金刚伏虎势（三）

3. 上动不停，以胯为轴，身体略向右转，左脚以前掌为轴，脚跟随势抬起，旋约90°，成左跟步姿势，身体重心落于两腿之间。右臂由腹前成弧形上撩，置于头右侧，与眼同高，拳心朝后。左拳同时经腹前向下摆，拳心朝后，置于左胯侧，眼看左下方（图1-37）。

4. 接上动，两臂屈肘同时收至胸腹前（右拳在上，左拳在下），左脚随势内旋90°落实，脚尖朝前，还原成马步姿势，眼看前下方（图1-38）。

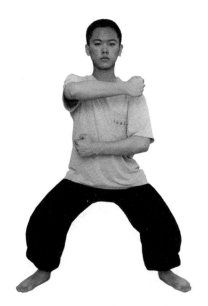

图 1-38 金刚伏虎势（四）

5. 上动不停，身体迅速略向左转，右脚以前掌为轴，脚跟随势抬起外旋约90°，成右跟步姿势。身体重心落于两脚之间。左拳经胸前由右小臂内侧向左上方上撩，置于头左侧与眼平，拳眼朝后。同时右拳由腹前向右下方成弧形下截，置于右胯侧，拳心朝后，眼看右下方（图1-39）。

6. 接上动，两臂屈肘同时收至胸腹前（左拳在上，右拳在下），右脚随势内旋90°落实，脚尖朝前成马步，眼看前方，还原成图1-40姿势。左右反复练习。

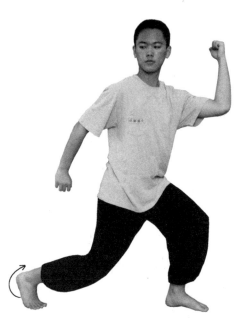

图 1-39 金刚伏虎势（五）

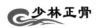
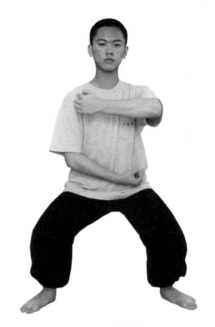

图 1-40　金刚伏虎势（六）

（二）技术要求与注意事项

1. 准备姿势是此功法练习的基础，要做到扣足展膝、裆部撑圆、胸腹内含、立腰开胯、膝正臀敛。

2. 向左、右转体时，均以前脚掌为轴，以胯为转动中心部位，上体可随势向两侧略作倾斜，但不可前俯、后仰，保持身体重心的平衡。

3. 两臂的摆动要与下肢配合协调，做到手眼相随，节奏分明，灵活自如，同时完成。

4. 呼吸要自然，密切配合动作的左、右变换，例如左跟步时吸气，右跟步时呼气，也可在动作过程中吸气，向两侧截拳时分别呼气。此功法又称"旋拧桩"。

# 七、回头望月势

（一）动作说明

1. 准备姿势，两脚左右开立（距离与肩同宽），脚尖朝前，两膝挺直，两臂侧平举，两手握拳，拳心朝下，眼看前方（图 1-41）。

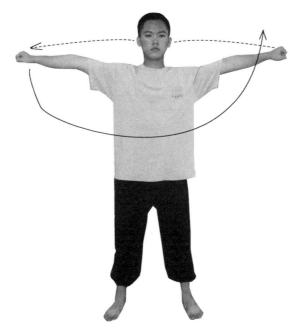

图 1-41　回头望月势（一）

2. 两脚后跟抬起，两脚以前掌为轴，向左后旋转约180°，两脚随势屈膝全蹲，交叉靠拢，左脚全脚着地，脚尖外展，右脚前掌撑地，膝部贴近左脚外侧，臀部坐于右腿接近脚跟处，成左歇步。同时两臂也随着抢摆，右臂略内旋向上，屈肘架于头顶上方，左臂仍保持侧平举。上体微左倾，眼看左拳（图 1-42）。

3. 接上动，身体右后转180°，两腿立直，手臂抢摆还原成原准备姿势（图 1-43）。

4. 接上动，身体向右后转180°，成图 1-44，动作同图 1-42，唯方向相反。

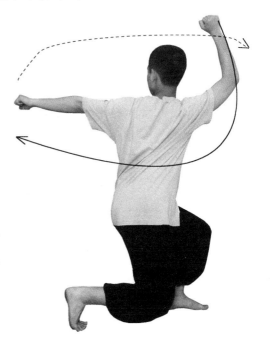

图 1-42　回头望月势（二）

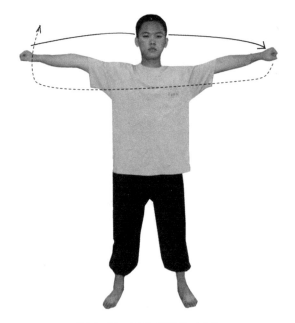

图 1-43　回头望月势（三）

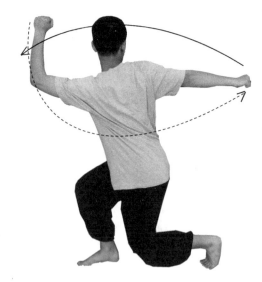

图 1-44　回头望月势（四）

（二）技术要点与注意事项

1. 拧转身体时，应以腰、胯部为中心发力，成全蹲姿势时，腰背部要尽量伸展、侧拧，增大腰背部的韧带和肌肉锻炼。

2. 保持重心平衡，前脚尖要尽力外展，两腿贴紧。腰、胯、膝、踝关节要转动灵活、迅速，不僵不滞。

3. 上、下肢配合协调，手眼相随。呼吸顺畅，转体时吸气，成全蹲姿势（歇步）时呼气。

# 八、古树盘根势

（一）动作说明

1. 两腿左右开立，足尖朝前。右腿屈膝全蹲，全脚着地，左腿挺膝伸直，脚尖内扣成左仆步。上体向左侧下俯，右臂前伸，掌心朝下，拍击左脚面，左掌置于体后侧，掌心朝下。眼看左脚（图1-45）。

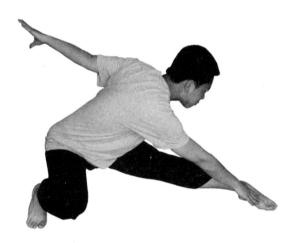

**图1-45 古树盘根势（一）**

2. 接上动，上体迅速右转，左脚随之屈膝全蹲，右膝挺直，脚尖内扣，成右仆步。上体随势向右侧下俯，右臂同时由左侧向体前、向右、向身后平摆，置于体后侧，掌心朝下，左掌前摆，拍击右脚面。眼看右脚（图1-46）。

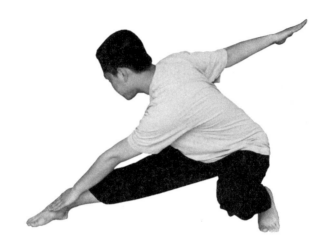

图1-46　古树盘根势（二）

（二）技术要点与注意事项

1. 左、右仆步抡拍交替练习，中间不停顿，连续拍击。

2. 左、右转体要灵活，肩背、腰部要尽量前伸，击拍要准确、响亮，上下动作配合要协调。要做到收腹、开胯、拧腰、十趾抓地。

3. 仆步互换要随势而变，迅速灵敏。重心要稳固，脚后跟、脚外缘均不得掀起，屈腿膝部要外展、臀部内收、下沉。

4. 两臂抡摆自然、放松，肩部不能耸起，身体转动时以腰、胯为轴，上体不可立起。做到手眼相随。

5. 呼吸要自然、顺畅。体转时吸气，拍击时则呼气。

传统的腰胯功练习，除了上述九种锻炼方法外，还包括甩腰（上体直立，向后弹腰）、前俯腰（前俯双臂抱腿）、下腰（向后弯腰，成石桥姿势）等腰部专项练习，同时还包括正、侧、斜、反、压腿，以及外摆、裹合踢腿、竖叉、横叉、插步翻腰等直接和间接性的辅助练习。这些基本练习，都可以有效地提高腰、胯部柔韧、力量等素质。配合腰胯练习，还应重视进行多种形式的腹、背肌练习。也有不少武术家常常借助于传统长器械和软兵器进行以腰、胯为主的练习。例如手持大刀、石弹、铁棍、长条凳、大枪、大戟、飞叉（单、双头）、月牙铲、大铁链、三节棍、十三节铜鞭（大节）、流星双锤等，以传统的定位转体、活动性翻腰转体、抛接坐躺滚翻等姿势进行各种技法的匀、转、舞、击、托、抡等练习，来锻炼自己腰部、臂部和腿部的灵活、劲力及全身的协调性。特别值得注意的是，由于腰椎的关节间隙较大，腰肌附着在腰椎棘突上的肌肉部分较少，容易造成损伤。一定要遵循先易后难、先慢后快、先徒手后负重的循序渐进的原则进行练习。

（韦以宗、释延琳、潘东华、孙永章、释恒德、释延无、释恒生、
释恒文、释恒正、陈世忠、王魁胜、韦东德、阚兴峰、王秀光）

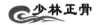 

# 第二章　少林正骨法

少林正骨法源远流长，据文献记载，始于公元 9 世纪唐代的《理伤续断方》，到明清时期的《救伤秘旨续刻》和《少林武功医宗秘笈》（以下简称《秘笈》）有"接骨"专篇。经历代传承发展，至清朝雍正年间，随着少林武术发展"卸骨术"，其接骨法也成为少林寺僧必习之法。"卸骨术"是武术技击可致敌骨折脱位的技法，因此，少林寺僧从防治技击发生的骨折脱位而逐步走向民间诊治各种外伤骨折。例如，20 世纪初的平乐正骨，北京、天津、上海、广东佛山的精武医馆或跌打诊所，到 20 世纪 60、70 年代，少林正骨结合现代解剖学和运动力学，使之现代化，从而奠定了现代中医骨伤科学的学术基础，其中主要正骨技术大部分源自少林正骨法。现结合现代临床简介如下。

## 第一节　骨折治疗原则

少林正骨传至 20 世纪 60 年代，在尚天裕、顾云伍等老一辈中西医结合治疗骨折的专家努力下，继承少林正骨的传统经验，结合现代解剖学和生物力学，明确了中国接骨学的治疗原则和方法，以"复位、固定、练功"为三大治疗原则，"医患合作、筋骨并重、动静结合、内外用药"为四大治疗措施。

传承少林正骨的中国接骨学对骨折复位以手法复位为主。手法复位对长干骨骨折的复位要求是以"功能复位"为目标。所谓功能复位，即骨折断端侧方移位不超过 1/3，成角、旋转不超过 10°。如此的复位效果不影响肢体的功能，所以称"功能复位"，这种复位方法的效果是经过数以万计的骨折病例随访得到的结论。但对关节内骨折则要求解剖复位，以保证关节功能。

因此，在临床上，医患合作至关重要。首先向患者说明中医正骨的复位要求——即对长干骨以功能复位为目标，取得患者认可后再施行正骨治疗。

复位后需进行外固定，外固定也需结合合理的活动——练功，同时配合外敷中草药以利活血消肿、化瘀止痛，并辨证内服中药。少林正骨的骨折疗法使骨折愈合快，达到功能复位者，在动静结合的练功配合下，功能恢复也快。更重要的是不加重创伤，避免因骨折手术导致迟缓愈合或不愈合，以及手术创伤的并发症。

至于一些骨折经手法复位未能达到功能复位，或者关节内骨折，以及成年人股骨干骨折或者合并血管、神经损伤的骨折，进行手术切开复位内固定是必要的。但绝大部分骨折都可以通过少林正骨手法复位、小夹板外固定和合理练功治愈。

# 第二节 常用正骨手法与外固定技术

## 一、常用正骨手法

《秘笈》记载接骨法有"摸骨""接骨""端骨""提骨"四大法，经历代传承发掘，至今已形成临床常用的十大接骨法。

（一）手摸心会

这是古人诊治骨折的重要手段。在麻醉生效后，先用手触摸骨折部位，先轻后重，由浅及深，从远至近，两端相对，仔细摸清肢体骨折移位的方位，在术者头脑中构成骨折移位的立体形象。

（二）拔伸牵引

主要克服肌肉抗力，矫正重叠移位，恢复肢体长度。按照"欲合先离，离而复合"的原则，运用鹰翼功和上罐功力，由远、近骨折端做拔伸牵引（图2-1）。

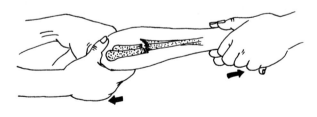

图2-1 拔伸牵引

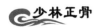

（三）旋转回绕

主要矫正骨折断端间的旋转（图 2-2）及背向移位。运用捻花功和鹰爪功力。回绕手法（图 2-3）多用于骨折断端之间有软组织嵌入的股骨干或肱骨干骨折，或背对背移位的斜面骨折。术者两手分别握住远、近骨折段，按原来骨折移位方向逆行回绕，导引骨折断端相对。可从骨断端相互触碰音的有无和强弱来判断嵌入的软组织是否完全解脱。

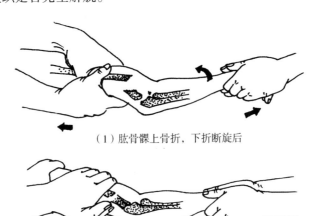

（1）肱骨髁上骨折，下折断旋后

（2）将前臂旋转到中立位，旋后畸形矫正

图 2-2　旋转牵引

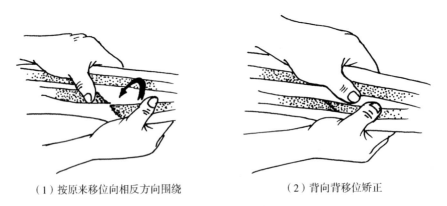

（1）按原来移位向相反方向围绕　　　　（2）背向背移位矫正

图 2-3　回绕手法

## （四）屈伸收展

主要矫正骨折断端间成角畸形。靠近关节的骨折容易发生成角畸形，只有将远侧骨折段连同与之形成一个整体的关节远端肢体共同牵向近侧骨折段所指的方向，成角才能矫正（图2-4）。

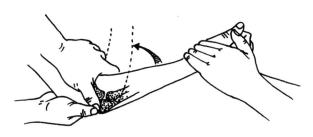

图2-4　屈曲肘关节，矫正骨折向前成角畸形

## （五）成角折顶

肌肉发达的横断或锯齿形骨折患者单靠牵引不能完全矫正其重叠移位时，可改用折顶手法。运用金刚指法和捻花功法。折顶时，术者两手拇指抵压于突出的一端，其他四指重叠环抱于下陷的骨折另一端，两手拇指用力向下挤按突出的骨折端，加大骨折端原有成角，然后骤然反折，前臂中、下1/3骨折一般多采用分骨、折顶手法，可获得一次性成功复位（图2-5）。

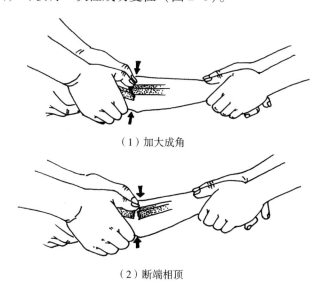

（1）加大成角

（2）断端相顶

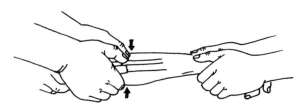

（3）反折对位

图2-5　成角折顶

## （六）端挤提按

重叠、旋转、成角畸形矫正后，侧方移位就成为骨折主要畸形。对侧方移位，可用金刚指法和捻花功，作用于骨折断端，迫使就位。以人体中轴为界，内、外侧移位（即左、右移位）用端挤手法（图2-6），前后侧移位（即掌侧移位）用提按手法（图2-7）。操作时，用一手固定骨折近端，另一手握住骨折远端，外端内挤或上提下按。

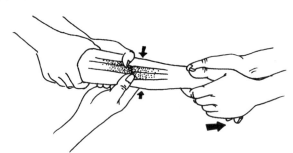

（1）端挤手法，矫正背外侧（或左右）移位

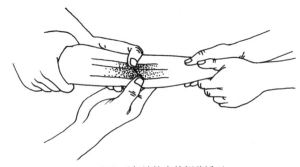

（2）反复端挤内外侧移矫正

图2-6　端挤手法

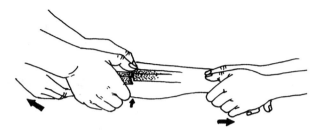

（1）提按手法矫正前后侧（或掌背侧）移位

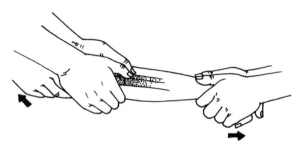

（2）反复提按前后侧（或掌背侧）移位矫正

图 2-7　提按手法

## （七）夹挤分骨

　　凡是两骨并列部位的骨折如桡尺骨、胫腓骨骨折等，骨折段都因骨间膜的收缩而相互靠拢。整复时，运用鹰爪功和捻花功，由骨折部的掌背侧夹挤骨间隙，将靠拢的骨折断端分开，远近骨折段就各自稳定，并列双骨折就可像单骨折一样得到整复（图 2-8）。

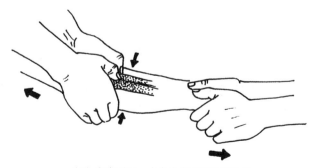

（1）在牵引下，术者自掌背侧夹挤分骨

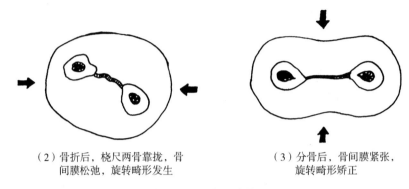

（2）骨折后，桡尺两骨靠拢，骨　　　　　（3）分骨后，骨间膜紧张，
　　间膜松弛，旋转畸形发生　　　　　　　　　　旋转畸形矫正

图 2-8　夹挤分骨

## （八）摇摆触碰

经过以上手法，一般骨折即可基本整复；但横断或锯齿型骨折断端之间可能仍有裂隙，使用摇摆触碰手法可使骨折面紧密接触。术者可用两手固定骨折部，助手在维持牵引下稍稍左右或上下摇摆骨折远端，使骨擦音变小至消失时，骨折面即已紧密吻合（图 2-9）。横断骨折发生在骨骺端松、坚质骨交界处时，骨折整复固定后可用一手固定骨折部的夹板，另一手掌轻轻叩击骨折远端，使骨折断面紧密嵌插，整复可更加稳定（图 2-10）。

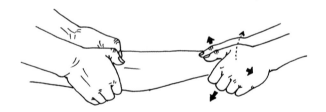

图 2-9　摇摆手法（复位者两手固定骨折部远端牵引，助手轻轻上下左右摇摆）

## （九）对扣捏合

适用于分离性或粉碎性骨折。用两手手指交叉合抱骨折部，双手掌对向扣挤，把分离的骨块挤紧、挤顺。对粉碎骨块可用拇指与其他四指对向捏合。

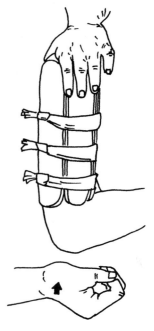

（十）按摩推拿

主要是调理骨折周围软组织，使扭转曲折的肌肉、肌腱等软组织舒展通达，可起到散瘀舒筋的效果。这对关节附近的骨折尤为重要。操作时要轻柔，按肌肉、肌腱走行方向，由上而下，顺骨捋筋。

以上十大手法，可根据具体骨折情况选择使用。

## 二、外固定技术

### （一）现代小夹板外固定技术

**1. 夹板固定的适应证**

（1）四肢闭合性骨折（包括关节内和近关节骨折经手法整复成功者）。股骨骨折因大腿肌肉有较大的收缩力，常须配合皮牵引或骨牵引。

（2）四肢开放性骨折，创面小或经处理关闭创口者。

（3）陈旧性四肢骨折，适用于手法整复者。

**2. 夹板的材料和制作要求** 夹板的材料应具备以下几点性能。

图 2-10　触碰手法

（于远端轻轻叩击，使骨折嵌插）

（**1**）**可塑性**：即材料能根据肢体各部的形状，弯曲成各种形状。

（**2**）**韧性**：有足够的支持力而不变形，不断折或不裂折。

（**3**）**弹性**：能适应肌肉收缩和舒张时所产生的肢体内部的压力变化，不因肢体的变形而失去夹板的支持、固定作用。

（**4**）**通透性**：夹板必须有一定程度的通透性，以利于肢体表面散热，不致发生皮炎和毛囊炎。能被 X 线穿透，以利放射线检查。

（**5**）**质地轻**：夹板质地宜轻，过重则额外增加肢体的负重，增加骨折端的剪力，影响伤肢的练功活动。

（**6**）**性能稳定**：夹板的性能受外敷药及汗液等影响不大或无影响，且来源容易，价格低廉。

常用的夹板材料有树皮（杉树皮、杜仲皮、黄柏皮、桉树皮等）、木板（柳木、杉木、椴木、杨木等）、竹（如毛竹）、胶合板（如三合板）、纸板（马粪纸、工业硬纸板等），以及某些金属（铝片、铁丝等）。近年来，已有人试用聚氯乙烯树脂为主体制成塑料夹板。

**3. 固定垫** 又称压力垫、纸压垫，一般安放在夹板与皮肤之间，以维持骨折端在整复后的良好位置（图2-11，图2-12），并有轻度矫正残余移位的作用。固定垫必须质软，有一定的韧性和弹性，能维持一定的形态，有一定的支持力，能吸水，对皮肤无刺激。常用毛头纸、棉花或棉毡等材料制作。固定垫的形状、厚薄、大小应根据骨折的部位、类型、移位情况，以及局部肌肉是否丰厚等情况而定。其形状原则上应与形体相符合，以保持压力的平衡。其大小、厚度及硬度宜适中，常用的固定垫有以下几种形状。

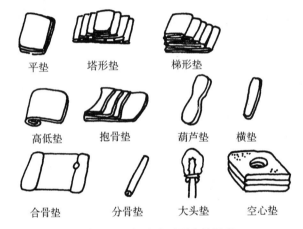

图2-11　各种类型固定垫示意

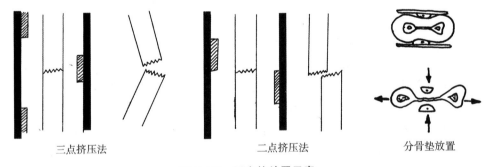

图2-12　固定垫放置示意

（1）**平垫**：用于平坦部位，如骨干部。

（2）**塔形垫**：用于关节凹陷处，如肘关节、踝关节等处。

（3）**梯形垫**：用于肢体斜坡处，如肘后、足踝部。

**（4）高低垫**：用于锁骨及整复后固定不稳的桡尺骨。

**（5）抱骨垫**：呈半月状，用于尺骨鹰嘴及髌骨。

**（6）葫芦垫**：用于桡骨小头处。

**（7）横垫**：用于桡骨下端处。

**（8）合骨垫**：用于下桡尺关节分离。

**（9）分骨垫**：用于并列的桡尺骨、胫腓骨、掌骨、跖骨。

**（10）大头垫**：用于肱骨外科颈骨折。

**（11）空心垫**：用于内、外踝骨折。

另外，一般可在固定垫内放置一块金属窗纱，中心穿一根细铅丝，以备在 X 线透视或摄片时识别固定垫的位置是否正确。

**4. 夹板外固定步骤**

**（1）外敷药膏**：骨折整复后，在骨折部位外敷接骨续筋药膏，面积可稍大于患处，敷贴时要求平整无皱折，如有空隙，会起水疱。开放性骨折进行清创缝合后，用无菌敷料包扎，伤口愈合前不用外敷药膏，以避免感染。

**（2）放置固定垫**：将选好的固定垫准确放置在肢体适当部位，并用粘膏固定。

**（3）安放夹板**：按照各部骨折的具体要求，依次安放选好的夹板，由助手扶托固定。

**（4）捆扎布带**：用四条布带捆扎夹板，先捆扎中间两道，再扎远近端，捆扎时两手将布带对齐，平均用力，捆扎两圈，在夹板上打外科双结。最后检查布带松紧度，以能上下移动不超过 1cm 为宜。

**5. 夹板固定的注意事项**

（1）适当抬高患肢，以利肢体肿胀消退。

（2）密切观察患肢的血液循环情况，特别是固定后 1~4 天，更应注意患肢远端动脉的搏动，以及皮肤温度、颜色、感觉、肿胀程度，手指或足趾主动活动等。若发现有血液循环障碍，必须及时处理。

（3）若在夹板、固定垫处，夹板两端或骨骼隆突部位，出现固定的疼痛点时，应及时拆开夹板进行检查，以防发生压迫性溃疡。

（4）注意经常调整夹板的松紧度，患肢肿胀消退后，扎带的约束力下降，夹板也随着松动，故应每天检查扎带的松紧度，及时予以调整。

（5）定期进行 X 线透视或摄片检查，了解骨折是否再发生移位，特别在复位后 2 周内要勤于复查。若再发生移位，应再次进行复位及固定。

（6）及时指导患者进行练功活动。

**6. 小夹板的规格** 见表 2-1 及图 2-13、图 2-14、图 2-15 所示。

表 2-1 竹夹板各部位规格

| 名　　称 | | 长、宽、厚度（单位：cm） | | | |
|---|---|---|---|---|---|
| | | 特号 | 大号 | 中号 | 小号 |
| 肱骨外科<br>颈骨折 | 前侧 | 30×4.5×0.28 | 27×4×0.27 | 25×4×0.27 | 18×3×0.26 |
| | 外侧 | 30×4.5×0.28 | 27×4×0.27 | 25×4×0.27 | 18×3×0.26 |
| | 后侧 | 30×4.5×0.28 | 27×4×0.27 | 25×4×0.27 | 18×3×0.26 |
| | 内侧 | 20×4.5×0.28 | 18×4×0.27 | 16×4×0.27 | 10×3×0.26 |
| 肱骨干<br>骨折 | 外侧 | 28×4.5×0.28 | 26×4×0.27 | 23×4×0.27 | 20×3.5×0.26 |
| | 后侧 | 28×4.5×0.28 | 26×4×0.27 | 23×4×0.27 | 20×3.5×0.26 |
| | 前侧 | 23×4.5×0.28 | 18×4×0.27 | 18×4×0.27 | 15×3.5×0.26 |
| | 内侧 | 19×4.5×0.28 | 14×4×0.27 | 14×4×0.27 | 11×3.5×0.26 |
| 肱骨髁<br>上骨折 | 后侧 | 24×5.5×0.27 | 20×5×0.27 | 18×4.6×0.26 | 13×4×0.26 |
| | 外侧 | 23×5.5×0.27 | 19×4×0.27 | 17×3.5×0.26 | 12×4×0.26 |
| | 内侧 | 20×5.5×0.27 | 17×4×0.27 | 15×3.5×0.26 | 10×3.5×0.26 |
| | 前侧 | 14×5×0.27 | 12×5×0.27 | 10×3.5×0.26 | 7×4×0.26 |
| 尺桡骨<br>骨折 | 尺侧 | 36×4.5×0.3 | 34×4.5×0.3 | 32×4.5×0.3 | 27×4×0.28 |
| | 背侧 | 28×6×0.3 | 25×6×0.32 | 21×5×0.28 | 17×4×0.28 |
| | 掌侧 | 24×6×0.3 | 21×6×0.3 | 18×5×0.28 | 15×4×0.28 |
| | 桡侧 | 24×2×0.3 | 21×2×0.3 | 18×2×0.28 | 15×2×0.28 |
| 桡骨远<br>端骨折 | 背侧 | 15×7×0.3 | 14×7×0.3 | 13×6×0.28 | 11×5×0.28 |
| | 掌侧 | 13×7×0.3 | 12×7×0.3 | 11×6×0.28 | 9×5×0.28 |
| | 桡侧 | 15×2×0.3 | 14×2×0.3 | 13×2×0.28 | 11×2×0.28 |
| | 尺侧 | 13×2×0.3 | 12×2×0.3 | 11×2×0.28 | 9×2×0.28 |
| 股骨干<br>骨折 | 外侧 | 36×7×0.42 | 34×7×0.4 | 32×6.5×0.4 | 22×4.5×0.4 |
| | 前侧 | 32×7×0.42 | 30×7×0.4 | 28×6.5×0.4 | 17×4.5×0.4 |
| | 内侧 | 28×7×0.42 | 26×7×0.4 | 24×6.5×0.4 | 14×4.5×0.4 |
| | 后侧 | 28×7×0.42 | 26×7×0.4 | 24×6.5×0.4 | 14×4.5×0.4 |
| 胫腓骨<br>骨折 | 外侧 | 37×4.5×0.3 | 34×4.5×0.3 | 30×4×0.28 | 22×3×0.28 |
| | 内侧 | 33×4.5×0.3 | 30×4.5×0.3 | 26×4×0.28 | 19×3×0.28 |
| | 后侧 | 37×4.5×0.3 | 34×4.5×0.3 | 30×4×0.28 | 22×3×0.28 |
| | 前（双） | 30×2×0.3 | 27×2×0.3 | 24×2×0.28 | 15×1.5×0.28 |

注：（引自《农村常见骨折中西医结合治疗图解》）。

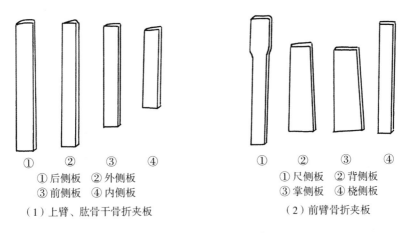

（1）上臂、肱骨干骨折夹板
①后侧板　②外侧板
③前侧板　④内侧板

（2）前臂骨折夹板
①尺侧板　②背侧板
③掌侧板　④桡侧板

图 2-13　上肢夹板式样

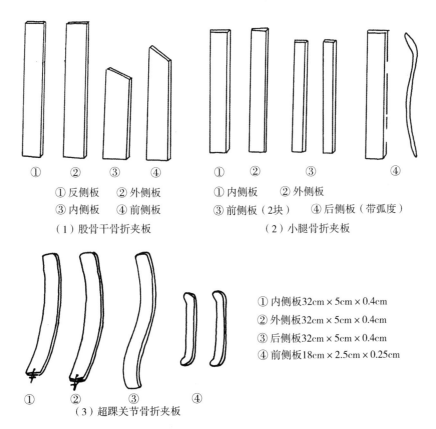

（1）股骨干骨折夹板
①反侧板　　②外侧板
③内侧板　　④前侧板

（2）小腿骨折夹板
①内侧板　　　②外侧板
③前侧板（2块）　④后侧板（带弧度）

（3）超踝关节骨折夹板
①内侧板32cm×5cm×0.4cm
②外侧板32cm×5cm×0.4cm
③后侧板32cm×5cm×0.4cm
④前侧板18cm×2.5cm×0.25cm

图 2-14　下肢夹板式样

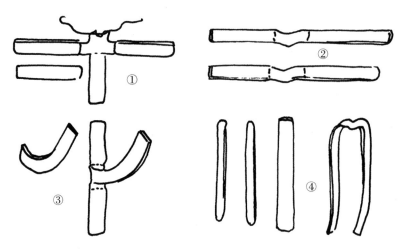

①肱骨外科颈骨折连体夹板　　②肱骨干骨折连体夹板
③肱骨髁上骨折连体夹板　　　④胫腓骨折连体夹板

**图 2-15　连体夹板式样**

**7. 小夹板外固定时间**　固定时间以骨折临床愈合时间为主要依据，表 2-2
结合临床供参考。

**表 2-2　小夹板外固定时间参考值**

| 骨折部位 | 成人 | 小儿 |
|---|---|---|
| 锁骨骨折 | 4~6 周 | 2~6 周 |
| 肱骨干骨折 | 6~8 周 | 3~5 周 |
| 尺桡骨骨折 | 8~12 周 | 6~8 周 |
| 桡骨远端骨折 | 4~6 周 | 3~4 周 |
| 舟状骨骨折 | 8~12 周 | 8~10 周 |
| 掌指骨骨折 | 4~6 周 | 2~4 周 |
| 股骨骨折 | 8~12 周 | 6~10 周 |
| 胫骨骨折 | 10~12 周 | 8~10 周 |
| 跟骨骨折 | 6~10 周 | 4~6 周 |
| 趾骨骨折 | 6~8 周 | 4~6 周 |

## （二）石膏绷带外固定技术

石膏绷带固定的优点是能够根据肢体的形状而塑形，干固后十分坚实，不易
变形松散，固定作用确实可靠。其缺点是在干固定型后，如接触水分，可以软化

而变形，失去固定作用；固定后坚硬无弹性，难以适应肢体创伤后的进行性肿胀，容易发生过紧现象，而肢体一旦消肿，又会发生过松现象，使骨折再移位；不能随时调节松紧度，掌握不当，易影响肢体血运或造成压疮。石膏绷带固定范围较大，固定期内无法进行功能锻炼，使骨折治疗中的"动"与"静"不能统一，待拆除石膏绷带后，多有肌肉萎缩、关节僵硬等后遗症。

**1. 石膏绷带固定类型**

（1）**石膏托**：即用长条形石膏绷带固定肢体的一侧，一般前臂石膏托需用10cm 宽的石膏绷带 10 层左右，小腿石膏托需用 15cm 宽的石膏绷带 12 层左右，石膏托的宽度一般以能包围肢体周径的 2/3 左右为宜。将做好的石膏托置于伤肢的背侧或后侧，并用手抹贴于肢体上，用湿绷带卷包缠两层固定，再继续用绷带卷包缠，使之达到固定肢体的目的。

（2）**石膏夹板**：按照做石膏托的方法制作 2 条石膏带，分别置于被固定肢体的伸侧或屈侧，用手抹贴于肢体，按上法用湿绷带包缠而成。

（3）**石膏管形**：指用石膏绷带和石膏夹板相结合，包缠固定肢体的方法，适用于上肢及下肢骨折。为防止肢体肿胀导致肢体血液循环障碍，石膏管形塑形后应于肢体屈侧纵行剖开，并用棉花絮填塞于剖开的石膏缝隙内。

（4）**固定范围**：石膏绷带固定的范围一般包括骨折的上下两个关节。各关节固定的功能位置如下。

**肩关节**：外展 75°，前屈 30°～45°，外旋 15°～20°。

**肘关节**：屈曲 90°，前臂中立位。

**腕关节**：背伸 30°，前臂按需要置于旋后或中立位，拇指对掌功能位，大鱼际暴露。

**髋关节**：外展 5°～10°，前屈 10°～20°。

**膝关节**：屈曲 5°～10°。

**踝关节**：足中立位，踝关节背伸 90°。

**2. 石膏绷带固定适应证**

（1）需临时固定，便于搬运的骨折。

（2）开放性骨折创口不能用夹板压迫者。

（3）某些关节部位骨折不宜夹板固定。

（4）骨感染，需制动、开窗换药者。

（5）矫形术及关节加压融合术后，需固定于相应的位置者。

**3. 石膏绷带固定的注意事项**

（1）皮肤应清洗干净，开放伤口应用敷料包扎，禁用环形绷带包扎，以免影响血运。

（2）肢体或关节必须固定在功能位，或固定在所需的特殊位置。在石膏绷带固定时，为了保持位置不变，应使用支架悬吊或专人扶持。待石膏干硬后再搬动患者，以免石膏断裂。

（3）石膏绷带固定四肢时，应将指、趾端露出，便于观察血运、感觉和活动能力。如有血循环障碍的表现，应立即拆除石膏。

（4）石膏绷带固定后，应在外面标明固定的日期，有伤口者要标明其位置。

（5）抬高患肢，减轻和避免肢体肿胀。如患者主诉某处有持续性疼痛，提示有受压的可能，要及时检查并处理，以免引起皮肤坏死，产生溃疡。

（6）当患肢可能有血运障碍时，不可用管型石膏固定，必要时可用一个简单的石膏托临时固定，待患肢血运正常，再使用管型石膏。

（7）拆石膏绷带时，先选好最短的切开路线，沿线石膏用醋或水浸湿，再用石膏刀、剪慢慢切或剪开，或用石膏锯锯开，不可伤及皮肤。切开一裂痕后，可用掀开器沿线将石膏分开，最后脱出肢体。

（三）绷带、三角巾固定技术

**1. "8"字绷带固定** 当骨折、关节脱位复位后，用纱布绷带在局部按"8"字形反复缠绕8~10层，使之得以固定。常用于锁骨、肘部和踝部的外固定。

**2. 三角巾固定** 上肢骨折、脱位复位后，为了减少肢体的下垂重力，限制关节过多活动，配合采用三角巾悬吊于胸前肘屈曲位。

（四）牵引疗法

牵引是利用牵引力和反牵引力作用于骨折部位，以达到复位和维持复位的目的。临床常用的有皮肤牵引、骨骼牵引和特殊牵引等。

**1. 皮肤牵引**

适应证：皮肤牵引的牵引力较小，适用于小儿股骨干骨折、儿童肱骨髁上骨折复位后不稳定者，老年人髋部骨折需辅助牵引者（图2-16）。

**（1）牵引方法及步骤**

① 准备胶布或皮套、扩张板、重锤、绷带、棉垫、牵引绳、滑轮、牵引支架等工具。

② 局部皮肤剃毛、清洁。

③ 用适当长度的胶布贴于伤肢皮肤上，胶布远侧端置扩张板。胶布外缠绷带，或用牵引皮套套在肢体上。

④ 扩张板中心钻孔，穿绳，打结，再通过牵引架的滑轮装置，以适当重量牵引。

**（2）注意事项**

① 患肢皮肤必须完好，对胶布过敏者不适用。

② 骨突部可用棉垫加以保护。

③ 牵引重量开始时稍轻，1~2小时逐渐加重，1天后调到合适重量，但一般不超过5kg，时间不超过1个半月。

④ 胶布或皮套必须缚于骨折平面以下。

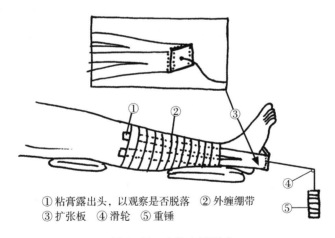

① 粘膏露出头，以观察是否脱落　② 外缠绷带
③ 扩张板　④ 滑轮　⑤ 重锤

**图2-16　皮肤牵引形式**

**2. 骨骼牵引**　见图2-17至图2-24。

**（1）适应证**：骨骼牵引的力量较大，持续牵引的时间较长，且能有效地调节，因而有较好的牵引效果。适用于成人不稳定性骨折；骨折部的皮肤损伤或严重肿胀，不适宜行手法复位和外固定者；颈椎骨折脱位需行颅骨牵引者；骨盆环骨折错位者；以及某些矫形手术的术前准备。

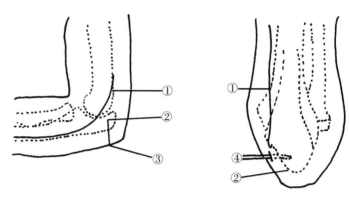

①尺神经　②尺骨鹰嘴　③背侧皮缘　④由尺侧进针

（1）侧面　　　　　　　　　　　　　（2）后面

图2-17　尺骨鹰嘴牵引进针示意

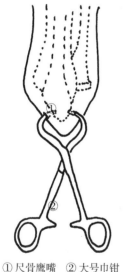

①尺骨鹰嘴　②大号巾钳

图2-18　尺骨鹰嘴巾钳牵引

**（2）牵引方法**：采用局部麻醉，无菌条件下将克氏针或斯氏针穿过骨骼，安上牵引弓和牵引绳、滑轮，牵引支架系统进行持续牵引；在牵引的同时还要在局部加小夹板固定，矫正骨折端的侧方移位。

**（3）常用的骨骼牵引**

**①尺骨鹰嘴牵引**：患者仰卧，屈肘90°，前臂中立位，在尺骨鹰嘴尖端下2cm，尺骨嵴旁开一横指处，将细钢针自内向外刺入，一般牵引重量为2~4kg。儿童患者做尺骨鹰嘴牵引则更为方便，可用大号巾钳（先将巾钳头端的前倾角敲平）代替钢针和牵引弓，按测定点自尺骨嵴两侧钳入骨皮质内即可。

**②股骨髁上牵引**：进针点为股骨下端内侧的内收肌结节上方2cm处，儿童骨骺未闭合及老年骨质疏松者，可适当上移进针点。从内侧向外侧进针。或通过髌骨上缘在皮肤上向外侧画一横线，另由腓骨头前缘向上述横线引一垂直线，两线相交之点为钢针穿出部，与此点对应的股骨下端内侧的一点，即为钢针穿入部位。牵引重量为体重的1/10~1/7。

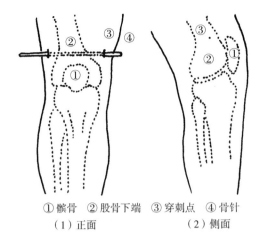

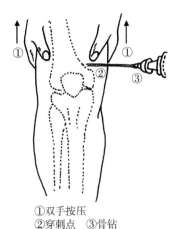

① 髌骨　② 股骨下端　③ 穿刺点　④ 骨针
（1）正面　　　　　　　　　（2）侧面

图 2-19　股骨下端牵引部位

① 双手按压
② 穿刺点　③ 骨钻

图 2-20　股骨下端牵引操作

**③胫骨结节牵引**：将克氏针从胫骨结节下一横指和外一横指处穿入。注意应从外侧向内侧进针，防止损伤腓总神经。牵引重量为体重的 1/10～1/7。

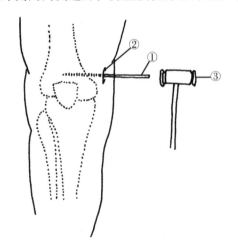

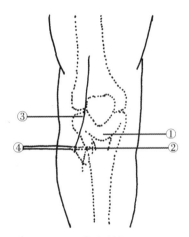

① 骨圆钉　② 进针处皮肤切开　③ 重锤

图 2-21　用骨圆钉牵引

① 胫骨结节　② 穿刺点
③ 腓总神经　④ 由外侧向内侧进针

图 2-22　胫骨结节牵引

**④跟骨结节牵引**：足跟部内侧，从内踝尖端至足跟后下缘连线的中点为其穿针点。胫腓骨干骨折时，针与踝关节面略呈倾斜 15°，即针的内侧进入处低，外侧出口高，有利于恢复胫骨的正常生理弧度。跟骨为松质骨，牵引用斯氏针比克氏针要好。牵引重量为 3～5kg。

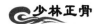 

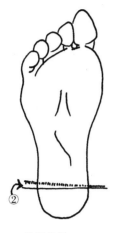

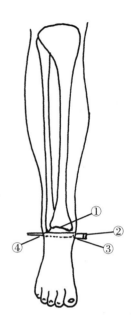

① 踝关节面
② 针与踝关节面成15°
③ 内踝进针点比外踝出针点低1cm
④ 外踝出针点比内踝进针点高1cm

（1）足底观　　　　　　（2）足背观

**图 2-23　跟骨牵引倾斜角**

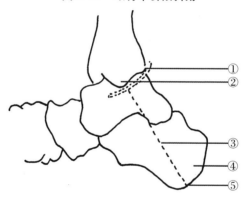

①胫后动脉　②内踝下端　③穿刺点　④跟骨　⑤跟骨下缘

**图 2-24　跟骨牵引穿刺点**

## （4）注意事项

① 经常注意牵引针处，如皮肤绷得过紧可适当切开。

② 针眼处经常清洁消毒，以防止感染，通常每天酒精消毒2次。

③ 牵引重量勿过重，防止过牵。

④ 牵引开始后，应床边透视或摄片，尽快复位。

⑤ 牵引时间一般为4~8周。

⑥ 鼓励患者正确进行功能锻炼。

**3. 骨骼牵引应用** 见表2-3。

表2-3 骨骼牵引的应用

| 骨折类型 | 颈椎骨折 | 股骨颈骨折、股骨干中、上1/3骨折远端向后移位 | 股骨下1/3骨折、髁上、粗隆间骨折、髋关节脱位、骨盆骨折 | 胫腓骨不稳定性骨折 | 肱骨髁间骨折 |
|---|---|---|---|---|---|
| 牵引部位 | 颅骨 | 股骨髁上 | 胫骨结节 | 跟骨 | 尺骨鹰嘴 |
| 牵引重量（kg） | 6~8 | 体重的1/7 | 体重的1/10~1/7 | 体重1/7 | 体重1/12 |
| 维持牵引（kg） | 3~4 | 体重的1/14 | 体重的1/14 | 体重的1/14 | 1~2 |

### （五）牵引支架——外固定器疗法

将骨折两端用骨圆针或螺钉钻入，在皮外将穿入骨骼的针固定在外固定架上，从而达到骨两端良好的对位和固定目的，即为骨外穿针外固定架固定法（图2-25，图2-26）。此法既非内固定，也非外固定，实际是一种两者兼而有之的固定方法。

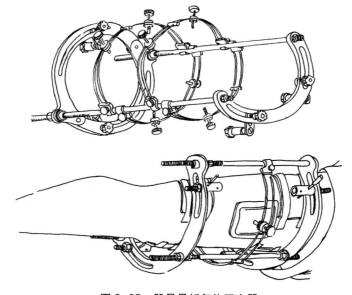

图2-25 股骨骨折复位固定器

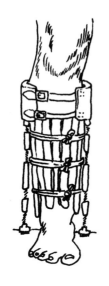
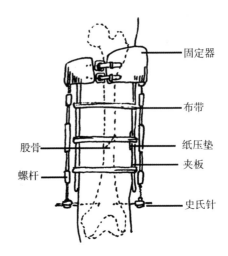

图 2-26　平衡固定牵引器示意

**1. 适应证**

（1）**开放骨折**：过去对开放骨折或已感染的骨折，须用石膏固定，开窗换药，十分不便。创面渗出液或清洗液常浸透石膏而使石膏变软松散，失去固定作用，影响骨折的愈合。而骨外固定架能使骨折得到固定，同时便于对软组织创面进行换药、引流和植皮等处理。

（2）**开放骨折的运送**：它较石膏轻，运送患者方便，又能同时观察和处理伤口。

（3）**骨折不连**：固定架可以使骨折端得到较好的制动，又可在骨折断端产生加压作用，使断端紧密接触，有利于骨折愈合。

（4）**肢体延长**：外固定架不仅有加压的作用，还具有延长、牵拉的作用，利用此特点可以使肢体延长。

（5）**多发骨折**：此种骨折采用其他方式治疗，固定十分困难，而用外固定架固定则具有一定优越性。

（6）**不稳定的粉碎骨折**：这种骨折进行单纯石膏或夹板固定容易再移位，常需配合牵引，比较麻烦，采用外固定架治疗，有其独到之处。

（7）**关节融合**：利用外固定架之加压作用，可使关节融合速度更快。

**2. 禁忌证**　小儿骨折、稳定骨折、瘫痪肢体骨折不宜使用。

---

**3. 类型**

（1）**平衡固定牵引架**：其功能是在骨折复位后，代替骨骼来承受肌群的收缩力及肢体自重而起着临时的支架作用，小夹板保持在不使骨折移位的合力方向。纸压垫有效地集中了夹板压力，成为骨折治疗的主导力量，支撑牵引力为5kg，功能活动时使其增加25%。早期负重时双拐分担了大部分体重，是使患者能早期下地的一个重要力学因素（图2-27）。

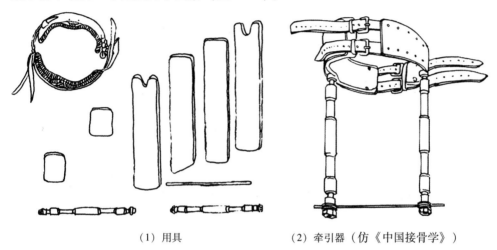

（1）用具　　　　　（2）牵引器（仿《中国接骨学》）

图2-27　平衡固定器

（2）**鹰嘴固定器**：其治疗机制是吸收了钢丝固定于张力带又具有外固定简便舒适的优点，测定结果表明，加压钩固定力为3.36kg，卡钳的侧向约束力为5.09kg，患者做早期功能锻炼时，动压力可明显增加，屈肘90°时变化幅度最小（图2-28）。屈肘体位的固定也是合理的。

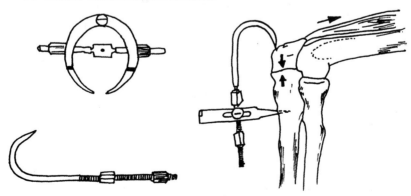

图2-28　鹰嘴固定器及固定方法

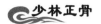

（六）量身定制支具

随着新材料（塑料、光敏树脂、尼龙、金属、胶水等）的技术进步，可以制作3D打印支具、高分子石膏绷带支具。新材料在防水、透气、快速贴合、塑形定型等方面更加便捷，既可促进患者康复，又能提高患者康复期间的生活质量。

# 第三节　常见骨折关节脱位的诊疗

## 一、长干骨骨折

### （一）锁骨骨折

锁骨，《秘笈》称"井栏骨"。锁骨骨折占全身骨折的5%。骨折移位以及粉碎骨折多出现于青年男性（男女比例7：3），中年人多出现外侧端骨折，而内侧端骨折多累及老年患者。其解剖特点见图2-29。

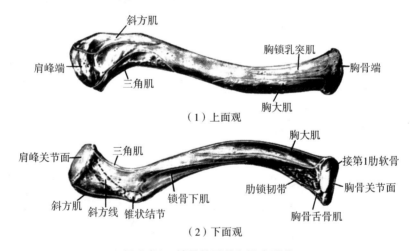

（1）上面观

（2）下面观

**图2-29　锁骨的形状和肌肉附着**

[诊断分型]

**1. 诊断**　锁骨的位置表浅，全长都在皮下，用手完全可以摸到，骨折后的肿胀、压痛、畸形比较明显，只要认真检查，诊断并不困难。对受伤的幼儿，要向家属仔细问明跌伤的病史。因为幼儿的锁骨部皮下脂肪丰满，局部症状表现不够明显，有时会漏诊。检查幼儿锁骨骨折时，用双手托住腋部悬空抱起，啼哭常会加剧，并且拒绝扪摸锁骨部位。

锁骨骨折，多数是间接暴力引起的，常因为跌倒时掌心触地，或肩的外侧着地而造成，各种年龄的人都可发生（图2-30）。

锁骨骨折的特征性姿势（图2-31）：用健侧的手托住伤侧的肘部①。头偏向伤侧，下颌偏向健侧②。伤肩比健肩低③。

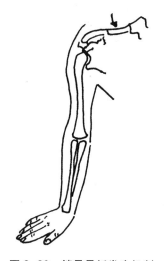 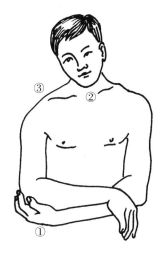

图 2-30 锁骨骨折发生机制　　　　图 2-31 锁骨骨折的特征性姿势

**2. 分型**　儿童骨折常见的是青枝型。由直接暴力或火器伤引起的锁骨骨折比较少见，而且骨折多数是粉碎性或斜形的（图2-32）。

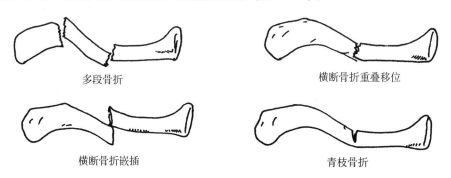

多段骨折　　　　　　　　　　横断骨折重叠移位

横断骨折嵌插　　　　　　　　　青枝骨折

图 2-32 锁骨骨折类型

锁骨内侧的上缘有胸锁乳突肌附着，外侧的下缘有喙锁韧带附着，锁骨中段骨折时，近端受胸锁乳突肌的牵拉，向上或向后移位；远端因上肢重力的牵引，向下向前移位（图2-33）。

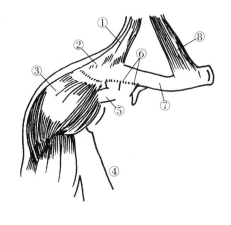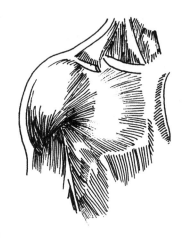

（1）①斜方肌　②肩锁韧带　③三角肌　④肩胛骨
⑤肩胛骨喙突　⑥喙锁韧带　⑦锁骨　⑧胸锁乳突肌　　　　（2）锁骨骨折典型移位情况

图2-33　锁骨附近肌肉韧带（胸部肌肉剥去）

［治疗］

锁骨骨折愈合良好，重叠愈合一般也不影响功能。

**1. 整复手法**

（1）让患者坐位，针麻，或用1%普鲁卡因5~10mL，做局部血肿内麻醉。

（2）让患者双手叉腰，拇指在前、四指抱腰①。挺胸，两肩用力外旋、后伸。术者脚踩木凳②。以膝部顶在患者肩胛之间③。双手抓住患者两肩④。缓慢向后拉，使肩极度后伸、外旋，直到骨折部位畸形消失为止［图2-34（1）］。

（3）助手将高低纸压垫的高部，放在锁骨上窝，低部跨越锁骨，紧压近侧的骨折段，使它向下［图2-34（2）］，再盖上葫芦形纸压垫，用胶布固定［图2-34（3）］。

（4）助手将双圈分别套在患者的腋、肩部，伤侧的套圈必须压住葫芦垫，同时腋部双圈要加厚或加棉垫，从背后拉紧双圈，用布带捆紧，在相当于双肩水平处再加一条布带捆绑，胸前也用布带捆住双圈。胸前的布带同背后上方的布带是为了防止双圈从肩部滑脱而用的，同时还可调整双圈的松紧度。胸前的布带不能过紧，否则会使肩部前屈，失去固定作用。

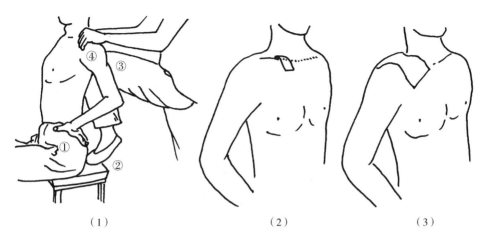

（1）　　　　　　　　（2）　　　　　　　　（3）

图 2-34　手法复位示意

## 2. 固定方法

**（1）固定器材：**固定双圈 1 副，葫芦形纸压垫 1 个，高低垫 1 个，三角巾 1 条，棉垫、布带（图 2-35）。

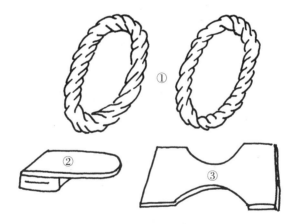

①固定双圈　②高低垫　③葫芦形纸压垫

图 2-35　固定器材

**（2）治疗方法的选择**

①没有明显移位的幼儿或儿童青枝型骨折，不必整复，只要用三角巾固定即可。

②有轻度移位的儿童锁骨骨折，可用"8"字形绷带或双圈固定 1~2 周（图

2-36）。

③有重叠移位的青壮年锁骨骨折，用手法整复，双圈固定（图2-37），也可用锁骨外固定支架固定。

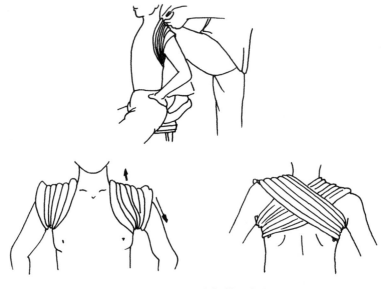

图 2-36　"8"字绷带固定法

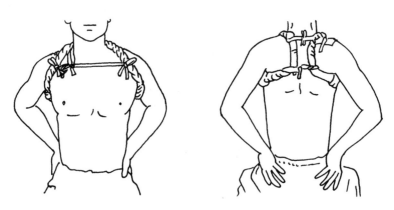

图 2-37　锁骨骨折双圈固定外观

[锁骨骨折病案]

案例1：患者，男性，37岁，因"跌伤左肩肿胀、疼痛、活动受限3小时"入院。入院前3小时行走时不慎跌倒，左肩先着地，即感左肩部疼痛，逐渐肿胀，左肩不能抬举，当时疼痛尚能忍受，伤后未做处理，由家人送我院就诊。专科情况：左锁骨中部凸起畸形，局部轻度肿胀；左锁骨中断压痛明显，可触及骨擦感，左肩关节未扪及空虚感，杜加斯试验阴性；左肩关节主动活动受限，被动活动正常，左肘关节活动正常；左桡动脉搏动明显，左手拇指对指、夹纸片试验阴性，各指屈、伸活动好，皮肤感觉好，末端血运好。左肩关节正侧位 X 线示左锁骨中段骨折，骨折外侧端稍向前下方移位。

临床诊断：左锁骨中段骨折。

治疗经过：入院经仔细查体、阅片及评估，确诊为左锁骨骨折，骨折端移位明显，需行手法复位治疗。具体操作如下：麻醉成功后，患者取坐位，嘱患者双手叉腰，拇指在前、四指抱腰，挺胸，两肩用力外旋、后伸。术者脚踩板凳，膝部顶患者胸背部，两手握肩部，缓慢向后拉，使肩极度后伸、外旋，直到骨折部位畸形消失，助手将纸压垫放在锁骨上窝，用胶布固定，再用 8 字胶圈套在患者腋、肩部，从背后拉紧双圈，用布带捆紧，在双肩水平再加一条布带捆绑，胸前也用布带捆住双圈。C 臂透视证实骨折端已复位，左上肢三角巾悬吊。术后适时调整夹带松紧度，注意观察患肢活动、血运及感觉等情况，予消肿止痛、活血化瘀、接骨等治疗，注意患肢功能锻炼。

各阶段 X 线片对照见图 2-38 至图 2-41。

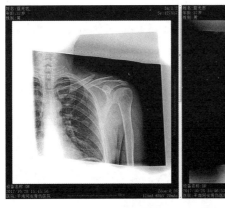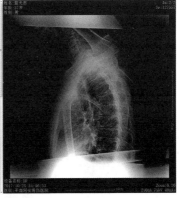

图 2-38　复位前 X 线片

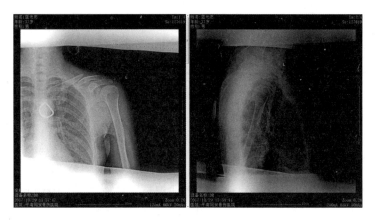

图 2-39　复位后当天 X 线片

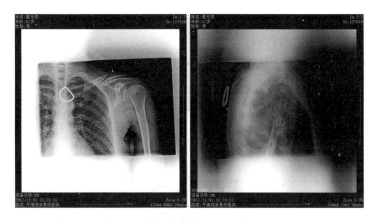

图 2-40　复位后 3 天 X 线片

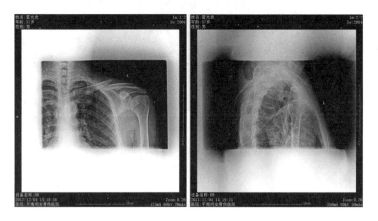

图 2-41　复位后 5 周 X 线片

案例2：患儿，男性，9岁，因"跌伤右肩部肿痛、畸形、活动受限3小时"入院。入院前3小时在家中玩耍时不慎跌倒，右肩部最先着地，即感右肩部疼痛，右肩关节活动受限，伤处继而肿胀。伤后未做处理，由家属送来我院就诊。专科情况：右肩部稍肿胀，可见锁骨中段皮肤凹陷畸形，右锁骨中段处压痛明显，可扪及骨擦感。右肩关节活动受限，搭肩试验阴性，右肘关节及各指活动好。右上肢皮肤感觉好。右桡动脉搏动及各指血运好。右肩关节正侧位X线示右锁骨中段骨折，骨折远端向前下方移位。

临床诊断：右锁骨中段骨折。

治疗经过：入院经仔细查体、阅片及评估，确诊为右锁骨骨折，骨折端移位明显，需行手法复位治疗。具体操作如下：麻醉成功后，患儿取坐位，嘱患儿双手叉腰，拇指在前、四指抱腰，挺胸，两肩用力外旋、后伸。术者脚踩板凳，膝部顶患儿胸背部，两手握肩部，缓慢向后拉，使肩极度后伸、外旋，直到骨折部位畸形消失，助手将纸压垫放在锁骨上窝，用胶布固定，再用8字胶圈套在患儿腋、肩部，从背后拉紧双圈，用布带捆紧，在双肩水平再加一条布带捆绑，胸前也用布带捆住双圈。C臂透视证实骨折端已复位，右上肢三角巾悬吊。术后适时调整夹带松紧度，注意观察患肢活动、血运及感觉等情况，予消肿止痛、活血化瘀、接骨等治疗，注意患肢功能锻炼。

各阶段X线片对照见图2-42至图2-43。

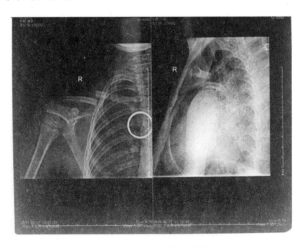

图2-42　复位前X线片

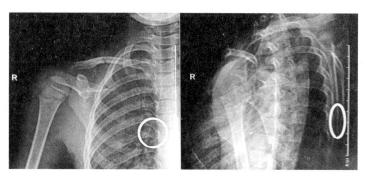

图 2-43　复位后 X 线片

【案例评析】

锁骨骨折是常见的骨折，各年龄段均可发生，但以小儿和青壮年多见，新生儿锁骨骨折是一种常见的产伤，青壮年骨折几乎均由中、高能量创伤导致，如高处重物坠落、机动车事故、运动损伤、对肩关节重击损伤等；儿童及老年人多为低能量创伤导致。由于年龄段和受伤机制的不同，锁骨骨折可分为以下类型。

青枝型：儿童常见的骨折，由于儿童时期骨的有机质和无机质骨质比例为1∶1，有机质所占比例较大，导致骨头比较柔韧，硬度较低，在外力作用下易变形而不易折断，故骨折时就像青条枝般不会完全断裂。它事实上也是一种骨折，这种骨折往往比较容易愈合。

横形、斜形、粉碎性：常见于成人，由于成人的骨质已基本骨化完成，骨头比较坚硬，所以受到暴力作用时不会像儿童骨折，这类骨折往往会形成移位，有可能会穿破皮肤，甚至会伤及血管、神经。

结合案例 1 患者的受伤机制"不慎跌倒，左肩部先着地"，辅助检查见左肩关节正侧位"左锁骨中段骨折，骨折外侧端稍向前下方移位"，再加上体格检查，可知该患者的诊断为左锁骨中段斜形骨折。

锁骨骨折，俗话讲"复位容易固定难"。实践证明，重叠移位不影响功能，因此，临床上不要盲目追求解剖对位，只要不成角就行，因为成角向上会刺伤皮肤，向下会刺伤胸膜。有为追求解剖复位而切开，结果骨不连，又多次开刀，加重损伤的经验教训。

（二）肋骨骨折

[诊断分型]

**1. 诊断** 肋骨骨折多有明显外伤史，局部疼痛，有明显压痛点、肿胀或瘀斑，深呼吸、说话、咳嗽时疼痛加剧。在床上翻身或坐起时可有骨擦感。多根肋骨向外骨折，局部可出现反掌呼吸。肋骨位于皮下，全长均可用手摸到，容易测得骨折处的压痛、肿胀或畸形。无移位的肋骨骨折应与胸部挫伤相鉴别，前者有明显的间接压痛，即在远离压痛点的前后（两手亦可分别置于胸骨和脊柱）挤压胸廓，则可使原来压痛点疼痛加剧；后者则只有直接压痛。X线片上不显示，诊断主要依靠病史与临床体征，特别是正确细致诊察间接压痛来决定，待2~3周，骨断端部分吸收，并有少量骨痂形成时，X线片才明显显示骨折线的存在。也可依据CT早期确诊。如合并气胸或血脉，呼吸困难，X线片可见云雾状或圆形阴影。

**2. 分型** 临床可以骨折数目分为单一肋骨骨折或2根以上多发肋骨骨折，也可按有否并发症分为单纯肋骨骨折和合并气血胸肋骨骨折。

[治疗]

**1. 手法整复** 对单一肋骨骨折，无明显移位者，不需手法复位。若骨折超过2根以上，且有明显移位者，应用手法复位。复位时，令患者坐位，患侧上肢上举，胸部肌肉拉紧，术者用手轻轻压住凸起的肋骨，同时让患者进行深吸气或咳嗽，借鼓气力将下陷肋骨膨起。

**2. 固定方法**

（1）**布带固定法**：用布带一条，长5m、宽8cm，备用。用硬纸壳一方块，内衬棉花，放在骨折部位，在患者两肩上各放纱布绷带一条，两端垂于胸廓前后，左右前后交叉打结［图2-44（1）］，以防固定带脱落，3周后拆除。现有肋骨骨折固定带供临床使用。

（2）**胶布固定法**：用宽（6~8cm）胶布条，绕患侧胸廓半周粘贴在皮肤上（皮肤过敏者慎用），前后均应超过中线，每条胶布都要重叠1~2cm，使之成为一体［图2-44（2）］，或用弹力带，2~3周拆除。

（3）**膏药固定法**：将伤科膏药加热溶化后，摊在相应的牛皮纸上，贴于骨折处。

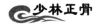 

合并气胸或血胸，请胸外科协诊。

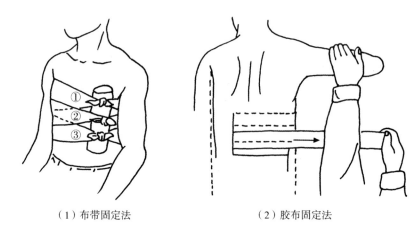

（1）布带固定法　　　　　　　　（2）胶布固定法

图 2-44　肋骨骨折固定法

### （三）肱骨干骨折

肱骨，《秘笈》称"臂骨"，肱骨干骨折系指肱骨外科颈以下至肱骨髁上之间的骨折，占全身骨折的 1.31%。

[诊断分型]

**1. 诊断**　由直接暴力引起的，常常在上、中段，而且多数是粉碎性或横断形骨折。由间接暴力引起的，常常是机器绞伤或跌倒造成的，骨折多在下 1/3，是斜形或螺旋形骨折。由肌肉牵拉力引起的，常常在肱骨下 1/3 的位置，是螺旋形骨折。

肱骨干骨折的患者中，约 80% 是 30 岁以下的青年。肱骨干骨折处理不当，容易不愈合。

**2. 分型**

（1）无移位或轻度移位的肱骨干骨折：外伤后局部肿胀、压痛，伤侧骨的传导音减弱，伤肢功能障碍；有间接叩痛；局部有假关节活动。

（2）有移位的肱骨干骨折：除了有上面所说的体征外，还有伤肢短缩或成角畸形 [图 2-45（1）（2）]。肱骨干骨折，特别是下 1/3 骨折，容易引起桡神经损伤，应注意检查是否有腕下垂 [图 2-46（1）]、掌指关节不能伸直图 [2-46（2）]、前臂不能旋后、前臂桡侧和拇指、中指背侧麻木或感觉消失等现象〔图2-46（1）（2）〕。肱骨干下1/3骨折复位前后X线片对比见图2-47、图2-48。

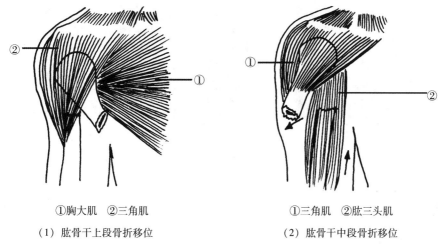

①胸大肌 ②三角肌

①三角肌 ②肱三头肌

（1）肱骨干上段骨折移位

（2）肱骨干中段骨折移位

**图2-45 肱骨干骨折移位**

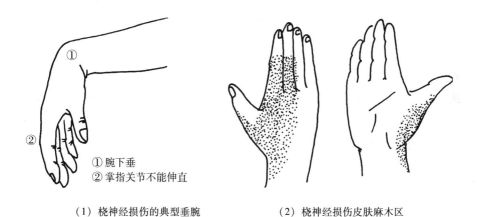

①腕下垂
②掌指关节不能伸直

（1）桡神经损伤的典型垂腕

（2）桡神经损伤皮肤麻木区

**图2-46 桡神经损伤**

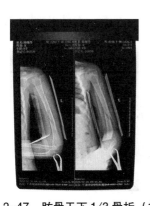

图 2-47 肱骨干下 1/3 骨折（1）
注：左复位前，右复位后。

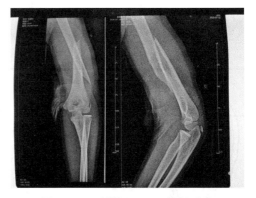

图 2-48 肱骨干下 1/3 骨折（2）
注：左复位前，右复位后。

[治疗]

**1. 手法整复** 一般肱骨干骨折，手法整复都能获得较满意的对位。由于骨折的部位不同，整复手法也不同，手法复位的关键是"轻拔伸，重旋转"。

年老体弱的患者仰卧位，用局部血肿内麻醉。一位助手用布带绕过患者的腋窝，向上牵引，另一助手双手握住患者的肘部，使前臂中立位，向下轻牵引，矫正重叠移位和成角畸形，防止过牵（图 2-49 至图 2-52）。骨折部位不同，手法有异。

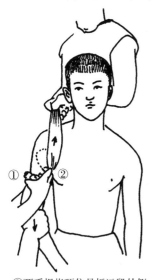

①两手拇指顶住骨折远段外侧
②其余手指环抱骨折近段内侧
（1）

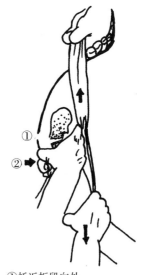

①托近折段向外
②双手拇指由外侧向内侧推远折段
（2）

图 2-49 肱骨上 1/3 骨折整复手法

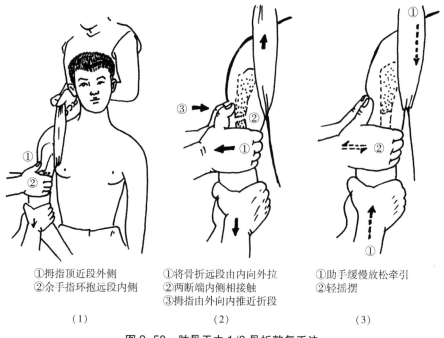

①拇指顶近段外侧　①将骨折远段由内向外拉　①助手缓慢放松牵引
②余手指环抱远段内侧　②两断端内侧相接触　②轻摇摆
　　　　　　　　　　　③拇指由外向内推近折段

（1）　　　　　　　　（2）　　　　　　　　（3）

图 2-50　肱骨干中 1/3 骨折整复手法

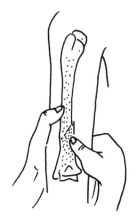

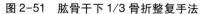

图 2-51　肱骨干下 1/3 骨折整复手法

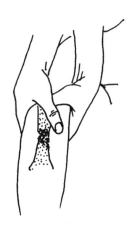

图 2-52　肱骨干粉碎型骨折整复手法

**2. 固定方法**

（**1**）**器材**：夹板 4 块，外侧板、后侧板（长），内侧板、前侧板（短），如果要超关节固定，内、外、后侧板的一端要有小孔，以便系上布带。平纸压垫 2~3 个，布带、三角巾、外敷药等。

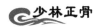

（2）**方法**：在持续牵引下，先敷中草药，松缠绷带数周，再加放纸压垫。根据骨折原移位方向和复位后骨折断端对位的程度来决定纸压垫的位置。

侧方移位和成角畸形全部整复后，可用一个大长形纸压垫将上、下骨折段紧紧包绕，外加夹板固定［图2-53（1）］。

在侧方移位和内、外侧成角虽然没有全部整复，但移位不多的情况下，可用两点挤压法或三点挤压法来矫正［图2-53（2）（3）］。

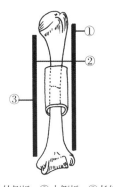 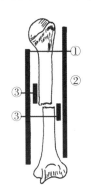 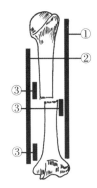

①外侧板 ②内侧板 ③长纸压垫　　①内侧板 ②外侧板 ③纸压垫　　①外侧板 ②内侧板 ③纸压垫
（1）环形直接加压固定　　　　　　（2）两点挤压法　　　　　　　（3）三点挤压法

**图2-53　纸压垫放置方法**

夹板放置方式，肱骨干上1/3骨折，超肩关节固定（图2-54）。

肱骨干中段骨折，外固定不能超过肩、肘关节［图2-55（1）］。

肱骨干下1/3骨折，超肘关节固定［图2-55（2）］。

**3. 练功**　整复后可开始进行握拳和肩、肘、腕关节活动。经3~4周，多数患者自觉臂部有力，并能自主伸屈肘关节，这表示骨折已初步愈合，可加大肩、肘关节活动。整复后第一周，有条件时可透视1~2次，如发现断端分离，应及时矫正，并每日进行纵向叩击（图2-56），直到分离消失，骨折愈合为止。

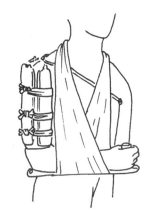

**图2-54　超肩关节固定外观**

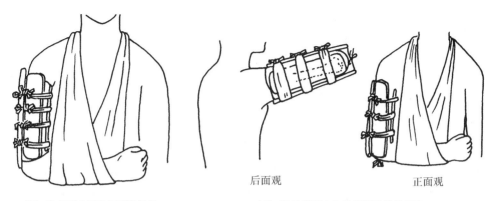

（1）肱骨干中段骨折固定外观　　　　　　　　（2）肱骨干下 1/3 骨折超肘关节固定

后面观　　　　　　　正面观

图 2-55　肱骨干骨折固定

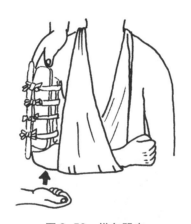

图 2-56　纵向叩击

**［肱骨干骨折病案］**

案例 1：患儿，女性，8 岁，因"跌伤左上臂肿痛、畸形、活动受限 5 小时"入院。入院前 5 小时因攀爬树木时抓握不稳不慎坠落在地，左肘最先着地，当即左上臂剧烈疼痛，畸形并逐渐肿胀，肩关节及肘关节活动受限，伤后经外院门诊摄片及简易包扎（未复位）后，由家属陪送我院就诊，门诊拟"左肱骨中下段骨折"收住院。专科情况：左上臂中下段肿胀明显，上臂呈屈曲位，未见皮肤破损，肱骨中下段压痛明显，可扪及骨擦感及异常活动，肱骨纵轴有叩击痛，肩、肘关节主动活动受限，被动活动尚可，各手指夹纸试验阴性，对指对掌功能正常，各指末梢血运好。左上臂 DR 片提示左肱骨中下段骨折，骨折远端向内侧脱位少许。

临床诊断：左肱骨中下段骨折。

治疗经过：诊断评估后给予手法复位。具体操作如下：麻醉成功后，患儿取坐位，伤肢放于适中位，肩关节外展 90°，前屈 30°~45°，肘关节屈曲 90°，腕关节伸直。前臂旋后中间位。第一助手用布带绕过患者左上臂的腋下，第二助手一手将患者肘关节屈曲 90°，一手握住肱骨远端，缓慢牵引伤肢，徐徐均匀加力，拔伸牵引 5 分钟后，术者两手拇指抵于骨折突出的一端，其他四指重叠环抱于下陷的骨折另一端，两手拇指用力向下挤按突出的骨折端，然后骤然反折，即予以床边 C 臂透视，骨折端对位对线好，予以夹板外固定患肢。为保持骨折端稳定，同时行左尺骨鹰嘴骨骼牵引术，检查牵引装置是否牢靠、患肢各指末端血运、运动及感觉情况，指导患儿功能锻炼。整复后可开始握拳、提肩、屈伸肘、腕关节等活动，3~4 周，自觉臂部有力、肘部能自主屈伸幅度增大，表示骨折已经初步愈合，可加大肩、肘关节的运动。整复第一周可透视 1~2 次，如发现断端分离，应及时矫正，并每日纵向叩击，直到分离消失。复位后复查左上臂 X 线片示左肱骨中下段骨折，折端对位对线好。

各阶段 X 线片对照见图 2-57 至图 2-61。

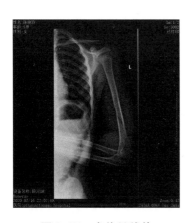

图 2-57　术前 X 线片

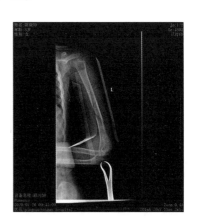

图 2-58　复位后当天 X 线片

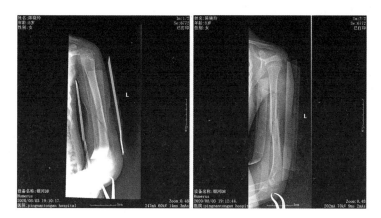

图 2-59　复位后 8 天 X 线片

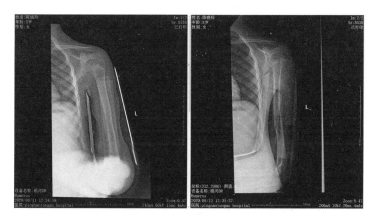

图 2-60　复位后 16 天 X 线片

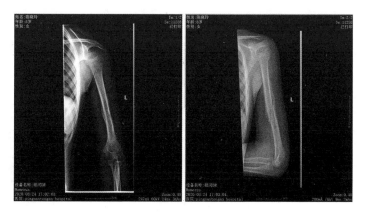

图 2-61　复位后 30 天 X 线片

案例 2：患儿，女性，6 岁，因"跌伤左上臂肿痛、畸形、活动受限 2 小时"入院。入院前 2 小时在台阶上玩耍时因地滑不慎跌倒，左臂呈抱胸式着地，当即感上臂疼痛，畸形并逐渐肿胀，肩、肘关节自主活动受限。伤后自行用围巾悬吊患肢后，由家属陪送我院就诊，门诊经摄片后诊断为"左肱骨下段骨折"收住院。专科情况：左上臂中度肿胀，向外后侧成角畸形，未见皮肤破损，左上臂下段压痛明显，可触及骨擦感，未触及鹰嘴窝空虚感，肩、肘关节主动活动受限，被动活动尚可，肘后三角关系正常，手各指夹纸试验阴性，对指功能好，各指末梢血运好。X线片提示左肱骨下段骨折，骨折远端向外、后上方移位，重叠短缩约 2cm。

临床诊断：左肱骨下段骨折。

治疗经过：同案例 1。

各阶段 X 线片对照见图 2-62 至图 2-67。

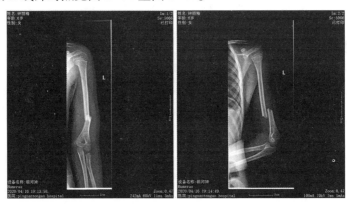

图 2-62　复位前 X 线片

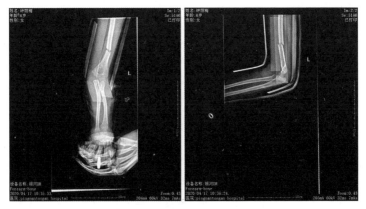

图 2-63　复位后当天 X 线片

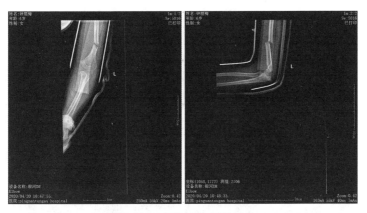

图 2-64　复位后 3 天 X 线片

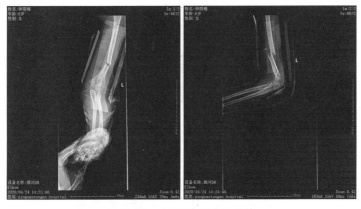

图 2-65　复位后 1 周 X 线片

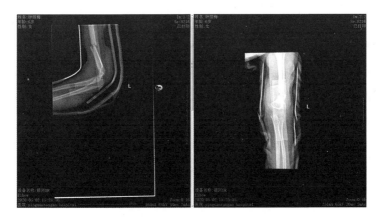

图 2-66　复位后 15 天 X 线片

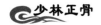

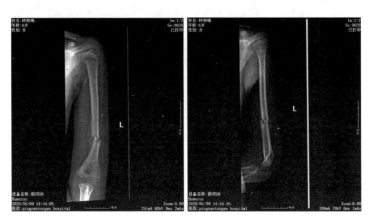

图 2-67　复位后 21 天 X 线片

**【案例评析】**

　　两例患儿的受伤机制为"攀爬树木时或玩耍时不慎跌落，左肘或左臂着地"，DR 检查提示左肱骨中下段骨折，骨折远端向内侧移位，诊断明确，且无神经、肌肉损伤。肱骨中下段骨折较为常见，上部少见。此部位骨折易合并桡神经损伤，因为桡神经在腋部发出后在三角肌粗隆部自肱骨后侧延桡神经沟，贴紧肱骨干，由内后向外前绕行，故中下 1/3 处骨折时易损伤桡神经；下 1/3 骨折易发生不连接。由于上臂各个肌肉部位、附着点不同，牵拉作用不一，所以骨折平面不同，骨折的类型及暴力的方向不同，可引起各种位移。多由直接暴力所致，也可见于旋转力较大的体育运动。

　　肱骨干骨折的患者中，约有 80% 是 30 岁以下的中青年人。其移位情况受肌群牵拉影响，以三角肌止点为界，骨折线在止点之上，远折端受牵拉向外上移位，骨折线在止点之下则反之，以此作为移位整复的判断。此处骨折容易造成不愈合，特别是手术切开复位，故传统手法复位治疗较重要。手法复法的关键是"屈肘 90°、重旋转、轻拔伸"。

　　尺骨鹰嘴牵引的指征：该法在手法整复初步外固定的基础上实施，适用于粉碎骨折、开放骨折、肿胀严重不能复位或多次复位失败的患者。

　　整复后尽早进行握拳、提肩、肘腕关节活动等功能锻炼。

## （四）前臂骨干双骨折

前臂骨，《秘笈》称"手背骨"，由于暴力造成尺骨、桡骨同时骨折，称为前臂骨干双骨折，也称尺桡骨干双骨折。这类骨折最常见，占全身骨折的6.18%，多发生于青少年，前臂的旋转功能是辅助手的重要功能，因此骨折后应最大限度恢复旋转功能。其解剖特点见图2-68至图2-70。

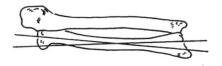

（1）桡骨干下面观，突向桡侧9°~10°弧度

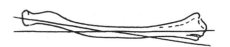

（2）桡骨干侧面观，突向背侧6°~7°弧度

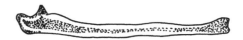

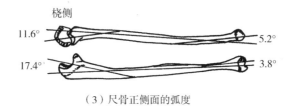

桡侧

11.6°　　5.2°

17.4°　　3.8°

（3）尺骨正侧面的弧度

图2-68　尺、桡骨正常弧度

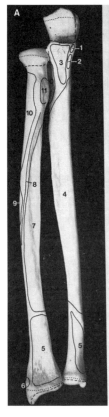
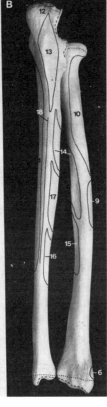

A. 前面　　　　　　B. 后面

1. 屈指浅肌之尺侧头　2. 旋前圆肌　3. 肱肌
4. 屈指深肌　5. 旋前方肌　6. 肱桡肌　7. 屈拇
长肌　8. 屈指浅肌之桡侧头　9. 旋前圆肌　10. 旋
后肌　11. 肱二头肌　12. 肱三头肌　13. 肘肌
14. 外展拇长肌　15. 伸拇短肌　16. 伸食指肌
17. 伸拇长肌　18. 屈指深肌、尺侧屈腕肌和尺
侧伸腕肌的腱膜性附着
（1）桡骨、尺骨与肌附着（右）

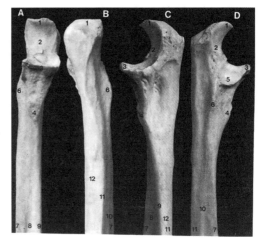

A. 前面　　　　B. 后面　　　　C. 内侧面　　　D. 外侧面

1. 鹰嘴　2. 滑车切迹　3. 喙状突　4. 尺骨粗隆
5. 桡骨切迹　6. 旋后肌嵴　7. 骨间缘　8. 前面
9. 前缘　10. 后面　11. 后缘　12. 内侧面
（2）尺骨（右，上端）

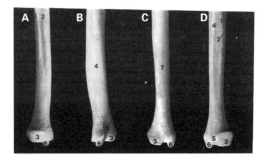

A. 前面　　　　B. 后面　　　　C. 内侧面　　　D. 外侧面

1. 骨间缘　2. 前面　3. 尺骨头　4. 后面　5. 尺侧伸腕
长肌引起的沟　6. 茎突　7. 内侧面
（3）尺骨（右，下端）

**图 2-69　桡骨、尺骨解剖**

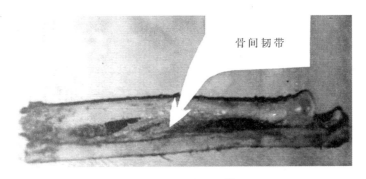

骨间韧带

图 2-70 骨间韧带

[诊断分型]

**1. 诊断** 外伤后，前臂肿胀、疼痛、皮下瘀血，伤肢短缩或成角畸形、旋转功能障碍，伤侧骨传导音减弱。X 线照片协助诊断。

**2. 分型** 尺、桡骨骨干骨折后，骨折断端可发生重叠、成角、旋转和侧方移位。一般骨折原因和骨折类型如下。

（1）**直接暴力**：多数是被击伤，或机器绞伤，软组织损伤比较重，骨折线常在同一平面，而且多数是横断形或粉碎性（图 2-71）。

（2）**传达暴力**：跌倒时，手掌着地，地面冲力由下而上，使桡骨干中部或上部发生骨折，残余的暴力通过骨间膜传到尺骨，使尺骨下端发生骨折，因此，骨折线不在同一平面上，桡骨骨折线较高，且多数是横断或锯齿状；尺骨骨折线较低，短斜面形。骨折移位较多，但软组织损伤比较轻（图 2-72）。

（3）**扭转暴力**：跌倒时，手掌着地，躯干过分向一侧倾斜，使前臂过度旋前或旋后扭转，造成尺、桡骨螺旋形骨折。尺、桡骨骨折线方向一致，多数是由内上方斜向外下方，但骨折线的平面不同，尺骨干骨折线在上，桡骨干骨折线在下（图 2-73）。

青少年骨折多发生在下 1/4（图 2-74），因旋前方肌的牵拉，远端旋前移位。尺桡骨远端双骨折复位前后 X 线对比见图 2-75、图 2-76。

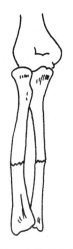 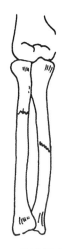 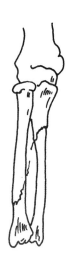

图 2-71　直接暴力骨折线　　图 2-72　传达暴力骨折线　　图 2-73　扭转暴力骨折线

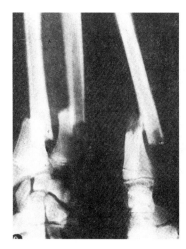 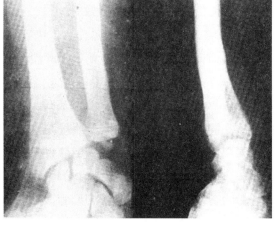

（1）治疗前　　　　　　　　　　　　（2）治疗后

图 2-74　下 1/4 双骨折，少年型

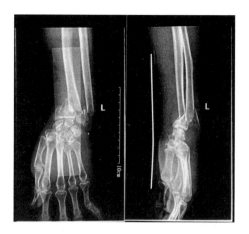

图 2-75　尺桡骨远端双骨折复位前

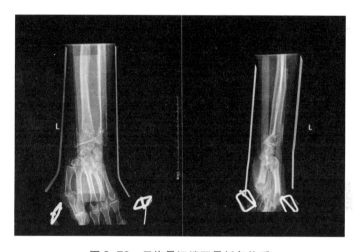

图 2-76　尺桡骨远端双骨折复位后

注意鉴别合并上下尺桡关节分离以及正中神经、尺神经、桡神经的损伤。

[治疗]

**手法整复夹板外固定适应证：**闭合性前臂骨干双骨折；开放性骨折，但伤口小，经扩创缝合后不妨碍放置分骨垫者；伤肢肿胀虽然严重，但经外敷消肿膏数日，肿胀能消退者。

**1. 整复手法**

（1）**拔伸牵引：**患者平卧，用针麻或臂丛麻醉，肩外展 70°～90°，肘关节屈曲 90°。上 1/3 段骨折，前臂放在稍旋后位（手掌及前臂掌侧面与地面成

45°）；中下段骨折，前臂放在中立位（手掌和前臂掌侧面与地面平行）。牵引要持续稳定，不要忽松忽紧，来回摆动（图 2-77）。

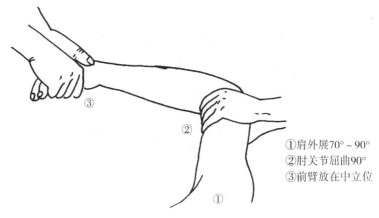

①肩外展70°～90°
②肘关节屈曲90°
③前臂放在中立位

图 2-77　中立位拔伸牵引

（2）**夹挤分骨**：夹挤分骨可使骨折两断端松弛不一的骨间膜重新悬张，牵动尺、桡骨的骨间嵴相互对峙，骨折的远、近端相互稳定，自动旋转到中立位，骨折断端的距离也相等，双骨折就能像单骨折一样，一起复位（图 2-78）。

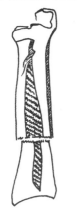 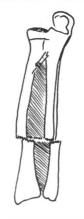 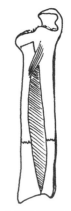

（1）铅笔双骨折后，　　（2）夹挤分骨使骨间膜紧张，　　（3）双骨折就能像单骨
　　骨间膜松弛　　　　　　骨折断端距离相等　　　　　折一样一起复位

图 2-78　挟挤分骨整复原理

（3）**折顶**

（4）**提按端挤**

（5）**摇摆触碰**

（6）按摩推拿

**2. 固定方法**

（1）器材：夹板4块；塔形分骨垫1个，大小平纸压垫3~4个；绷带、布带、外敷药。

（2）方法

①在两位助手持续牵引下，用摊在纱布上的中草药均匀地包住患者的整个前臂，松缠数圈绷带。

②掌背侧尺、桡骨的间隙，各放一个塔形分骨垫，置于中下1/3骨间韧带的位置，用胶布固定。

③放纸压垫：根据骨折移位方向，可放置对向挤压、平垫或弧形垫。

④放置夹板：在助手的持续牵引下，术者先将夹板放在患者的掌和背侧，用手捏住，再放尺、桡侧板。

背侧板上端到鹰嘴尖，下端超腕关节1cm，掌侧板上到肘横纹，下齐腕关节，尺侧板上齐鹰嘴突，下至第五掌骨颈部，桡侧板上平桡骨头，下到桡骨茎突平面。术者两手固定夹板，助手先捆中间的两道布带，再捆上、下两道（图2-79）。

⑤肘关节屈曲90°，三角巾悬挂在胸前：中下1/3骨折前臂放在中立位，中上1/3骨折前臂置于旋后位（掌心向前）。

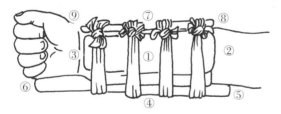

①掌侧板　②肘横纹
③腕关节　④尺侧板
⑤鹰嘴突　⑥第五掌骨颈部
⑦桡侧板　⑧桡骨头
⑨桡骨茎突平面

图2-79　固定外观

**3. 练功方法**

第一期、握拳运动：麻醉消退后，就可以开始练习，并在握拳时屈曲肘关节（图2-80）。

第二期、小云手：患者健侧的脚稍稍外旋，膝半屈位，伤侧下肢向前跨半步，膝伸直，伤侧拳紧握，前臂中立位，健手托住伤臂的掌部（图2-81）。

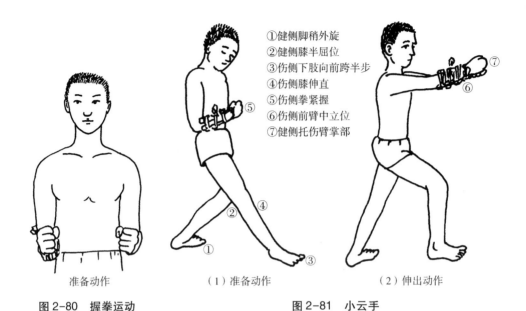

①健侧脚稍外旋
②健侧膝半屈位
③伤侧下肢向前跨半步
④伤侧膝伸直
⑤伤侧拳紧握
⑥伤侧前臂中立位
⑦健侧托伤臂掌部

准备动作　　　　　　　（1）准备动作　　　　　　（2）伸出动作

图2-80　握拳运动　　　　　　　　　　图2-81　小云手

第三期、大云手：到伤肢有力，不用扶托板练习时，可进行大云手。两腿横跨，两脚开立与肩同宽，伤侧手握拳，以健侧带动患侧，两臂交替做云手动作。伤臂可在不同的平面运动［图2-82（1）、（2）］。

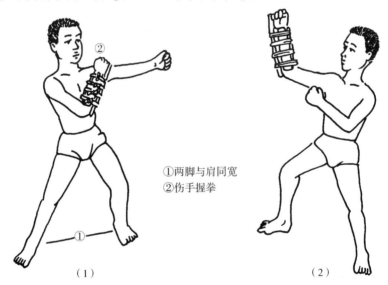

①两脚与肩同宽
②伤手握拳

（1）　　　　　　　　　　　　　　　　（2）

图2-82　大云手

80

第四期、反转手：去掉夹板后，开始练习，逐渐恢复前臂的旋转功能（图2-83）。

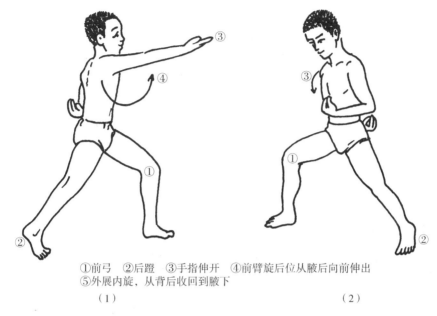

①前弓　②后蹬　③手指伸开　④前臂旋后位从腋后向前伸出
⑤外展内旋，从背后收回到腋下

（1）　　　　　　　　　　　　　　　　（2）

图2-83　反转手

[前臂双骨折病案]

案例1：患者，男性，16岁，因"跌伤右前臂肿痛、畸形、活动受限3小时"入院。入院前3小时下坡时不慎跌倒，右前臂触地后滚落至平地上，即觉右前臂疼痛，出现畸形、活动受限，且伤肢逐渐肿胀。伤后未做处理即由家属用车送入院，经拍右前臂正侧位片后，拟右尺桡骨下段骨折收住院。专科情况：右前臂中度肿胀，前臂下段向背侧成角畸形，局部压痛明显，可触及骨擦感及异常活动，右腕关节主动活动受限，被动活动尚可，右桡动脉搏动明显，右手拇指对指功能好、夹纸片试验阴性，各手指末端血运好（图2-84）。右前臂正侧位X线片示右尺桡骨下段骨折，骨折远端稍向桡、掌侧移位，两折端向背侧突起成角。

临床诊断：右尺桡骨下段骨折。

治疗经过：入院经仔细查体、阅片及评估，确诊为右尺桡骨下段骨折。骨折端明显移位，需行手法复位治疗。具体操作如下：患者仰卧位，一助手双手握住患者右手掌，另一助手双手握住患肢右前臂近端做对抗牵引，在拔伸牵引3分钟

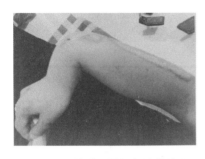

**图 2-84 前臂双骨折复位前外观**

后，术者依次行分骨、成角折顶、提按和摇摆触碰骨折端复位，见右前臂畸形消失，床边 C 臂透视，见骨折端对位对线好，以夹板外固定，肘关节屈曲 90°，前臂保持中立位用三角巾悬挂在胸前。术后适时检查夹板松紧度，观察患肢活动、血运及感觉等情况，予消肿止痛、活血化瘀、接骨等对症治疗，指导患者行手指抓握、耸肩等功能锻炼。复位后复查右前臂正侧位 X 线片示右尺、桡骨下段骨折断端对位对线好。

各阶段 X 线片对照见图 2-85 至图 2-91。

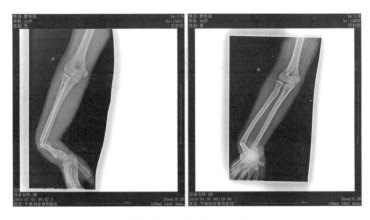

**图 2-85 复位前 X 线片**

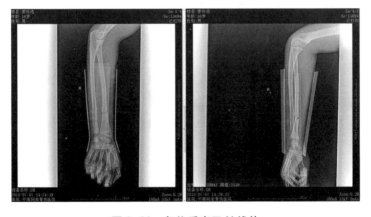

**图 2-86 复位后当天 X 线片**

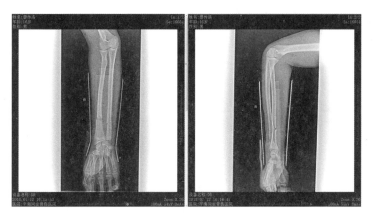

图 2-87 复位后 5 天 X 线片

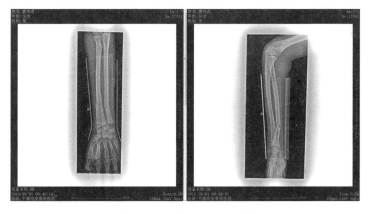

图 2-88 复位后 25 天 X 线片

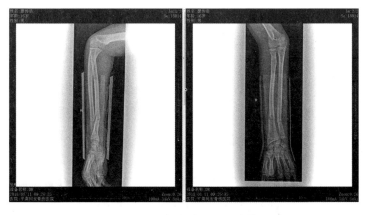

图 2-89 复位后 5 周 X 线片

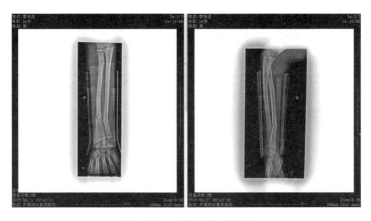

图 2-90　复位后 7 周线片

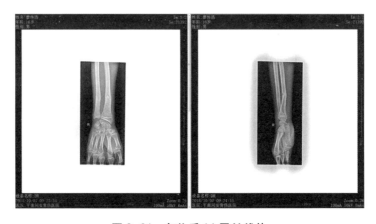

图 2-91　复位后 14 周 X 线片

案例 2：患儿，男性，9 岁，因"跌伤左前臂肿痛、畸形、活动受限 3 天"入院。入院前 3 天嬉闹时不慎跌倒，左手最先着地，即出现左前臂剧烈疼痛、畸形，左前臂活动受限，伤处逐渐肿胀，伤后由家属车送外院门诊就诊，查左前臂正侧位，提示左尺桡骨中段骨折，骨折端向掌侧成角。予手法复位后效果不佳，建议手术治疗，家属拒绝手术，遂转至我院就诊。专科情况：左前臂中度肿胀，向掌侧成角畸形，未见皮损及皮下瘀血斑，左尺桡骨中段压痛明显，可触及骨擦感及异常活动，纵轴叩击痛（++）；左前臂旋前、旋后活动受限，左手各指伸屈活动好，皮肤感觉及末端血运好。左桡动脉搏动明显，左前臂正侧位 X 线片示左尺桡骨中段骨折，骨折远端稍向尺、掌侧移位，两折端向背侧突起成角。

诊断：左尺桡骨中段骨折。

治疗经过：入院经仔细查体、阅片及评估，认为其骨折端移位较为明显，需行手法复位治疗。具体操作如下：患儿仰卧位，一助手双手握住左前臂近端，另一助手双手握住患儿左手掌对抗牵引，在拔伸牵引3分钟后，术者依次运用手摸心会、夹挤分骨、端挤提按、摇摆触碰、按摩推拿手法复位。见左前臂畸形消失，即予床边C臂透视，骨折端对位对线好，以夹板外固定。肘关节屈曲90°，前臂中立位用三角巾悬挂在胸前。术后适时检查调整夹板松紧度，观察患肢活动、血运及感觉等情况，予消肿止痛、活血化瘀、接骨等治疗，指导患儿功能锻炼。复位后复查左前臂X线片示左尺桡骨中段骨折端对位对线好。

各阶段X线片对照见图2-92至图2-97。

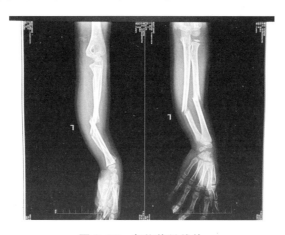

图 2-92　复位前 X 线片

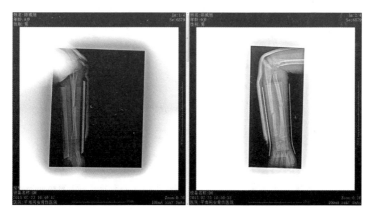

图 2-93　复位后当天 X 线片

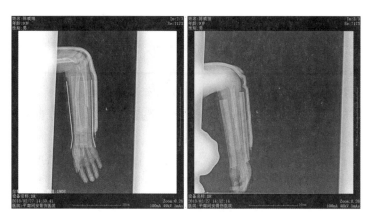

图 2-94　复位后 5 天 X 线片

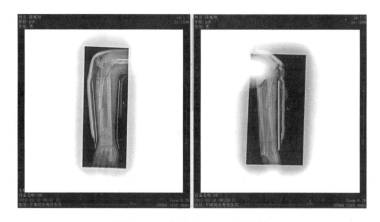

图 2-95　复位后 15 天 X 线片

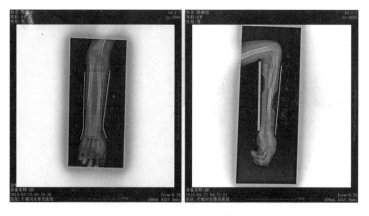

图 2-96　复位后 4 周 X 线片

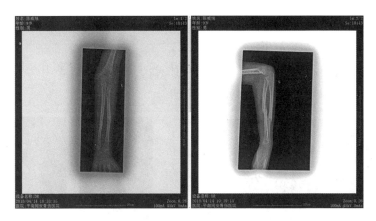

图2-97 复位后7周X线片

【案例评析】

前臂双骨折的治疗关键，在于恢复前臂的旋转功能。

对尺桡骨单处骨折，X线片显示重叠，实则为尺桡骨旋转交叉重叠影，故在复位时，切忌盲目牵引，助手握住肘部、术者握住腕部做对抗牵引，并旋转前臂，先向前旋，再向后旋，角度适中即可复位。

（五）桡、尺骨单骨折

单独桡骨、尺骨骨折比较少见，约占前臂骨折12%，青壮年居多。

**1. 桡骨干骨折** 旋转或传导暴力均可造成桡骨干单独骨折，而上1/3桡骨干骨折多因扭转暴力，中、下段桡骨干骨折，可因传导暴力或直接暴力导致。

其移位特点：上1/3桡骨骨折，近端旋后移位；中、下段骨折，近端旋前移位。

复位要领：屈肘90°，轻牵，端捏骨折端。上1/3段骨折，使远端旋后复位；中下1/3段，使远端旋前复位。

外固定同尺桡双骨折。

**2. 尺骨干骨折** 多因旋转兼传导暴力造成，常见于下1/4段。如为上段尺骨干骨折，多为直接暴力打击；如为跌伤扭转暴力引起，易并桡骨头脱位，即孟氏骨折。

尺骨下1/4骨折因旋前方肌牵拉，多向桡侧旋转移位，出现假性重叠（图2-98）。

复位要领：不宜牵引，仅行旋转手法，即"欲合先离"——先旋后、折顶，再旋前，即可复位（图2-99）。

桡骨、尺骨单骨折复位前后X线片对比见图2-100至图2-106。

固定方法：参照尺桡骨双骨折外固定法。

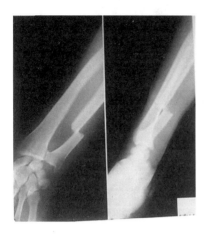

图2-98　尺骨下1/4骨折复位前

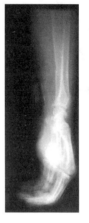
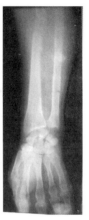

图2-99　尺骨下1/4骨折复位后

（资料来源：北京光明骨伤医院）

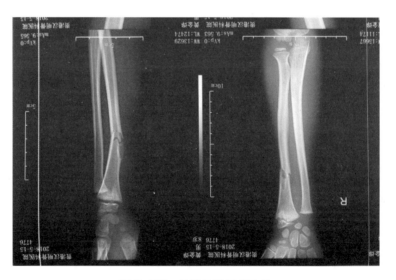

图2-100　单桡骨骨折复位前

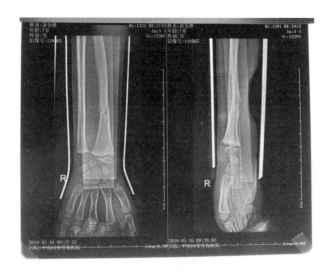

图 2-101　单桡骨骨折复位后

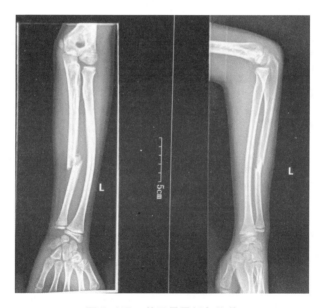

图 2-102　单尺骨骨折复位前

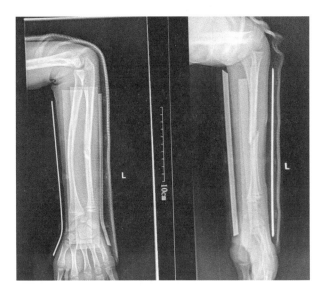

图 2-103　单尺骨骨折复位后

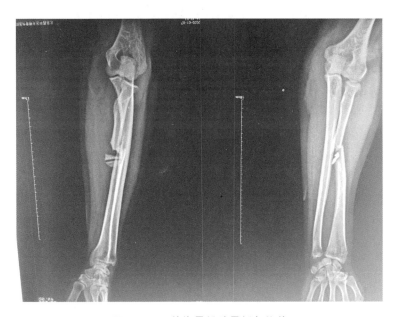

图 2-104　单桡骨粉碎骨折复位前

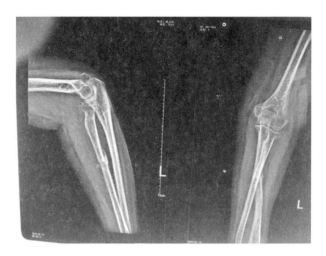

图 2-105　单桡骨粉碎骨折复位后

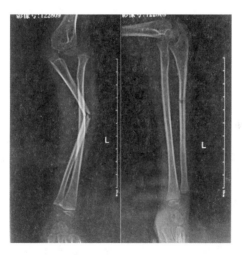

图 2-106　孟氏骨折，左复位前，右复位后

**［尺骨中上段骨折并桡骨小头脱位（孟氏骨折）病案］**

案例 1：患儿，女性，9 岁，因"跌伤右肘部肿痛、畸形、活动受限 5 小时"入院。入院前 5 小时在玩秋千时因双手抓绳不稳坠落在地，右上肢呈后伸旋前位最先着地，即感肘部及前臂剧烈疼痛，肘部出现畸形并逐渐肿胀，肘关节及前臂活动受限；伤后未进行特殊处理，即由家属陪送我院就诊。专科情况：右前臂呈旋后位，前臂及肘部中度肿胀，未见皮肤破损，肘部前外侧可触及凸起的桡骨小

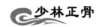

头。右尺骨中上段压痛，可触及骨擦感，肘关节屈伸活动障碍。右腕及各手指皮肤感觉好，屈伸功能正常，右手各指夹纸试验阴性，拇指对指功能好，各指末梢血运好。X线片示右尺骨中上段骨折，远折端向尺、背侧移位，两骨折端向前方成角；右桡骨小头向前外侧脱位。

临床诊断：右尺骨中上段骨折并桡骨小头脱位（孟氏骨折Ⅰ型）。

治疗经过：诊断及评估后给予手法复位。具体操作如下：麻醉成功后，患儿取仰卧位；肩关节外展90°，第一助手双手握住患儿右腕部，第二助手双手握住患肢右上臂近端，在对抗牵引约5分钟之后，术者左拇指向后内侧按压桡骨小头，一助牵引下屈曲肘关节，听到桡骨小头入臼声，桡骨小头即复位。再进行尺骨骨折整复，保持肘关节屈曲90°，两助手在维持牵引下，术者运用端挤提按手法复位尺骨，触摸尺骨骨折端已复位。予C臂透视，骨折端对位对线好，桡骨小头已复位，先行前臂小夹板外固定，后屈肘约110°石膏托外固定，两周后去除石膏托，改屈肘90°前臂小夹板固定，三角巾悬挂患肢于胸前。术后注意观察患肢活动、血运及感觉等情况，予以外敷、口服中药消肿止痛、活血化瘀等治疗，指导患儿功能锻炼。复位后复查右前臂X线片，示右尺骨中上骨折，骨折端对位对线好。右桡骨小头脱位已复位。

各阶段X线片对照见图2-107至图2-111。

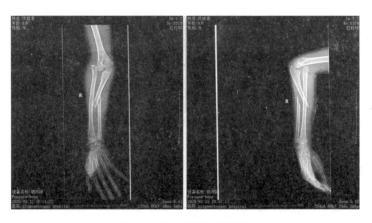

图2-107　复位前X线片

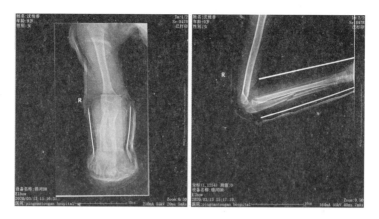

图 2-108　复位后当天 X 线片

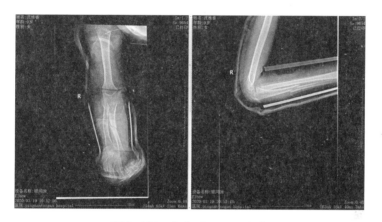

图 2-109　复位后 1 周 X 线片

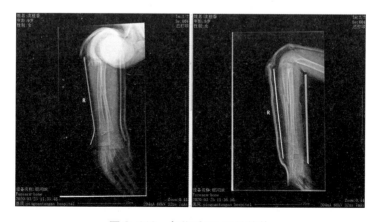

图 2-110　复位后 13 天 X 线片

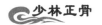
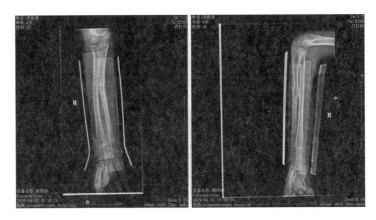

图 2-111　复位后 22 天 X 线片

案例 2：患者，男性，16 岁，因"钝器击伤致左前臂肿痛、畸形、活动受限 3 天"入院。3 天前因故被人用木棍连续数次击中左前臂中上部，即感伤处疼痛并迅速肿胀，左肘关节活动受限。伤后未进行特殊处理，2 小时后前往附近医院就诊，摄片提示左尺骨中上段骨折并桡骨小头脱位，建议手术治疗，患者拒绝，遂转我院诊治。专科情况：左前臂可见石膏托固定，前臂上段至肘关节肿胀明显，前臂呈旋后位，未见皮损；肘外侧可触及隆突的桡骨小头，尺骨中上段压痛明显，可触及骨擦感；尺骨长轴纵向叩击痛明显；肘关节屈伸活动受限，桡动脉搏动良好，腕关节及各指屈伸功能尚可，夹纸试验阴性，各指皮肤感觉良好，左上肢末梢血运好。左前臂正侧位 X 线片，提示左尺骨中上段骨折，远折端向桡侧、掌侧移位；左桡骨小头向外上方脱出移位。

临床诊断：①左尺骨中上段骨折；②左桡骨小头脱位。

治疗经过：诊断及评估后给予手法复位。具体操作如下：麻醉成功后，患者取仰卧位；肩关节外展 90°，第一助手双手握住患者左腕部，第二助手双手握住患肢左上臂近端，在对抗牵引约 5 分钟之后术者左拇指向后内侧按压桡骨小头，一助牵引下屈曲肘关节，听到桡骨小头入臼声，桡骨小头即复位。再进行尺骨骨折整复，保持肘关节屈曲 90°，两助手在维持牵引下，术者运用端挤提按手法复位尺骨，触摸尺骨骨折端已复位。予 C 臂透视，骨折端对位对线好，桡骨小头已复位，先行前臂小夹板外固定，后屈肘约 110° 石膏托外固定，2 周后去除石膏托，改屈肘 90° 前臂小夹板固定，三角巾悬挂患肢于胸前。术后注意观察患肢活动、血运及感觉等情况，予以外敷、口服中药消肿止痛、活血化瘀等治疗，指导患者功能锻炼。复位后复查左前臂 X 线片，示左尺骨中上骨折端对位对线好。右桡骨小头脱位已复位。

各阶段 X 线片对照见图 2-112 至图 2-115。

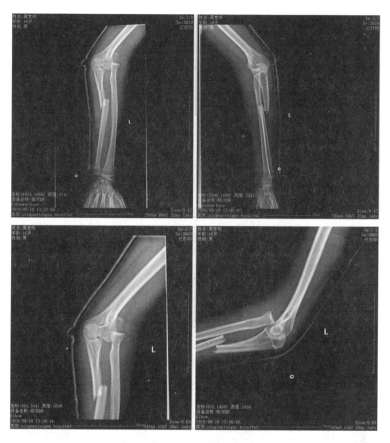

图 2-112　复位前

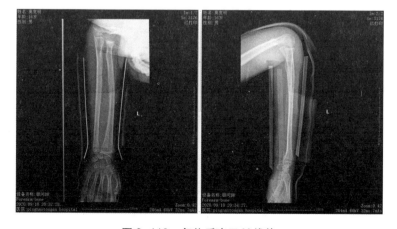

图 2-113　复位后当天 X 线片

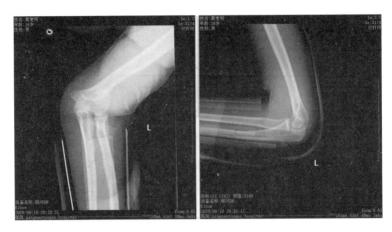

图 2-114 复位后（肘）X 线片

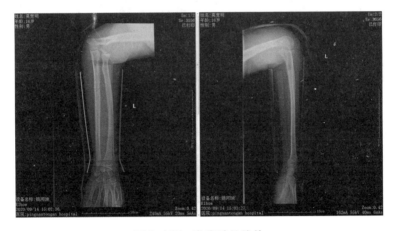

图 2-115 出院时 X 线片

**【案例评析】**

该型骨折也称孟氏骨折，可见于各个年龄组，以青少年多见，伤后主症为前臂旋转及肘关节屈曲受限。其特殊性在于关节脱位与骨折并存，且受伤部位不在同一骨骼，故在复位时既要考虑关节脱位，又要考虑尺骨干骨折整复，先复桡骨小头脱位，恢复前臂长度，再整复尺骨骨折。在固定时根据不同阶段，采取不同体位，优先考虑肘关节屈伸及前臂旋转功能，故在早期采取屈肘、前臂旋后位固定。约 2 周后为避免关节僵硬改成屈肘 90°固定。

**1. 受伤机制**

（1）该型骨折通常在肱骨相对固定，前臂强力旋前跌倒的特殊情况下发生，暴力作用于尺骨，尺骨骨折后残余横向暴力作用于骨折远端，将桡骨小头从关节囊内"顶"出。

（2）尺肱关节有鹰嘴及滑车，关节骨性及囊腔结构较为坚韧，因此，手部撑地时的传导暴力造成了尺骨骨折及桡骨小头脱位，尺肱关节却保持完好。

**2. 临床分类**

（1）**伸直型（Ⅰ型）**：比较常见，多见于儿童，跌倒时，前臂旋后，手掌先着地，肘关节处于伸直位或过伸位，骨折断端向掌侧及桡侧成角，可造成伸直型骨折。在成人，外力直接打击背侧，亦可造成伸直型骨折，多为横断或粉碎骨折。

（2）**屈曲型（Ⅱ型）**：多见于成人（又称成人型）。当暴力作用时，肘关节呈微曲状，前臂处于旋前位置，桡骨头在肘关节屈曲和向后外力作用下，向后外方滑脱，可造成屈曲型骨折。

（3）**内收型（Ⅲ型）**：此型多见于幼儿或年龄较小的患者。在暴力作用的瞬间，肘关节处于伸直位，前臂旋前，上下外力传导到肘部，骨折端移位不明显，或仅轻微向桡侧成角，桡骨头向外侧脱出。

（4）**特殊型（Ⅳ型）**：此型儿童和成人均可发病，是一种较为少见的损伤。本病的发生是较大暴力作用的结果，先造成尺桡骨双骨折后，暴力继续作用，迫使桡骨头脱位；也可能是在桡骨小头脱位后，桡骨又受到第二次创伤所致。

**（六）儿童股骨干骨折**

儿童股骨干骨折，指5岁以下儿童因外伤导致股骨干骨折。

［诊断分型］

**1. 诊断**　受伤后患儿啼哭，伤肢不能运动，触摸啼哭更大，骨传导音低沉，X线照片可见骨折。

**2. 分型**　一般分青枝骨折及横断、短斜面骨折。

［治疗］

**1. 双腿悬吊牵引法**　适用于5岁以下儿童有移位的股骨干骨折。伤、健侧同时用胶布皮牵引，双腿同时悬吊，臀部离开床面，健侧牵引重量比伤侧稍轻（图2-116），为了防止成角畸形，可用夹板外固定2~4周。儿童股骨干骨折复位前后X线对比见图2-117、图2-118。

如青枝骨折，可单纯小夹板外固定2~4周。

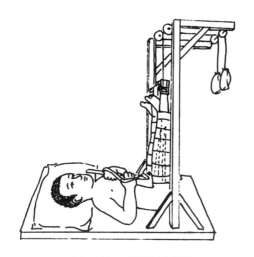

图 2-116　双腿悬吊牵引

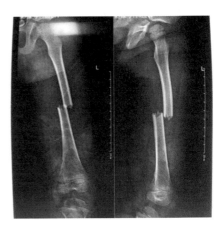

图 2-117　儿童股骨干骨折复位前

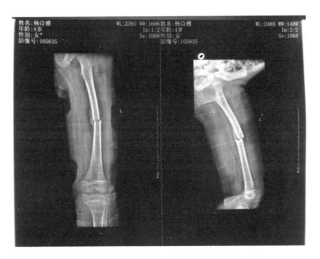

图 2-118　儿童股骨干骨折复位后

**2. 水平皮肤牵引法**　适用于 5~12 岁儿童有移位的股骨干骨折。

股骨干中、上段横断、重叠骨折，在麻醉下进行整复、夹板外固定后，伤肢水平牵引，或用托马氏架牵引，重量 2~3kg。

股骨上 1/3 骨折，伤肢应在充分屈髋、外展位牵引。

股骨下 1/3 骨折，要尽量屈膝，以松弛膝后方的关节囊和腓肠肌，减少骨折远端向后侧的移位。

## （七）胫、腓骨骨干双骨折

胫腓骨干骨折，在全身骨折中约占 9.54%。10 岁以下儿童尤为多见。其中以胫腓骨双骨折最多，占全身骨折的 5.1%；胫骨次之，占全身骨折的 3.85%；腓骨干骨折最少，占全身骨折的 0.59%。治疗虽较容易，且多无明显的功能障碍，但如果处理不当，则可能出现感染、迟缓愈合或不愈合等并发症，甚至有截肢的严重后果，因此对胫腓骨干骨折应认真处理。其解剖特点见图 2-119。

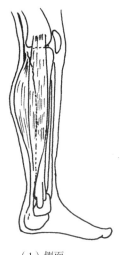
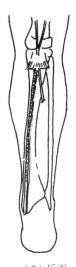

（1）侧面
①胫侧营养动脉从胫骨干上 1/3 侧方穿入
②腓肠肌
③胫骨干下 1/3 缺乏肌肉附着，血液供应
④跟腱

（2）后面
①腘动脉
②比目鱼肌腱弓（肌肉剥去）
③胫前动脉
④胫后动脉
⑤骨间膜
⑥腓总神经

**图 2-119 胫、腓骨干与血管的解剖关系**

[诊断分型]

**1. 诊断** 胫骨在皮下，骨折容易摸出，所以诊断并不困难，但腓骨不易摸到，并且，骨折线常常高过胫骨的骨折线，如不注意，容易漏诊。儿童青枝型骨折，临床症状不典型，如果儿童伤后不能站立，伤侧小腿有间接叩痛，应从胫、腓骨骨折来考虑。

**2. 分型** 造成胫、腓骨骨折的直接暴力，多半是从小腿的前外侧来的，两根骨的骨折线在同一平面，常常是横断、短斜面或粉碎性（图 2-120）。

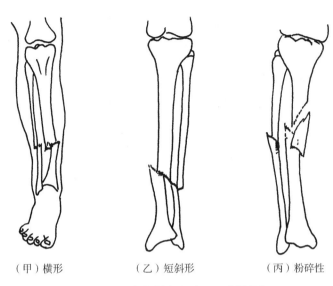

（甲）横形　　　　　　（乙）短斜形　　　　　（丙）粉碎性

**图 2-120　直接暴力所致胫、腓骨骨折**

造成骨折的间接暴力是从高处跌落或机器绞伤等，患者的脚或躯干的旋转力。骨折线多数都是斜面、螺旋形，腓骨骨折平面往往高过胫骨骨折的平面（图2-121）。胫骨骨折复位前后 X 线片对比见图 2-122、图 2-123。

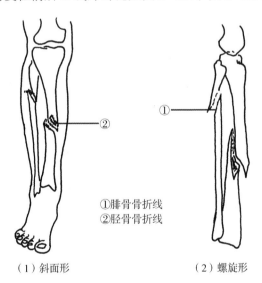

①腓骨骨折线
②胫骨骨折线

（1）斜面形　　　　　　　　　（2）螺旋形

**图 2-121　间接暴力所致胫、腓骨骨折**

**3. 并发症**　小腿肌肉缺血性挛缩是严重的合并症，应仔细检查。如果出现足背动脉无搏动、趾间关节屈伸和皮肤颜色变紫、温度变冷等征象，应考虑小腿缺血性挛缩的可能性。

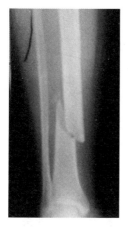 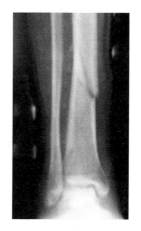

图2-122　胫骨骨折复位前　　　　　图2-123　胫骨骨折复位后

［治疗］

**1. 方法选择**

（1）**手法复位小夹板外固定法**：稳定性骨折（横断骨折）用手法整复、夹板外固定、练功。

（2）**跟骨牵引复位外固定法**：不稳定性骨折（短斜面、粉碎、一骨多折）用上面的方法，并跟骨牵引。

开放性骨折，伤口污染较轻，经彻底清创、缝合变为闭合性骨折，按不稳定性骨折处理，但夹板要缓上。伤口污染较严重或已经感染的，要清洁伤口，稍加整复，达到功能对位，用石膏管形开窗换药或拱桥式夹板外固定。

伴有严重软组织挫伤或骨折严重移位的稳定性骨折，虽在整复中达到解剖复位，也应结合跟骨牵引。

**2. 复位法**

（1）**成人单纯成角畸形，或儿童青枝型骨折**：患者平卧，麻醉后，一位助手站在伤肢外侧，用肘弯套住伤肢腘窝①，另一位助手一手握住患者的脚背②，一手把持脚跟③，对抗牵引［图2-124（1）］。术者一手托住成角处向上提①，一手轻压使骨折的远断端向上翘②，在骨折成角畸形完全矫正后，敷药、固定

［图 2-124（2）］。

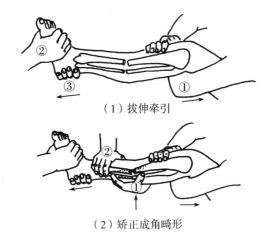

（1）拔伸牵引

（2）矫正成角畸形

**图 2-124　成人单纯成角畸形或儿童青枝型骨折整复手法**

（2）**大斜面、大螺旋形骨折**：按上面讲的方法拔伸牵引后，术者一只手放在骨折的近断端①，另一只手放在骨折的远端②，两手同时扣挤，使分离移位的骨折远段和近段合拢（图 2-125）。

（3）**粉碎性、一骨多段骨折**：在用前面讲的方法牵引下，术者一只手托住小腿的远端①，另一只手的拇指在骨折近段外侧②，四指在内侧③，从上到下归挤骨折的断端④，使它平复（图 2-126）。整复后，用夹板外固定，进行跟骨牵引，维持对立。

（4）**有移位的稳定性骨折**：膝关节屈曲 150°左右，两位助手对抗牵引。一般骨折，近端容易向前内侧移位。术者应站在伤肢外侧，两手的拇指同时放在骨折远段的前侧①，其余手指环抱小腿的后侧②。近侧牵引的助手将骨折的近端向后挤按③，术者两手四指端提远段向前④，使骨折对位［图 2-127（1）］。如果还有余留的侧方移位，可同时推近端向内①，拉远端向外②，使它复位［图 2-127（2）］。骨折对位后，为了使骨折的断端紧密

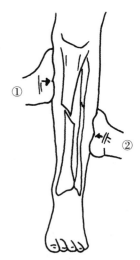

**图 2-125　大斜面、大螺旋形骨折手法整复**

衔接，术者双手固定骨折部，牵引脚部的助手可徐徐向前后左右摇摆。

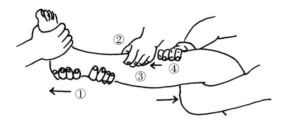

图 2-126 粉碎性、一骨多折整复手法

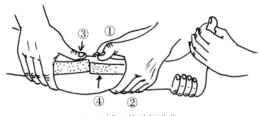

（1）矫正前后侧移位

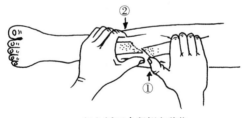

（2）矫正余留侧方移位

图 2-127 有移位的稳定型骨折复位法

### 3. 固定方法

（1）**器材**：夹板 5 块，前侧板 2 块，上、下端有弯，以防止布带滑脱；后侧板、内侧板、外侧板各 1 块，按小腿外形弯成弧度。如果中上 1/3 骨折，可用有活动关节的内侧板、外侧板、后侧板，以适应膝关节活动的需要。

分骨垫 1~2 个，根据骨折对位程度，折成所需的塔形、梯形或平垫。

（2）**方法**：骨折整复后，用拇指和食指沿着胫骨嵴来回触摸骨折部位，检查骨干是否平整、对线是否一致、生理曲线是否存在，然后按不同骨折的类型、部位，放置纸压垫和夹板。

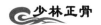 

①纸压垫放置法

斜面骨折：在骨折远端的胫、腓骨间隙，放一个分骨垫①，腓骨骨折段的上、下端各放一块平垫②，胫骨骨折端的上缘内侧放一块平垫③〔图2-128（1）〕。

粉碎性骨折：胫骨骨折线的内侧放一块平垫①，腓骨骨折段的上、下端各放一块平垫②〔图2-128（2）〕。

横断形骨折：胫、腓骨间放一分骨垫①，胫骨骨折的近侧端放一块平垫②，腓骨骨折的上、下端各放一块平压垫③〔图2-128（3）〕。

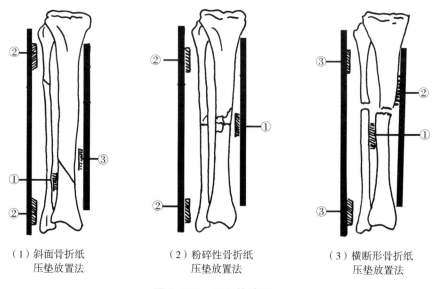

（1）斜面骨折纸
压垫放置法

（2）粉碎性骨折纸
压垫放置法

（3）横断形骨折纸
压垫放置法

图2-128　纸压垫放置法

②夹板固定方法

上1/3骨折：应超膝关节固定。内、外侧板上达大腿中1/3处，下达内、外踝上4cm处，膝关节处装有活动轴，可伸屈膝关节。前侧板2块，靠外侧1块应压在分骨垫上。后侧板的上端超腘部，装有活动轴，可伸屈膝关节〔图2-129（1）〕。

中1/3骨折：内、外侧板上平胫骨内、外髁的上缘，下平内、外踝。后侧板下端的前弧部抵在跟骨结节的上缘，上到腘窝，要不妨碍膝关节的屈曲。两前侧板上到胫骨结节，下平踝关节的上缘，要不影响脚背伸屈活动〔图2-129（2）〕。

下1/3骨折：超踝关节固定。内、外侧板上到胫骨内、外髁的下缘，下超过脚底。前、后侧板同中1/3骨折一样［图2-129（3）］。

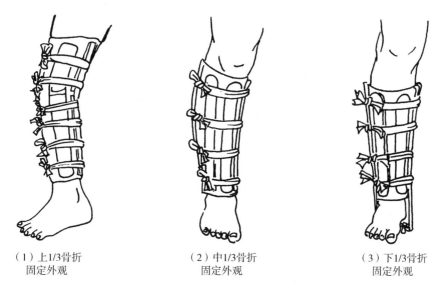

（1）上1/3骨折　　　　（2）中1/3骨折　　　　（3）下1/3骨折
　　固定外观　　　　　　　固定外观　　　　　　　固定外观

图2-129　夹板固定法

**4. 练功**　可分为单纯夹板固定和配合跟骨牵引两种方式，共同的注意点是根据伤后日期的长短、患者体质的好坏和受力强弱的不同，有计划地指导患者进行锻炼，鼓励患者主动进行肌肉、关节的协调活动。临床愈合前，凡对骨折愈合不利的活动都应禁止，比如脚部的摇荡、旋转、悬空等。

**（1）单纯夹板固定的练功**

①初期：骨折部位血肿、软组织水肿、疼痛、反应敏感，骨折虽已对位，但不稳定，这个时期不宜过勤地换药，练功也应从简。主要活动是脚用力背伸，股四头肌用力收缩，反复练习，活动量由少渐多［图2-130（1）］。

②中期：一般在整复后3~4周，为了防止关节强直，应开始对伤肢进行次数较多、范围较大的活动。脚用力背伸，同时股四头肌用力收缩，膝关节挺直、抬腿［图2-130（2）］。在这个基础上，伤肢由伸直位逐渐屈曲90°，再伸直，然后平放床上［图2-130（3）］。这样反复练习，直到患者自觉伤肢有力、骨折部位不痛，可以手扶双拐下地，不负重练习走路。要注意的是伤肢不能悬空，脚底要放平，切忌用脚尖着地。

③后期：继续巩固初、中期的锻炼，恢复肌肉弹性，达到筋骨并进。同时进

行按摩、用中草药熏洗或理疗。

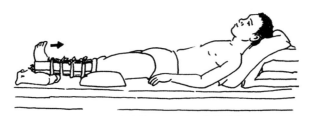

（1）踝关节背伸及股四头肌收缩锻炼

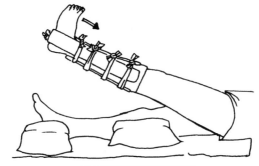

（2）踝关节背伸抬腿活动

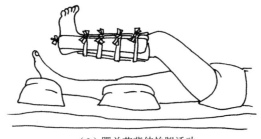

（3）踝关节背伸抬腿活动

图 2-130　单纯夹板固定

**（2）夹板固定并跟骨牵引的练功**

①伤肢脚部用力背伸，然后放松，练踝关节活动，促进下肢血运。

②健肢屈膝，脚蹬床，两手用力撑床坐起，锻炼髋、膝关节和股四头肌［图 2-131（1）］。

③在这个基础上，挺腰，两手用力支撑，使躯干前挺，反复练习［图 2-131（2）］。

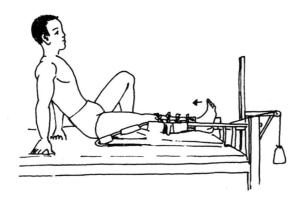

（1）锻炼膝、髋关节和股四头肌

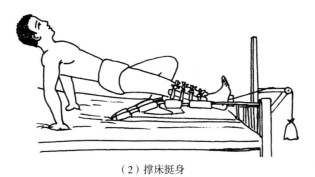

（2）撑床挺身

**图 2-131　夹板固定并跟骨牵引练功法**

在骨折愈合过程中，发现骨折有轻度向前成角时，可采用双枕法（图 2-132），配合练功使骨折逐渐得到矫正。如发现骨折有轻度向内成角时，可采用盘腿法（图 2-133），配合练功矫正。

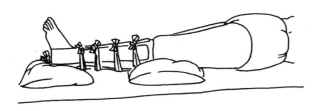

**图 2-132　双枕法矫正向前成角畸形**

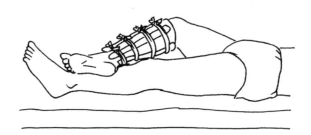

图 2-133　盘腿法矫正轻度向内侧成角畸形

[胫腓骨骨折病案]

案例 1：患者，女性，14 岁，因"跌伤致左小腿肿痛、畸形、活动受限 4 小时"入院。入院前 4 小时奔跑时不慎踩到滑石跌落水沟，左下肢出现剧烈疼痛，不能自主站立，伤处逐渐肿胀、疼痛、活动受限。伤后未做处理，即由家人送到我院门诊就诊。专科情况：左小腿中度肿胀，未见张力性水疱或皮损，未见皮下瘀血斑；左小腿中下段压痛明显，可触及骨擦感，纵轴叩击痛（+）；左膝、踝关节屈、伸活动稍受限，左足背动脉搏动可扪及，各趾关节屈、伸活动好、末端血运及皮肤感觉好。左小腿正侧位 X 线片检查，示左胫腓骨中下段骨折，远折端向外侧移位，骨折两端稍向前方突起成角。

临床诊断：左胫腓骨中下段骨折。

治疗经过：入院经仔细查体、阅片及评估，确诊为左胫腓骨中下段骨折，骨折处移位明显需行骨折手法复位，夹板外固定+左跟骨骨骼牵引术。具体操作如下：一助手紧握小腿上端，一助手紧握足踝部对抗牵引，牵引 5 分钟后术者用端挤提按、摇摆触碰手法复位骨折端，因骨折端软组织肿胀，骨折复位困难，用 1% 利多卡因 5~10mL 作局部浸润麻醉，再辅以大号布巾钳夹拢骨折端。见外观畸形消失，床旁 C 臂透视见骨折端对位对线好，即予夹板外固定。接着行左跟骨骨骼牵引，在左跟骨标记好穿刺点，常规消毒铺无菌巾，用 1% 利多卡因 5~10mL 作局部浸润麻醉，选择 1 枚直径为 2.5mm 的克氏针在电钻的带动下从内侧穿刺点进针，保持垂直钻入骨骼，并从外侧穿刺点钻出皮肤，让克氏针外露部分两侧等长，无菌纱布敷盖穿针点，安装牵引弓，给予 2kg 重量维持牵引。外敷中药活血化瘀、消肿止痛、促骨折端愈合，注意观察患肢末端血运、感觉及活动情况。指导行患肢功能锻炼，定期床边拍片检查。

各阶段 X 线片对照见图 2-134 至图 2-138。

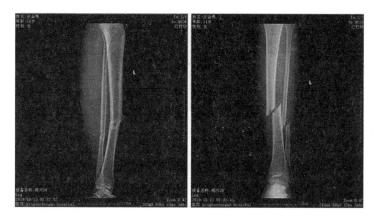

图 2-134　复位前 X 线片

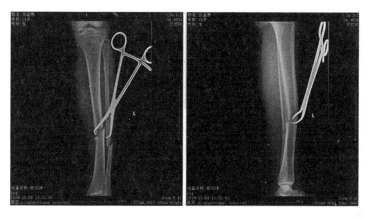

图 2-135　复位后当天 X 线片

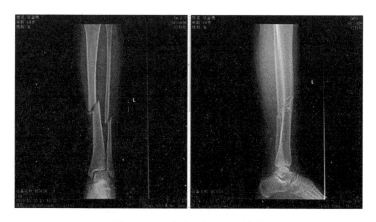

图 2-136　复位后 6 天 X 线片

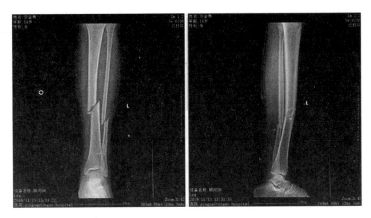

图 2-137　复位后 11 天 X 线片

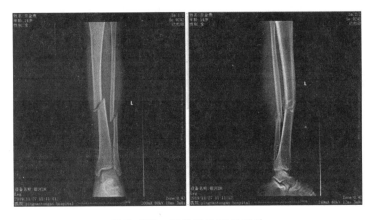

图 2-138　复位后 3 周 X 线片

案例 2：患者，男性，14 岁，因"重物压伤右踝部肿痛、畸形、活动受限 10 天"入院。10 天前用手搬约 15kg 的水泥砖时不慎掉落，砸到右踝部，即出现剧烈疼痛，右踝部逐渐肿胀，不能站立行走。伤后自行涂擦药酒处理，未见好转，遂由家属用车送我院就诊。专科情况：右踝关节中度肿胀，见畸形，未见张力性水疱或皮损及皮下瘀血斑；局部压痛明显，可触及骨擦感，纵轴叩击痛（+++）；右踝关节主动活动受限，被动活动可；右足背动脉搏动可扪及，各趾屈、伸活动好，末端血运及皮肤感觉好。右踝关节正侧位 X 线片，示右胫腓骨远端粉碎性骨折，折端向内侧成角。

诊断：右胫腓骨下段粉碎性骨折。

治疗经过：入院经仔细查体、阅片及评估，确诊为右胫腓骨下段粉碎性骨折，需行骨折手法复位夹板外固定+右跟骨骨骼牵引治疗。具体操作如下：一助手紧握小腿上端，一助手紧握足踝部对抗牵引，牵引 5 分钟后术者用端挤提按、摇摆触碰手法复位骨折端。见外观畸形消失，床旁 C 臂透视见骨折端对位对线好，即予夹板外固定。接着行右跟骨骨骼牵引，在右跟骨标记好穿刺点；常规消毒铺无菌巾，用 1% 利多卡因 5~10mL 作局部浸润麻醉，选择 1 枚直径为 2.5mm 的克氏针在电钻的带动下从内侧穿刺点进针，保持垂直钻入骨骼并从外侧穿刺点钻出皮肤，让克氏针外露部分两侧等长，无菌纱布敷盖穿针点，安装牵引弓，给予 2kg 重量维持牵引。外敷中药活血化瘀、消肿止痛、促骨折端愈合，注意观察患肢末端血运、感觉及活动情况。指导行患肢功能锻炼，定期床边拍片检查。

各阶段 X 线片对照见图 2-139 至图 2-141。

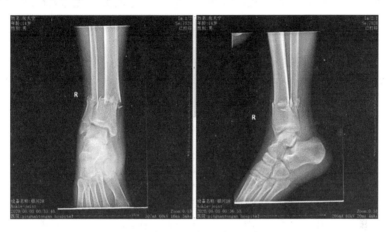

图 2-139　复位前 X 线片

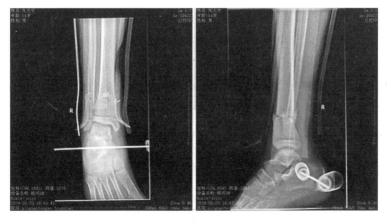

图 2-140　复位当天 X 线片

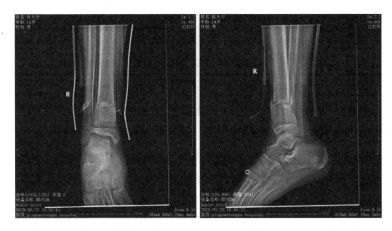

图2-141　复位后8天X线片

【案例评析】

胫腓骨骨折在全身骨折中最常见。10岁以下儿童居多，胫腓骨是下肢的主要负重骨。胫骨上1/3骨折后产生位移，从而压迫腘动脉造成小腿缺血坏死。胫骨中1/3骨折瘀血潴留在小腿骨筋膜室，增加室内压力造成缺血性肌挛缩，胫骨下1/3骨折可使滋养动脉断裂，影响骨折愈合。该疾病多由暴力引起，由于暴力的性质及方向的不同可分型：①直接暴力：多半是从小腿的前外侧来的，两根骨的骨折线在同一平面，常常是横断、短斜面或粉碎性。②间接暴力：多半是从高处跌落或者机器绞伤，由于受伤时，患者的脚或躯干的旋转力所致，骨折线多为斜形、螺旋形，腓骨骨折平面要高于胫骨骨折平面。

小腿肌肉缺血性挛缩是严重的合并症，应仔细检查。如果出现足背动脉无搏动、趾间关节屈伸和皮肤颜色变紫、温度变冷等征象，应考虑小腿缺血性挛缩的可能性。

结合案例1患者的受伤机制"不慎踩到滑石跌落水沟"，辅助检查"正侧位片检查示左胫腓骨中下段粉碎性骨折，骨折远端向外上方移位，骨折两端并稍向前方突起成角和体格检查可知，该患者的诊断为胫腓骨骨折不伴神经、血管的损伤。

## 二、长干骨关节端骨折

长干骨关节端（或称近关节、关节内）骨折多合并关节囊、韧带损伤，治疗上要求解剖复位，以恢复其力线及弧度，确保关节的功能。

## （一）肱骨解剖颈骨折

[诊断分型]

肱骨解剖颈骨折的诊断分型见图2-142至图2-144。

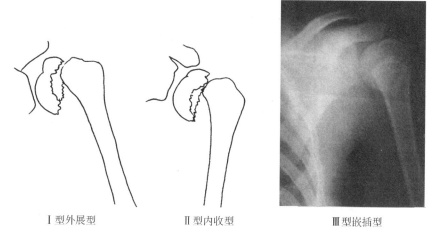

Ⅰ型外展型　　　　Ⅱ型内收型　　　　Ⅲ型嵌插型

图2-142　肱骨解剖颈骨折分型

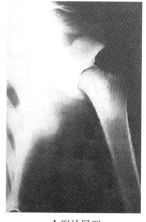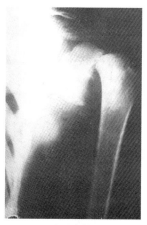

Ⅰ型外展型　　　　Ⅱ型内收型

图2-143　肱骨解剖颈骨骺分离分型

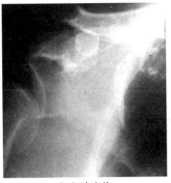
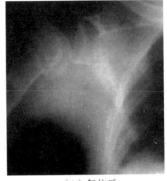

（1）治疗前 （2）复位后

图2-144 肱骨解剖颈骨折并肩关节脱位

## （二）肱骨大结节骨折

[诊断分型]

肱骨大结节骨折的诊断分型见图2-145。

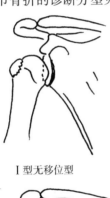

Ⅰ型无移位型

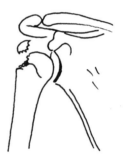

Ⅱ型移位型

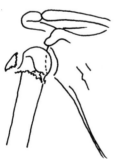

Ⅲ型并解剖颈骨折型

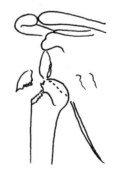

Ⅳ型并肩关节脱位型

图2-145 肱骨大结节骨折分型

## （三）肱骨外科颈骨折

肱骨外科颈位于解剖颈下 2~3cm 处，松、坚质骨临界所在部位，而且是肱骨头后倾角支起点，因旋转暴力或传导暴力引起骨折，前者多出现旋转、侧方移位，多见于青壮年，后者多见老年人而出现嵌插移位。

[**诊断分型**]

肱骨外科颈骨折六型分法见图 2-146、图 2-147。

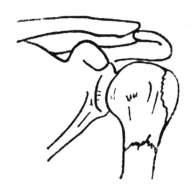 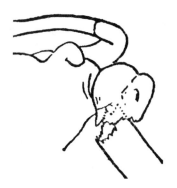

Ⅰ型无移位型并大结节骨折　　　　　　Ⅱ型外展型

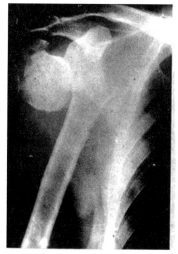 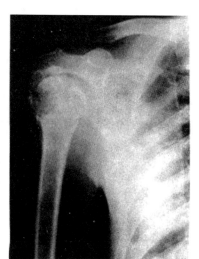

（1）治疗前　　　　　　　　　（2）治疗后

Ⅲ型外展型

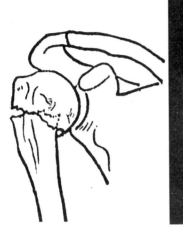

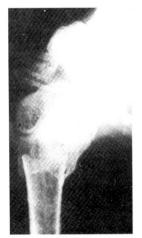

（1）治疗前　　　　　　　　（2）治疗后

Ⅳ型内收型

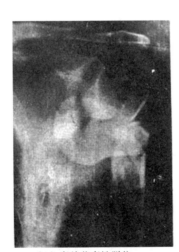

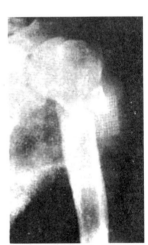

Ⅴ型嵌插型　　　　（1）肩关节真性脱位　　　　（2）复位后

图2-146　肱骨外科颈骨折并肩关节脱位

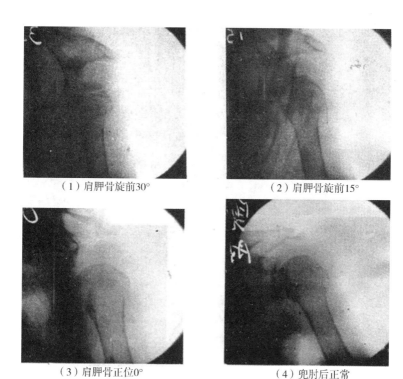

（1）肩胛骨旋前30°　　　　　　　　　（2）肩胛骨旋前15°

（3）肩胛骨正位0°　　　　　　　　　　（4）兜肘后正常

图 2-147　Ⅵ型肱骨外科颈骨折并腋神经损伤（肱骨头下垂——假性脱位）

［（1）（2）（3）（4）示不同体位投影肱骨头下垂情况］

肱骨外科胫骨折复位前后 X 线片对比见图 2-148、图 2-149。

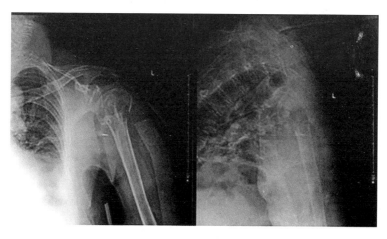

图 2-148　肱骨外科颈骨折复位前

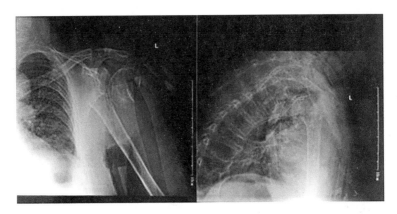

图 2-149　肱骨外科颈骨折复位后

［治疗］

**1. 成角类**　三角巾悬吊反向固定法（内收—外展，外展—内收）。

**2. 移位类**

（1）**复位：**俯卧牵引端提过顶复位法（图 2-150）。

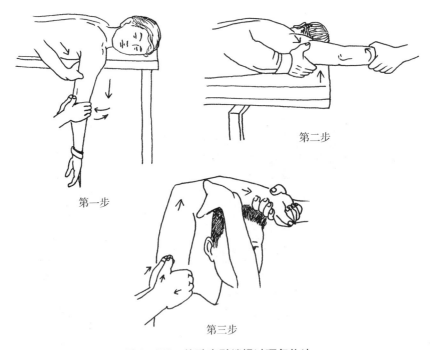

第一步

第二步

第三步

图 2-150　俯卧牵引端提过顶复位法

（2）固定：超肩关节四块夹板固定法（图2-151）。

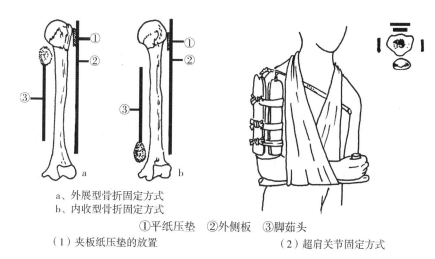

a、外展型骨折固定方式
b、内收型骨折固定方式

①平纸压垫 ②外侧板 ③脚茹头

（1）夹板纸压垫的放置 （2）超肩关节固定方式

图2-151 超肩关节夹板固定示意

[肱骨外科颈骨折病案]

案例1：患儿，男性，6岁，因"跌伤左肩部致肿痛、畸形、活动受限3小时"入院。3小时前行走时不慎跌倒，左肩部最先着地，即觉左肩关节疼痛、肿胀、畸形、活动受限，伤后未经处理。由家人背送我院就诊，门诊拍左肩关节X线片，提示左肱骨外科颈骨折。专科情况：左肩部中度肿胀、畸形，未见皮肤破损及皮下瘀斑，局部压痛明显，可触及骨擦感，左肩关节盂未扪及空虚感，左肱骨外科颈有纵轴叩击痛。左肩关节屈、伸活动受限，杜加斯试验阴性，左肘关节及各指活动尚可。左桡动脉搏动明显，左手拇指对指功能好，夹纸片试验阴性，左手各指屈、伸活动好，左手各指皮肤感觉、末端血运好。左肩关节正侧位X线片示左肱骨外科颈骨折，远折端向内侧、后方短缩移位。

临床诊断：左肱骨外科颈骨折。

治疗经过：入院经仔细查体、阅片及评估，认为其骨折端移位较为明显，需行手法复位治疗。具体操作如下：麻醉成功后，取仰卧位，患儿前臂外展约45°，一助手用布带绕过腋窝向上提拉肩部，另一助手握其肘部沿肱骨纵轴方向牵拉，在拔伸牵引5分钟后，术者两手拇指抵压于骨折突出的一端，其他四指重叠环抱于下陷的骨折另一端，两手拇指用力向下挤按突出的骨折端，然后骤然折顶，再用一手固定骨折近端，另一手握住骨折远端，使用外端内挤手法复位，见肩部畸形消失，左上臂夹板外固定，左上肢置于外展支架上制动。以床旁 C 臂透视见骨折端对位对线好。复位后注意观察患肢末端活动、血运、感觉等情况，指导患儿功能锻炼。复位后复查左肩部 X 线片，示左肱骨外科颈骨折，折端对位对线好。

各阶段 X 线片对照见图 2-152 至图 2-155。

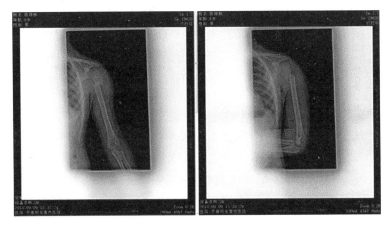

图 2-152　复位前 X 线片

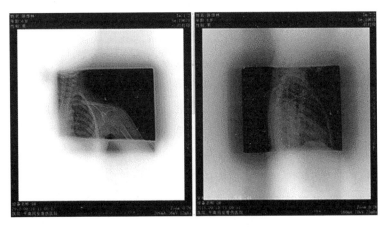

图 2-153　复位后当天 X 线片

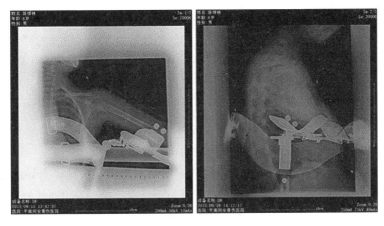

图 2-154　复位后 5 天 X 线片

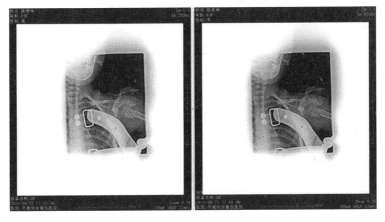

图 2-155　复位后 11 天 X 线片

案例 2：患者，女性，84 岁，因"跌倒致左肩肿痛、畸形、活动受限 1 天"入院。1 天前行走时不慎滑倒，左肩最先着地，当即左肩疼痛、肿胀、畸形，左肩关节活动障碍，伤后回家外敷中草药处理，疼痛及肿胀未见好转而到我院就诊。门诊经 DR 片检查后拟"左侧肱骨头粉碎性骨折"收住院。专科情况：左肩部中度肿胀，外观畸形，局部压痛明显，可触及骨擦感，左肩关节盂未扪及空虚感，左肱骨外科颈纵轴叩击痛（＋）。左肩关节自主活动受限，被动活动尚可，杜加斯试验阴性。左肘关节活动尚可。左桡动脉搏动可扪及，左手拇指对指功能好、夹纸片试验阴性，左手各指屈、伸活动好、皮肤感觉好，末端血运好。左肩关节正侧位 X 线片，示左侧肱骨外科颈粉碎性骨折，肱骨头翻转移位。

临床诊断：左侧肱骨外科颈粉碎性骨折。

治疗经过：入院经仔细查体、阅片及评估，确诊为左侧肱骨头粉碎性骨折，需行手法复位。具体操作如下：麻醉成功后，患者仰卧位，前臂外展约45°，一助手用布带绕过腋窝向上提拉肩部，另一助手握其肘部沿肱骨纵轴方向牵拉，在拔伸牵引5分钟后，术者两手拇指按压于骨折突出的一端，其他四指重叠环抱于下陷的骨折另一端，两手拇指用力向下挤按突出的骨折端，然后骤然折顶，见骨折畸形消失，即予床边C臂透视，见骨折端对位对线可，左上臂夹板外固定，三角巾悬吊左上肢于胸前。术后注意观察患肢末端活动、血运、感觉等情况，指导患肢功能锻炼。复位后复查左肩部X线片示：左肱骨外科颈骨折，折端对位对线好。

各阶段X线片对照见图2-156至图2-159。

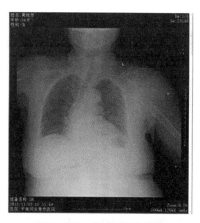

图2-156　复位前X线片

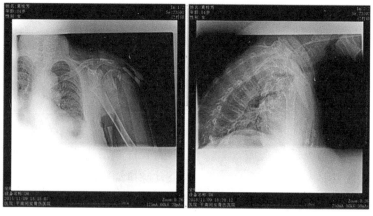

图2-157　复位后当天X线片

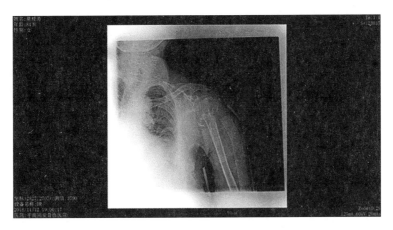

图 2-158　复位后 3 天 X 线片

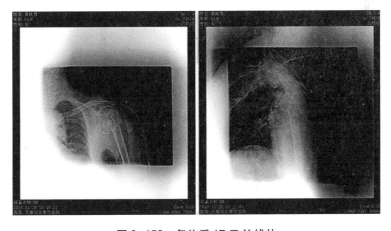

图 2-159　复位后 17 天 X 线片

【案例评析】

肱骨外科颈位于解剖颈下 2~3cm，胸大肌止点以上，此处由骨松质过渡到骨密质且稍细，是解剖学上较薄弱的部位，骨折较为常见，各年龄段均可发生，同样的外力作用于肱骨近端，正常的肱骨上端由较致密的网状骨松质骨小梁构成，其强度大于关节囊及韧带，因而只有遭受严重创伤，才可造成严重的肱骨上端骨折脱位。肱骨外科颈骨折老年人居多，因为中老年的患者肱骨上端骨质变疏松，骨强度减弱，因此较为轻微的外力即可造成肱骨外科颈骨折；青壮年时期，肩部外伤更易造成肩关节脱位，较少造成肱骨上端骨折；儿童时期，肱骨上端骨骺板是解剖上最薄弱的部位，因此外伤易造成肱骨上端骨骺分离，较少出现关节脱位。肱骨外科颈骨折位移多较严重，局部出血多，应特别注意。

由于年龄因素以及骨与关节囊韧带结构的强度不同，可发生不同类型的损伤。此类型骨折多为间接暴力所致，因旋转暴力或传导暴力引起骨折，前者多旋转、侧方移位，多见于青壮年，后者多见于老年人而出现嵌插移位。

分型：①无移位型并大结节骨折；②外展型；③内收型；④嵌插型；⑤肩关节真性脱位；⑥肱骨外科颈骨折并腋神经损伤（肱骨头下垂—假性脱位）。

裂纹型：由直接暴力所致。

外展型：由跌倒时伤肢外展导致，并使骨折远端外展，近端内收。两骨折端向外成角移位，且常有嵌插。

内收型：跌倒时上肢呈内收位，使得骨折远端内收，近端外展。两骨折端向内成角，且常有嵌插。

肱骨外科颈骨折合并肩关节前脱位：多为上肢外展外旋暴力导致肩关节前脱位，暴力继续作用引起外科颈骨折。

结合该患儿的受伤机制"不慎跌倒，左肩部最先着地"，辅助检查左肩关节正侧位示左肱骨外科颈骨折，远折端向内侧、后方短缩移位，根据体格检查，可知该例骨折无血管、神经损伤。

肱骨外科颈骨折特别是严重的骨折易发生粘连，导致肩关节活动受限、僵硬。因此在处理这类骨折时要求准确的整复、牢靠的固定和尽早进行功能锻炼。尤其是老年人的嵌插型骨折，只用三角巾悬吊伤肢，并加强功能锻炼。

治疗过程：麻醉效果满意后，患者仰卧位，伤肢中立位，助手挽住患者前臂使肘关节屈曲90°，肱二头肌松弛，一手握住上前臂，缓缓牵引，同时另一助手用布带绕过患者腋窝，向健侧牵引，术者用手在骨折处端挤提按，感觉复位成功后予C臂透视，确认复位成功后实行外固定。儿童、青壮年均可使用石膏固定，以确保骨折端正确对位；老年人可予小夹板固定好后用三角巾悬吊。

在无疼痛的情况下积极进行全身、伤肢功能锻炼。

（四）肱骨髁上骨折

[诊断分型]

**1. 诊断**

（1）肘部肿胀，伸直型骨折时肘关节呈半屈曲位。

（2）肘前窝饱满并向前突出，肘部向后突出。肘后三角关系正常。

（3）肘前部可触及骨的近断端。

（4）手指颜色改变，桡动脉减弱或消失，伤肢强度降低，或有感觉障碍时，表现为血管、神经损伤。

（5）X线检查可明确骨折移位关系。

**2. 分型**　见图2-160、图2-161。

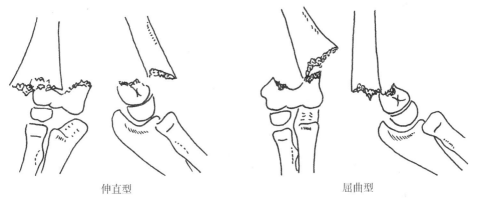

伸直型　　　　　　　　　　　　　　　　　屈曲型

图2-160　肱骨髁上骨折分型法

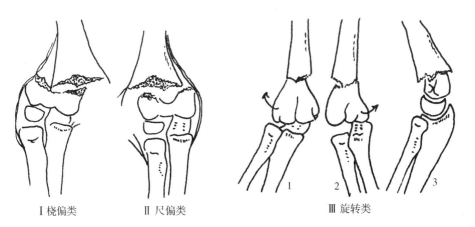

Ⅰ桡偏类　　　　Ⅱ尺偏类　　　　　　Ⅲ旋转类
　　　　　　　　　　　　　　　　　　　1　　2　　3

图2-161　伸直型分类法

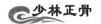

[治疗]

**1. 复位法**  复位口诀："先摇、后牵、正、侧偏"（图 2-162）。肱骨髁上骨折复位前后 X 线片见图 2-163、图 2-164。

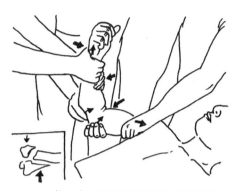

第一步：摇动伸屈肘关节，纠正旋转

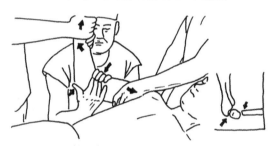

第二步：拔伸牵引纠正前后移位

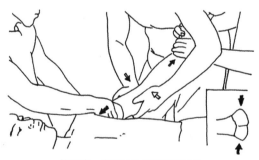

第三步：牵引屈肘纠正侧方移位

图 2-162

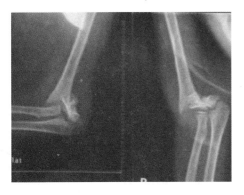
图 2-163 肱骨髁上骨折复位前

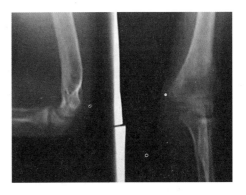
图 2-164 肱骨髁上骨折复位后

注意事项：肱骨髁上骨折严重并发症合并肱动脉损伤（图 2-165），凡临证必须检查桡动脉搏动情况。如桡动脉摸不到，先屈肘 160°观察 30 分钟，如仍摸不到，需手术探查。另外，如局部肿胀严重，尚可摸到桡动脉者，先屈肘悬吊牵引（图 2-166），外敷消肿药，待肿胀消减后，再行复位。

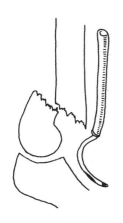
（1）示意

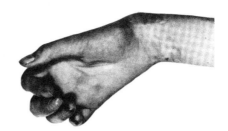
（2）缺血性萎缩

图 2-165 肱骨髁上骨折肱动脉损伤并发缺血性萎缩损伤

（资料来源：北京光明骨伤医院）

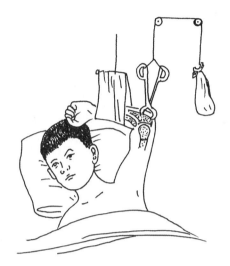

图 2-166　尺骨鹰嘴布巾钳牵引

**2. 固定法**　小夹板超肘关节外固定法（图 2-167）。

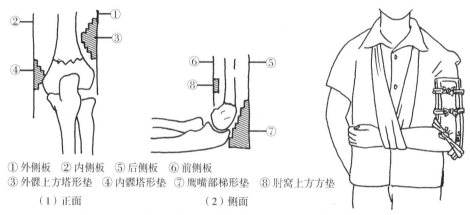

①外侧板　②内侧板　⑤后侧板　⑥前侧板
③外髁上方塔形垫　④内髁塔形垫　⑦鹰嘴部梯形垫　⑧肘窝上方方垫

（1）正面　　　　　　　　　　　　　（2）侧面

图 2-167　小夹板超肘关节外固定法

**［肱骨髁上骨折病案］**

案例1：患儿，男性，4 岁，因"跌伤右肘肿痛、畸形、活动受限 2 小时"入院。2 小时前嬉玩时不慎从 1m 多高处坠落，右臂伸直手掌撑地，出现右肘部疼痛，畸形并逐渐肿胀，肘关节活动受限。伤后未进行处理，由家属背送我院就诊，门诊摄片后拟"右肱骨髁上骨折"收住院。专科情况：右肘部中度肿胀，肘内翻畸形，肘后小片状皮下瘀斑，有压痛及轴向叩击痛，可触及骨擦感，鹰嘴窝无空虚感，肘后三角关系正常，右肘关节活动受限；腕关节活动正常，桡动脉搏动明显，各指伸屈活动，皮肤感觉及末梢血运好。右拇指对掌、对指功能好，夹纸试验阴性。查右肘关节正侧位 X 线片，示右肱骨髁上骨折，远折端向后、外侧移位。

临床诊断：伸直型右肱骨髁上骨折。

治疗经过：诊断评估后给予手法复位。具体操作如下：麻醉成功后，患儿取仰卧位，一助手两手握患儿右手掌，另一助手两手握上臂近端，伸直位持续对抗牵引 5 分钟后，术者先用拇指按压骨折远端桡侧纠正桡偏，再用两手四指环抱骨折近端，两拇指向前推肱骨骨折远端后侧，同时一助手握手掌，持续牵引下屈曲肘关节复位。床旁透视见骨折端对位对线好。复位后观察桡动脉搏动可触及，各手指伸屈活动好。予石膏托外固定患肢于屈肘 90°。术后注意观察患肢活动、血运及感觉等情况，指导患儿功能锻炼。复查右肘部 X 线片，示骨折对位对线好。

各阶段 X 线片对照见图 2-168 至图 2-172。

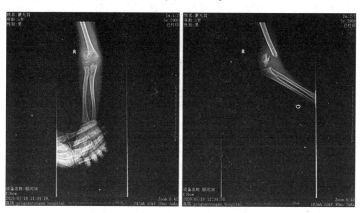

图 2-168　复位前 X 线片

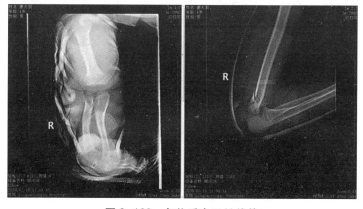

图 2-169　复位后当天 X 线片

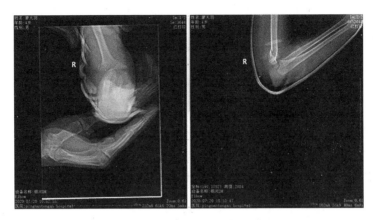

图 2-170　复位后 4 天 X 线片

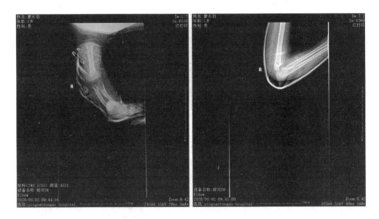

图 2-171　复位后 17 天 X 线片

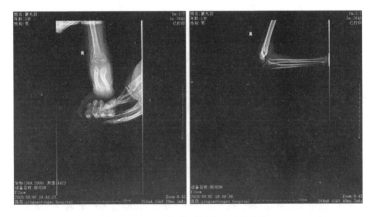

图 2-172　复位后 22 天 X 线片

案例2：患儿，男性，8岁，因"摔伤右肘部肿痛、畸形、活动受限5小时"入院。5小时前下楼梯时不慎滑跌倒，右臂伸直，手掌撑地，当即右肘部出现疼痛、肿胀、畸形、肘关节活动受限。伤后自行用布巾悬吊患肢于胸前，由家长陪同到我院就诊，门诊摄右肘X线片检查后，拟"伸直型右肱骨髁上骨折"收住院。专科情况：右肘部中度肿胀，肘内翻畸形，未见皮损，肱骨髁上处可触及骨擦感和反常活动，未触及鹰嘴窝空虚感，肘后三角关系正常，肘关节活动受限，桡动脉搏动良好，对指试验正常，夹纸试验阴性，各指皮肤感觉好，患肢末梢血运良好。右肘关节正侧位X线片，示右肱骨髁上骨折，折远端向内侧、背侧移位。

临床诊断：伸直型右肱骨髁上骨折。

治疗经过：同案例1。

各阶段X线片对照见图2-173至图2-177。

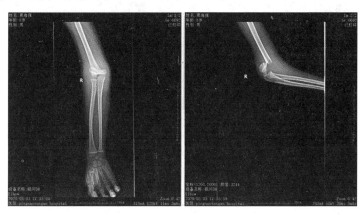

图2-173　复位前X线片

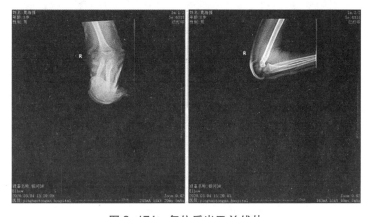

图2-174　复位后当天X线片

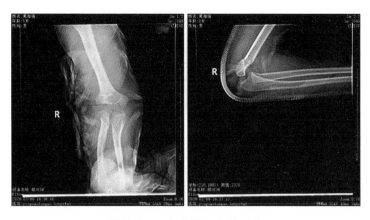

图2-175　复位后5天X线片

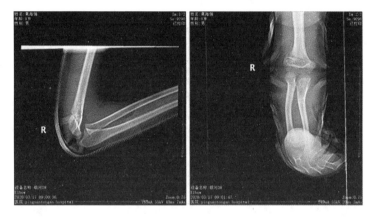

图2-176　复位后13天X线片

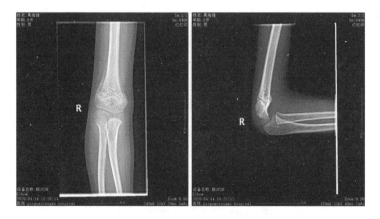

图2-177　复位后40天X线片

**【案例评析】**

肱骨髁上骨折是指肱骨干与肱骨髁的交界处发生的骨折，多由于摔倒时肘部直接撞击或由伸直位受到轴向的间接暴力所致，是儿童常见的骨折，因为尺骨鹰嘴在髁部形成支点，因而骨折线在髁上水平。儿童肱骨髁上部位的骨骼结构与成人存在很大不同。儿童肱骨髁上骨折的高发年龄为6~7岁，其肱骨髁上部位的骨骼正处于成型过程，其内外径和前后径都比较小，干骺端延伸至肱骨远端前方的冠突窝和后方鹰嘴窝的远端，而且不像成人的圆柱样结构。由于是新生的骨骼，不仅骨小梁不成熟，骨皮质也比较薄弱。同时儿童韧带比较松弛，年幼儿童正常的肘关节允许过度伸展。当年幼儿童上肢伸展时跌倒，更可能发生肘关节过度伸展。10岁以下儿童，局部解剖特点是产生肱骨髁上骨折的主要因素。

肱骨髁上骨折多发生于运动伤、生活伤和交通事故，为间接暴力所致，由于受力机制不同，肱骨髁上骨折一般分为以下几型。

（1）**伸直型**：常因跌倒时，肘关节呈半屈曲位手掌着地，手掌所受到的力由前臂传到肱骨下端，导致肱骨髁上部骨折，骨折近端向前移位，远端向后移位，位移严重者隔着近端可伤及肱动脉、正中神经、桡神经。

（2）**屈曲型**：多是由于肘关节屈曲状态时跌倒，肘关节后部着地，力量自下而上，尺骨鹰嘴直接撞击肱骨髁部，使髁上部骨折，骨折近端向后移位，远端向前移位。此类型骨折一般不会伤及神经、血管。

（3）**伸直桡偏型**：外力来自肱骨髁部的前内侧，骨折后远端向桡侧和后侧位移。此类型骨折不易发生肘内翻畸形。

（4）**伸直尺偏型**：外力来自肱骨髁部的前外侧，肱骨受力的作用使髁上骨折的远端向尺侧和后侧位移。内侧骨质可能部分被压缩，外侧骨膜有时完整。此类型骨折内移和内翻的可能性极大，骨折位移时必须整复，以避免肘内翻畸形。

结合患儿的受伤机制，"于高处嬉玩时不慎跌落，右臂伸直，手掌最先着地"，右肘关节正侧位示"右肱骨髁上骨折，远折端向后、外侧移位"和体格检查，可知该例骨折为"伸直型肱骨髁上骨折"，且无血管、神经损伤。

治疗原则要先确定是否有血管、神经损伤，再进行整复。

手法整复：麻醉效果满意后，取肘关节屈曲位，伸直型与屈曲型手法复位，按受伤机制的外力方向选择不同手法。伸直型手法复位时方法不正确易损伤桡神经及血管，取肘关节屈曲位，术者握住上臂下段骨折远近端，将之视为一个整体牵引，复位后屈肘90°固定；屈曲型髁上骨折远折端向前上方移位，不易损伤桡动脉和桡神经，取伸直位牵引，复位后固定于伸直位，3周左右改屈曲中立位。

## （五）儿童肱骨髁间骨折（骨骺骨折）

儿童肱骨髁间骨折分型见图2-178。

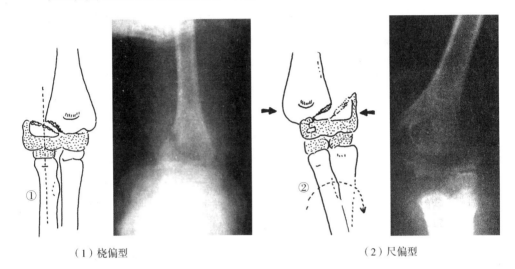

（1）桡偏型　　　　　　　　　　　　　　（2）尺偏型

**图2-178　儿童肱骨髁间骨折分型**

注意事项：容易误诊的儿童肱骨髁间骨骺分离见图2-179。

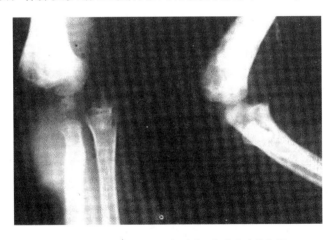

（1）治疗前（骨骺分离向尺侧移位，侧位向肱骨旋转）

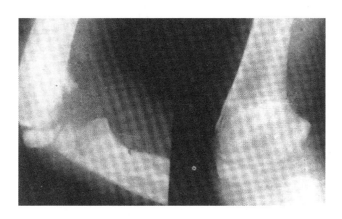

（2）治疗后（误当肘关节脱位，2个月后畸形愈合）

图 2-179 儿童骨骺髁间骨骺分离误诊为脱位，畸形愈合

## （六）肱骨单髁骨折（儿童骨骺分离）

[分型]

肱骨单髁骨折（儿童骨骺分离）分为四型，见图 2-180 至图 2-185。

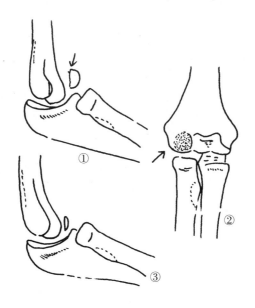

图 2-180 Ⅰ型肱骨小头骨骺分离

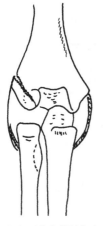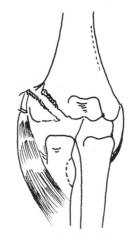

（1）无移位骨骺分离　　　　　（2）骨折移位

图2-181　Ⅱ型外髁骨折

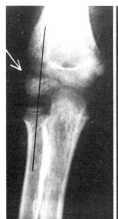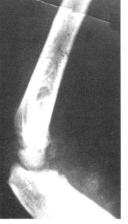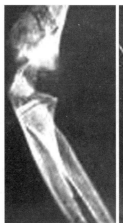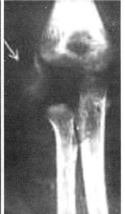

图2-182　外髁骨折翻转移位

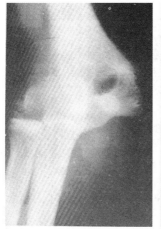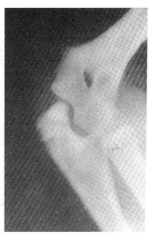

（1）并外髁骨折治疗前

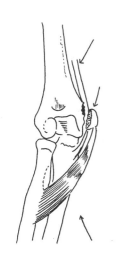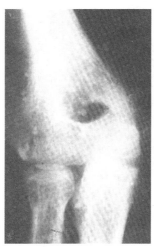

（2）治疗后

图 2-183 Ⅲ型内髁骨折移位示意　　图 2-184 Ⅳ型肱骨单髁骨折并肘关节脱位

（多见于 14、15 岁青少年）

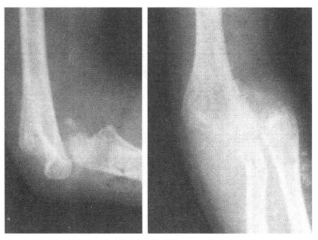

（1）治疗前

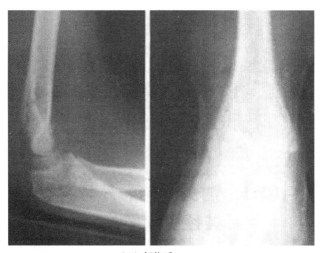

（2）复位后

图 2-185　罕见的 8 岁儿童（楼上跌下，肘部着地）内髁关节并肘关节脱位

［治疗］

（1）肱骨小头骨折伸肘端捏，屈肘 30°石膏托固定。

（2）内、外髁骨折旋转（外髁旋后，内髁旋前）屈肘端捏复位，可用单块夹板、梯形垫（图 2-186）。

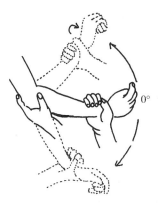

第一步：旋转（外髁旋后，内髁旋前）

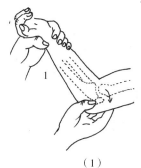

（1）

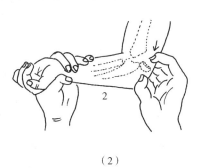

（2）

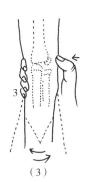

（3）

第二步：屈肘端捏

**图2-186 手法复位法**

[**肘关节脱位病案**]

案例1：患者，女性，45岁，因"跌伤右肘部肿痛、畸形、活动受限1小时"入院。入院前1小时行走时不慎跌倒，以右手掌撑地，即感右肘部剧烈疼痛，右肘部关节活动受限，伤处逐渐肿胀，伤后未经处理由家属送来我院就诊。专科检查：右肘部中度肿胀，屈曲畸形；见皮下瘀斑约3.5cm×2cm；未见皮肤破损，右肘部压痛明显，未触及骨擦感，肘后三角关系异常，可触及鹰嘴窝空虚感；肘关节弹性固定在屈曲130°，腕关节活动可；拇指对指试验阴性，夹指试验阴性，右桡动脉搏动可扪及；各指屈、伸活动、皮肤感觉及末梢血运尚好。右肘部正侧位X线片，示右肘关节向后脱位，肘关节诸骨未见异常。

临床诊断：右肘关节脱位（后脱位）。

治疗经过：入院经仔细查体、阅片及评估，确诊为肘关节后脱位，需行手法复位。具体操作如下：麻醉满意后，患者取坐位，术者一手握腕部保持牵引，另一手四指抵住肱骨下端向后挤按，拇指于鹰嘴处向前端提，并徐徐屈曲肘关节，听到入臼声，则复位成功。用石膏托将肘关节固定于屈曲 90°位，三角巾悬挂患肢于胸前。术后注意观察患肢活动、血运及感觉等情况，予消肿止痛、活血化瘀等治疗，指导患者行手指抓握、耸肩等功能锻炼。3 周后去除外固定并行肘关节屈伸活动功能锻炼。

各阶段 X 线片对照见图 2-187、图 2-188。

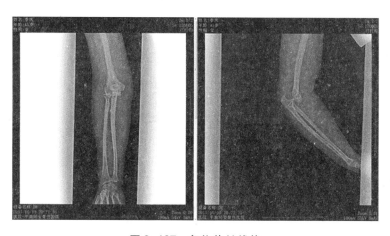

图 2-187　复位前 X 线片

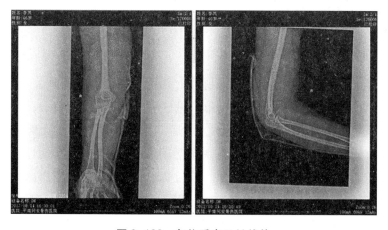

图 2-188　复位后当天 X 线片

案例2：患者，女性，41岁，因"左肘部跌伤肿痛、畸形、活动受限1小时"入院。入院前1小时在行走时不慎摔倒，左肘部在半屈曲位手掌撑地，即感左肘部剧烈疼痛，逐渐肿胀，左肘关节活动受限，伤后未经特殊处理，以健肢托患肘前来就诊。专科情况：左肘中度肿胀，左肘关节弹性固定于屈曲130°；未见皮肤破损，左肘部压痛明显，未触及骨擦感，可触及鹰嘴窝空虚感；肘后三角关系异常，左肘关节主动、被动活动受限；拇指对指试验阴性，夹指试验阴性，左桡动脉搏动明显；各指屈、伸活动、皮肤感觉及末梢血运可。左肘部正侧位X线片，示左肘关节脱位，尺桡骨近端向后上方移位。

临床诊断：左肘关节脱位（后脱位）。

治疗经过：入院经仔细查体、阅片及评估，确诊为肘关节后脱位，需行手法复位。具体操作如下：麻醉满意后，患者取仰卧位，患肢靠床边，术者一手按其上臂下段，另一手握住患肢前臂，顺势拔伸牵引，徐徐屈曲肘关节，有入臼声，复位即告成功前，用石膏托将肘关节固定于屈曲90°位，三角巾悬吊患肢。术后注意观察患肢活动、血运及感觉等情况，予消肿止痛、活血化瘀等治疗，指导患者行手指抓握、耸肩运动等功能锻炼。3周后去除外固定并行肘关节屈伸活动功能锻炼。

各阶段X线片对照见图2-189、图2-190。

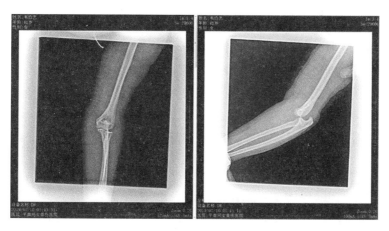

图2-189　复位前X线片

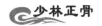

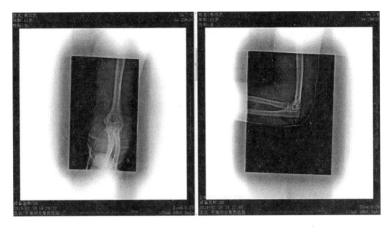

图2-190　复位后当天X线片

【案例评析】

**1. 受伤机制**：多由传达暴力和杠杆作用力所致。

**2. 诊断分型**

（1）肘关节后脱位：最多见，以青少年为主。因跌倒时，手掌着地，肘关节完全伸展，前臂旋后位，由于体重和地面反作用力引起肘关节过伸，外力继续加强，引起关节囊破裂，造成尺骨鹰嘴向后脱出。

（2）肘关节前脱位：此类型脱位少见，常合并尺骨鹰嘴骨折。多为肘关节直接遭受暴力或肘关节在屈曲位时撞击地面等，导致尺骨鹰嘴骨折和尺骨近端前脱位。这种情况的肘部软组织损伤较为严重。

（3）肘关节侧方脱位：青少年多见，当肘部受到传导暴力时，肘关节处于内翻或外翻状态，致肘关节的侧副韧带和关节囊撕裂，肱骨下段可向尺侧或桡侧位移。由于强烈的旋转作用引起肱骨内、外髁撕脱骨折，尤其是肱骨内上髁更容易骨折。

（4）肘关节骨折脱位：该骨折极其少见，由于上、下传导暴力集中于肘关节时，前臂呈过度旋前位，环状韧带和尺骨近端骨间膜被劈破，引起桡骨小头向前脱位，尺骨近端向后脱位，肱骨下段嵌入两骨端。

（5）其他：肘关节前脱位合并尺骨鹰嘴骨折，肘关节后脱位合并冠状突骨折，肘关节后脱位合并桡骨头骨折，肘关节后脱位合并肱骨外髁背侧缘骨折，肘关节外侧脱位合并肱骨内上髁撕脱骨折。

3. 治疗

（1）**手法复位**

①**新鲜肘关节后脱位**：患者取坐位，术者立于患者前面，一手握其前臂，一手握腕部，同时一足踏于凳上，以膝顶住患肘窝内，先顺势拔伸牵引，徐徐屈曲肘关节，有入臼声，则复位即告成功。

②**肘关节前脱位**：患者取坐位或卧位，助手握上臂，另一助手握腕部，顺势拔伸牵引，术者一手握肘部，另一手握前臂上段，使前臂内旋，同时将前臂向后拉，并绕肱骨下端转动，顺原路回绕至肘后，听到入臼声。复位后，外敷中草药膏，每3天更换一次。

③**肘关节侧方脱位**：由术者一人即可完成，两手握住肘关节，以两拇指和其他手指使肱骨下端和尺桡骨上端向相对方向移位，听到入臼声，复位即告成功。

④**肘关节骨折脱位**：若合并肱骨内、外上髁骨折者，一般情况下肘关节脱位整复后，肱骨内、外上髁骨块也随之复位。

⑤**复位后检查**：肘关节外形恢复正常，与健侧对比相似，肘关节屈伸活动功能恢复正常，患侧手可触及同侧肩部，肘后三角关系正常，

（2）**固定方法**：新鲜肘关节后脱位复位后，肘关节屈曲90°~135°石膏托外固定，或"8"字绷带固定3周，三角巾悬挂胸前。

（七）**桡骨小头骨折**

桡骨小头骨折，儿童的发病率较低，多发生在成人。

[诊断分型]

1. **诊断**　明显跌伤，局部肿痛、压痛，有骨摩擦音，肘关节不能屈伸，前臂不能旋转，X线照片协诊。

注意有否合并桡神经损伤。

2. **分型**　见图2-191。

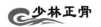

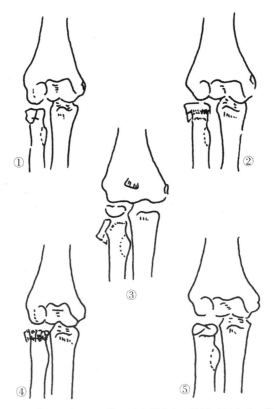

①Ⅰ型劈裂型　②Ⅱ型嵌插型　③Ⅲ型头骺分离　④Ⅳ型粉碎型　⑤Ⅴ型压缩型

图 2-191　桡骨头骨折分型

[治疗]

**1. 复位法**　①Ⅰ型不用复位、屈肘 90°石膏托外固定。②牵引旋转法适用于Ⅱ、Ⅳ、Ⅴ型；方法是牵引，按压桡骨头、旋前旋后复位（图 2-192）。③叩击法适用于第Ⅲ型儿童骨折，方法是屈肘 90°置前臂桡侧在上、尺侧在下，一手拇指压住骨折片，另一手对准桡骨上段叩击。

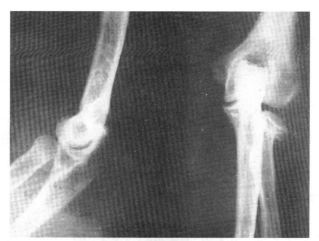

（1）治疗前

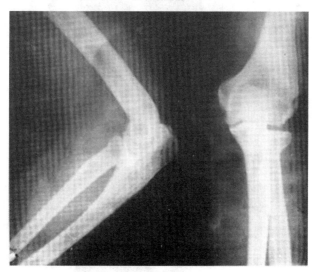

（2）复位后

**图 2-192　桡骨头骨折歪戴帽**

**2. 固定方法**　可用石膏托屈肘 130°固定，也可用外置小夹板固定。

**（八）尺骨上 1/3 骨折合并桡骨头脱位（孟氏骨折）**

1914 年，因 Monteggia 首先报告 2 例尺骨上 1/3 骨折合并桡骨头向前脱位的病例而得名。

[诊断分型]

五型分法见图 2-193 至图 2-197。

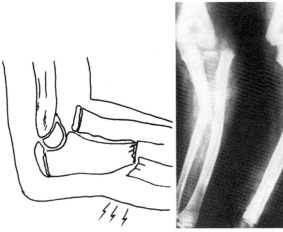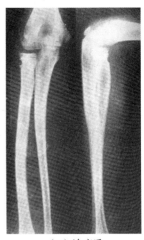

（1）治疗前　　　　　　　　　（2）治疗后

图 2-193　Ⅰ型伸直型

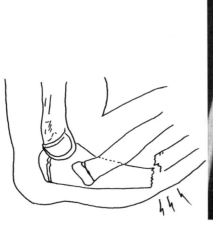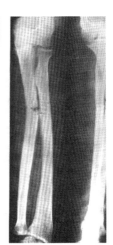

（1）治疗前　　　　　　　　　（2）治疗后

图 2-194　Ⅱ型屈曲型

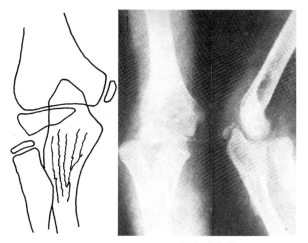

（1）治疗前　　　　　　　　（2）治疗后

图 2-195　Ⅲ型内收型

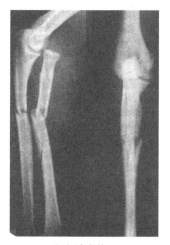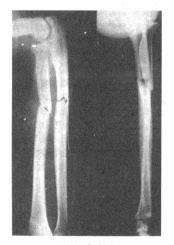

（1）治疗前　　　　　　　　（2）治疗后

图 2-196　Ⅳ型并尺骨骨折

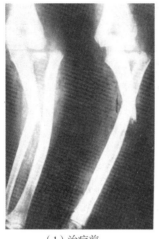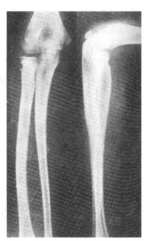

（1）治疗前　　　　　　　　（2）治疗后

图 2-197　Ⅴ型桡骨头骨折并桡骨脱位

[治疗]

**1. 复位**　旋后牵引端捏屈肘法（先复脱位，后复骨折）（图 2-198 至图 2-202）。

**2. 固定**　掌背夹板屈肘 45°，固定 2 周，后改 4 块夹板固定（图 2-203）。

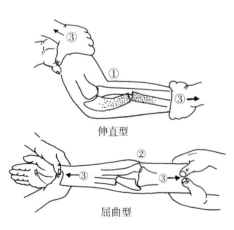

伸直型

屈曲型

图 2-198　拔伸牵引

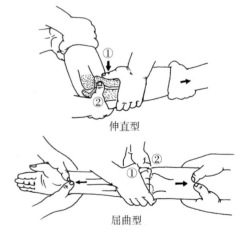

伸直型

屈曲型

图 2-199　整复桡骨头脱位

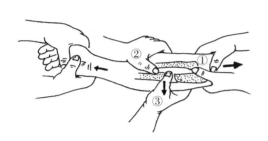

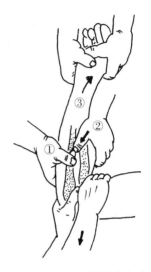

图 2-200　矫正尺骨向掌（背）成角或移位

图 2-201　矫正尺骨桡偏和成角

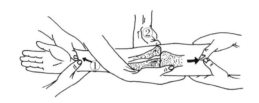

图 2-202　内收型骨折整复手法

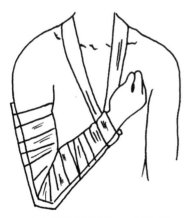

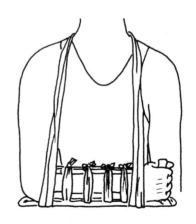

（1）掌背夹板屈肘45°，固定2周

（2）4块夹板再固定2周

图 2-203　孟氏骨折小夹板固定法

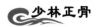

（九）桡骨下 1/3 骨折合并尺桡关节脱位（盖氏骨折）

**[诊断分型]**

桡骨下 1/3 骨折合并尺桡关节脱位的诊断分型见图 2-204。

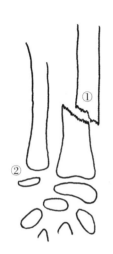

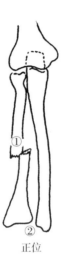

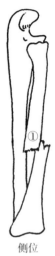

　　　　　　　　　　　　　　　　　正位　　　　　　　　　　侧位

① 合并尺骨下端骨骺分离
② 此类骨的下尺桡关节明显脱位

　（1）Ⅰ型：桡骨干下1/3骨折

① 横断、螺旋或斜面型，骨折移位较多；
　几乎全是儿童尺桡关节明显脱位
② 多数是由传达暴力造成的

　（2）Ⅱ型：桡骨干下1/3骨折

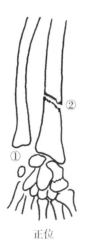

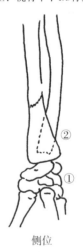

　　　　　　　正位　　　　　　　　　　　　　　侧位

① 下尺桡关节脱位　② 合并尺骨骨干骨折或弯曲畸形

　（3）Ⅲ型：桡骨干下1/3骨折

**图 2-204　桡骨干下 1/3 骨折并尺桡关节脱位分型法**

[治疗]

**1. 手法整复** I型骨折，可按桡骨下端骨折处理。II型骨折，要先整复下尺桡关节脱位，然后再整复骨折。III型骨折，尺骨只是弯曲，没有折断，要先将尺骨的弯曲畸形矫正，然后按II型整复方法整复。其具体方法见图2-205至图2-208。

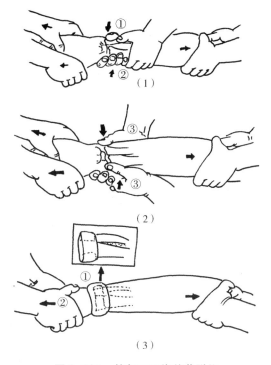

（1）

（2）

（3）

图2-205 整复下尺桡关节脱位

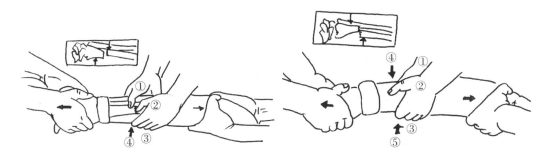

图2-206 矫正桡骨远段尺侧、掌侧移位　　图2-207 矫正桡骨远段尺侧、背侧移位

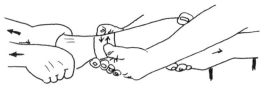

图 2-208　挤腕

**2. 固定**　见图 2-209 至图 2-211。

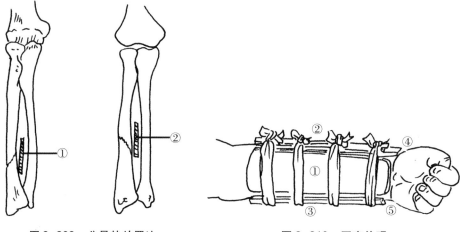

图 2-209　分骨垫放置法

图 2-210　固定外观

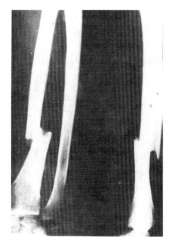

（1）治疗前

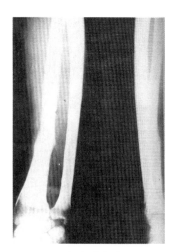

（2）治疗后

图 2-211　盖氏骨折

## （十）桡骨远端骨折

桡骨远端，《秘笈》称"腕骨"，桡骨远端骨折是指桡骨远侧端 2～3cm 的骨折。

1406 年，《普济方》首先描述了桡骨远端骨折的移位特点，并主张用"牵抖法"复位，四块夹板外固定。1814 年，西方医学家 Abaham Colles 加以详细描述过，此后即称这种骨折为科雷斯（Colles）骨折。这是指桡骨远端的松质骨骨折，并向背侧移位。伸直型桡骨远端骨折是最常见的骨折之一，约占所有骨折的 6.7%，多发生于中老年，女性较多。在 20 岁以下的青少年，多为桡骨下端骨骺分离。

[诊断分型]

**1. 伸直型骨折** 又称科雷斯（Colles）骨折，严重移位时，腕及手部形成"餐叉样"畸形（图 2-212）。桡骨下端骨折常合并有下桡尺关节脱位及尺骨茎突骨折，导致下桡尺关节的三角纤维软骨的移位。若为直接暴力打击或碰撞所致者，骨折多为粉碎性。

临床分型见图 2-213。

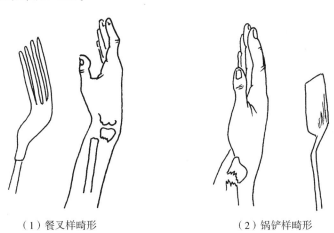

（1）餐叉样畸形　　　　　　　　　（2）锅铲样畸形

图 2-212　桡骨远端骨折常见畸形

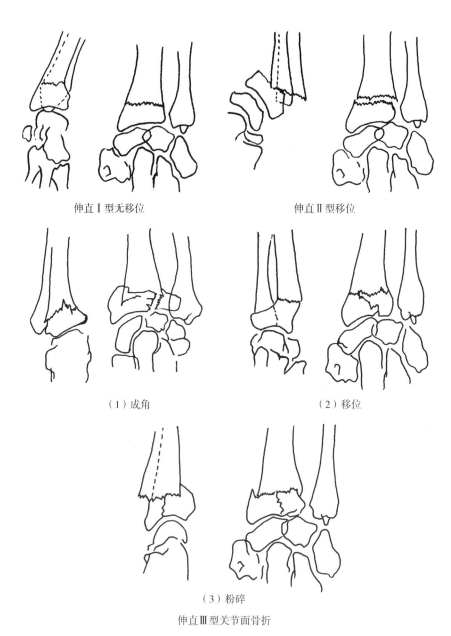

伸直Ⅰ型无移位 　　　　　　　　　　伸直Ⅱ型移位

（1）成角 　　　　　　　　　　　　　（2）移位

（3）粉碎

伸直Ⅲ型关节面骨折

图 2-213　桡骨远端伸直型骨折分型

## 2. 屈曲型骨折

（1）**屈曲Ⅰ型**：又称史密斯（Simth）骨折，见图 2-214、图 215。

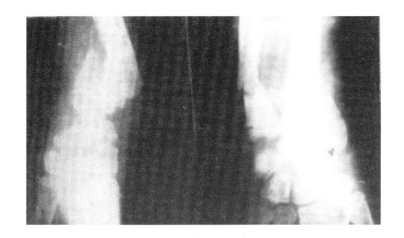

图 2-214　屈曲Ⅰ型骨折

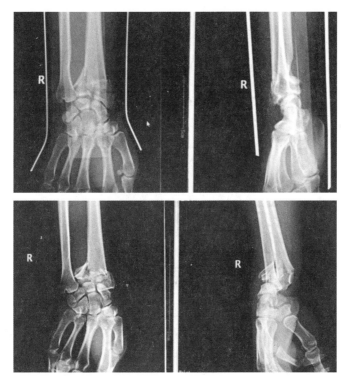

图 2-215　史密斯骨折

**（2）屈曲Ⅱ型：** 又称巴通（Barton）骨折，见图 2-216。

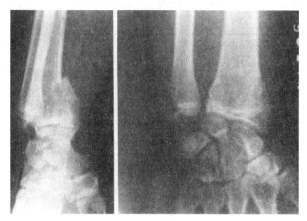

（1）X线片

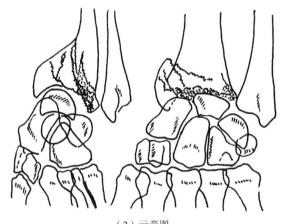

（2）示意图

图 2-216　屈曲Ⅱ型骨折

**（3）屈曲Ⅲ型：** 又称反巴通（Barton）骨折，见图 2-217。

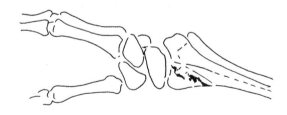

图 2-217　屈曲Ⅲ型骨折

[治疗]

**1. 复位** 《普济方》牵抖法见图2-218。

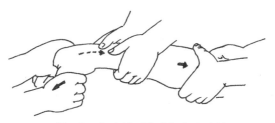

第一步：牵引（如骨折嵌插牵引5分钟）

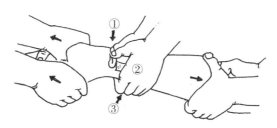

第二步：牵抖下纠正前后移位

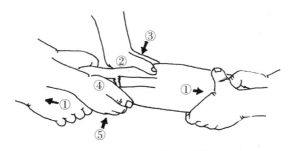

第三步：端挤纠正侧方移位

图2-218 牵抖复位法示意

**2. 固定**

**（1）小夹板外固定**

①伸直型夹板放置法见图2-219。

②屈曲型夹板放置与伸直型相反，即背侧短、掌侧长。

（2）硬纸盒或石膏绷带固定。

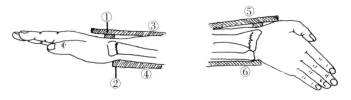

图 2-219　固定夹板纸压垫放置

（十）髌骨骨折

**直接外力：**多因外力直接冲击髌骨所致。

**间接外力：**当患者行走，膝关节微屈时，髌骨正在股骨滑车面的顶点，股四头肌为了维持膝关节的位置，用力收缩。

**移位骨折又可分为：**①中段横行骨折，②下段粉碎骨折，③粉碎骨折，④上段骨折，⑤纵行骨折，⑥边缘骨折。

【治疗】

**1. 非手术疗法**

**棉圈抱膝固定法**

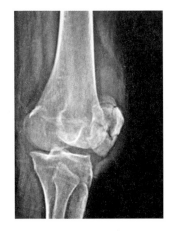

粉碎型一复位前

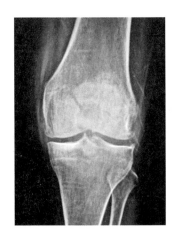

粉碎型二复位前

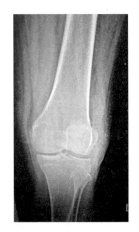

粉碎型复位后

图 2-220

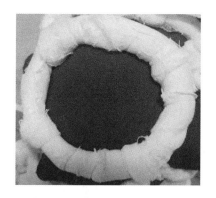

图 2-221　复位后外贴膏药，抱膝圈固定

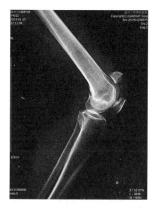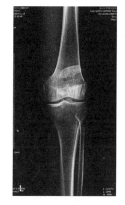

图 2-222　髌骨横型骨折复位前侧正位

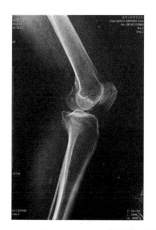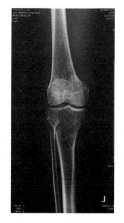

图 2-223　髌骨横型骨折复位后侧正位

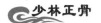

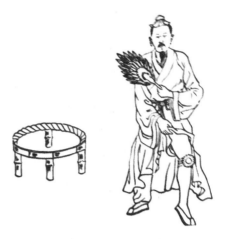

图 2-224　古法示意

**[桡骨远端骨折病案]**

案例 1：患儿男性，9 岁，因"跌伤右腕肿痛、畸形、活动受限 3 小时"入院。入院前 3 小时在攀爬树木时不慎从 2m 高处坠落，右腕部最先着地，即感右腕部疼痛、畸形、活动受限，伤处渐肿胀，伤后未做特殊处理，以健手托患腕由家人送来就诊。专科情况：右腕部中度肿胀，餐叉样畸形，局部未见皮损。右腕局部压痛明显，可触及骨擦感，有异常活动。右手各指夹纸试验阴性，拇指对指功能好，各指屈、伸活动尚可。各指皮肤感觉好。右桡动脉搏动及各指末梢血运好。右腕部正侧位 X 线片示右尺桡骨远端骨折，骨折远端向背侧、桡侧移位，骨折两端向掌侧突起成角。

临床诊断：右尺、桡骨远端骨折。

治疗经过：入院经仔细查体、阅片，确诊为右尺、桡骨远端骨折，骨折处移位明显，需行手法复位。具体操作如下：麻醉成功后，患者取仰卧位，术者双手握住患者右手掌，助手双手握住患肢右前臂近端，牵引时与术者对抗，在徐徐牵引 5 分钟后，术者骤然折顶折端、再尺偏远折端，同时掌屈腕关节。见右腕部畸形消失，即予床边 C 臂机透视，见骨折端对位对线好，远折端背加纸压垫，夹板外固定。术后注意观察夹板松紧度、患肢活动、血运及感觉等情况，予消肿止痛、活血化瘀、接骨等治疗，指导患者功能锻炼。复位后复查右腕部 X 线片示右尺、桡骨远端骨折，折端对位对线好。

各阶段 X 线片对照图：

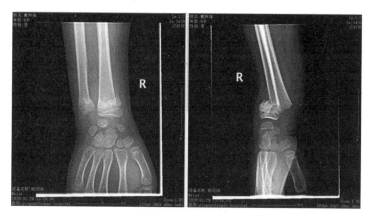

图 2-225 复位前 X 线片

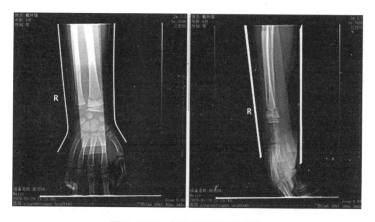

图 2-226 复位后当天 X 线片

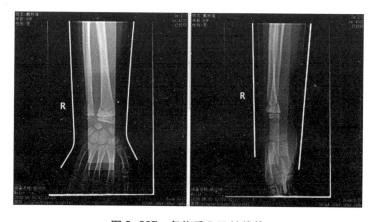

图 2-227 复位后 5 天 X 线片

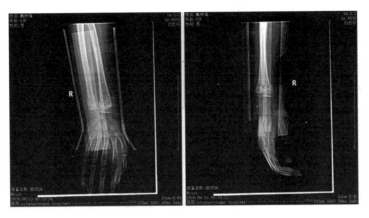

图 2-228　复位后 17 天 X 线片

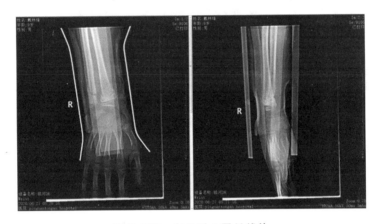

图 2-229　复位后 4 周 X 线片

案例 2：患儿男性，6 岁，因"跌伤右腕部肿痛、畸形、活动受限 3 小时"入院。入院前 3 小时行走时不慎扑倒在地，右腕部最先着地，即感右腕部剧痛，出现畸形、活动受限，伤处渐肿胀。家属发现后即背送我院就诊。专科情况：右腕部中度肿胀，向掌侧成角畸形，局部未见皮损。右尺桡骨远端压痛明显，可触及骨擦感，有异常活动。右腕关节主动屈、伸活动受限，被动屈、伸活动尚可，右手各指屈、伸活动好。右手各指皮肤感觉好。右桡动脉搏动好，各指末梢血运好。右腕部正侧位 X 线片示右尺、桡骨远端骨折，骨折远端向背侧、尺侧移位，折两端向掌侧成角。

临床诊断：右尺、桡骨远端骨折。

治疗经过：入院经查体、阅片，确诊为右尺、桡骨远端骨折，骨折处移位明显，需行手法复位。具体操作如下：麻醉成功后，患者取仰卧位，术者双手握住患者右手掌，助手双手握住患者右前臂近端与术者对抗，拔伸牵引5分钟后，采取成角折顶、端挤提按手法复位。见右腕部畸形消失，予C臂透视，见骨折端对位对线好，用夹板外固定前臂。术后注意观察患肢活动、血运及感觉等情况，予消肿止痛、活血化瘀、接骨等治疗，指导患者功能锻炼。复位后复查右腕部X线片示右尺、桡骨远端骨折，折端对位对线好。

各阶段X线片对照图：

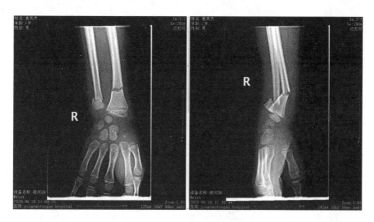

图 2-230 复位前 X 线片

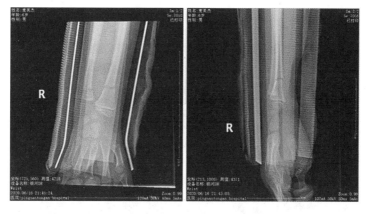

图 2-231 复位后当天 X 线片

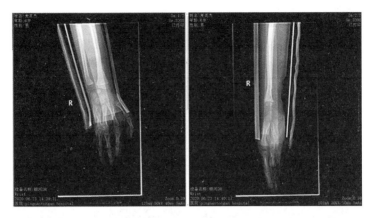

图 2-232　复位后 7 天 X 线片

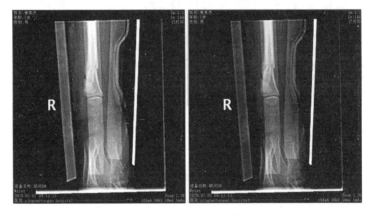

图 2-233　复位后 16 天 X 线片

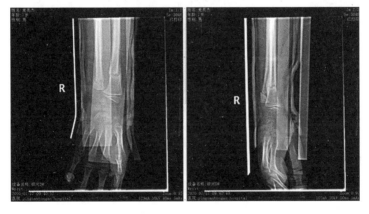

图 2-234　复位后 1 个月 X 线片

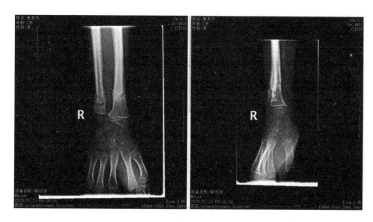

图 2-235　复位后 6 周 X 线片

【案例评析】

桡骨远端骨折的发生部位一般在距离桡骨远端关节面 3cm 以内处，该部位解剖性质较为薄弱，为骨松质与骨密质交界处，此处在力学上也被称为"弱点"。在出现跌倒或出现撞击时，很容易因间接暴力的影响而发生骨折。该骨折一般使关节面呈现为凹面，掌倾角和尺倾角也随之形成。其中以科雷斯骨折最常见，其次为舟状骨骨折，其他腕骨骨折少见。科雷斯骨折多见于小孩和中老年人，因为此类人群骨密度普遍较低，常在跌倒时腕部呈背伸状态，手掌着地时发生，其他年龄段人群也可发生科雷斯骨折，还可因为直接暴力发生桡骨下段骨折。青少年因骨骺未闭，易发骨骺分离骨折。桡骨远端骨折常合并桡腕关节及下尺桡关节损伤，直接压力造成的桡骨下段骨折可同时有肌腱、神经损伤。

**1. 受伤机制**　多数由摔倒所致，多发于小孩和老人，与骨密度下降有关；青年人一般受到强烈撞击才可能导致该病；除此外，腕部需要负重的运动员也可发生该病。

**2. 分型**

（1）**伸直型，科雷斯骨折**：多见于中老年有骨质疏松的患者，因跌倒时腕部背伸，手掌着地，从而导致该骨折的发生。骨折后出现受伤部位的局部肿胀、疼痛，还会出现各种典型的畸形姿势，包括银叉畸形和刺刀样畸形。银叉畸形为侧面观，刺刀样畸形为正面观。另外，近侧断端如压及正中神经，则有手指麻木等正中神经功能障碍表现。

（2）**屈曲型，史密斯骨折（也叫反科雷斯骨折）**：此类型骨折一般少见，但在老年女性可发生，常因跌倒时手腕呈屈曲状，腕背部着地所致。其表现为桡骨下段骨折，远折端向掌侧移位，骨折部位腕部下垂，局部肿胀，骨折局部有明显压痛，腕部活动受限。

（3）**巴通骨折**：该骨折为桡骨下端涉及桡骨关节面的骨折，同时还有桡腕关节脱位，掌侧骨折块向近侧移位，有时为背侧片状骨骨折。临床表现与科雷斯骨折相似，出现银叉畸形，体位也与科雷斯骨折相似。

结合患儿的受伤机制"不慎跌落，右腕部最先着地"，辅助检查"右腕部正侧位 X 线片示右尺桡骨远端骨折，骨折远端向背侧、尺侧移位，骨折两端并向掌侧突起成角"和体格检查，可知该例骨折为"科雷斯骨折"且无血管、神经损伤。

**3. 治疗**　患者取坐位，待麻醉效果满意后，术者握住患者的手掌向外牵引，缓慢用力牵引 5～10 分钟，继续牵引，同时用力将前臂前旋、屈腕使骨折远端向掌侧移位，或者术者一手固定远折端，另一手拇指压在远折端，将前臂下旋，屈腕并在牵引的同时下压远折端，可达复位目的。由于科雷斯骨折多为横行骨折，复位后保持屈腕位，即使前臂前旋也不易移位。复位成功后固定腕部于腕部屈曲尺偏及前臂旋前位。3～4 周行 X 线复查，因为 7～10 天仍有错位可能，应予 X 线摄片，如有错位可及时纠正。固定好后即可开始进行抓握、耸肩等运动；去除外固定后积极进行康复训练，在无腕部活动酸困感后即可开始轻松的工作。

**（十一）股骨颈骨折**

股骨颈骨折约占全身骨折的 3.6%，多发生于骨质疏松的老年人。患者年老体弱，骨折后长期卧床，容易引起一些危及生命的合并症，如肺炎、血管栓塞、心力衰竭、脑血管意外、精神失常、肾盂肾炎、褥疮等。骨折后股骨头血运不足，容易发生股骨头缺血坏死或不愈合；据北京积水潭医院统计，股骨头位置很深，活动性较大，股骨颈又比较细，骨折局部承受很大的剪应力，骨折不易固定。因此，本骨折目前仍然是一个在治疗上比较复杂而尚未圆满解决的问题。

[诊断分型]

**1. 诊断**

（1）**患肢多有轻度屈髋、屈膝及外旋畸形**：髋部除有自发疼痛外，活动患肢时疼痛更为明显。在患侧足跟部或大粗隆部轻轻叩击，疼痛加重。在鼠蹊韧带中点的下方常有压痛。

（2）**功能障碍**：移位骨折患者在伤后就不能坐起或站立。但有一些无移位的线状骨折或嵌插骨折的患者，在伤后还能走路或骑自行车。对这些患者要特别注意，不要因遗漏诊断使无移位的稳定骨折变为移位的不稳定骨折。这样的教训在临床上还是不少见的。

（3）**患肢短缩**：移位骨折，远段受肌群牵引而向上移位，因而患肢变短。表现为大粗隆位于髂-坐骨结节连线（Nelaton）之上；大粗隆与髂前上棘间的水平距离（Bryant 三角）缩短。

最后，确诊需 X 线检查，对应力骨折或嵌插骨折更为重要，应提起注意的是，某些无移位的骨折在伤后立即拍摄的 X 线片上可能看不见骨折线，可先按骨折处理。或者拍摄双髋关节的蛙式位照片。

**2. 分型**

（1）**按骨折部位分型**：见图 2-236。

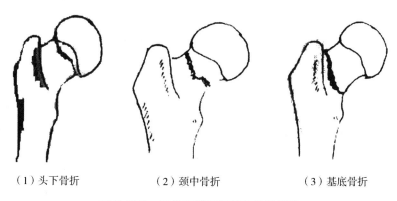

（1）头下骨折　　　　（2）颈中骨折　　　　（3）基底骨折

**图 2-236　股骨颈骨折按部位分型示意**

**（2）按骨折作用力的方向分型**：见图 2-237。

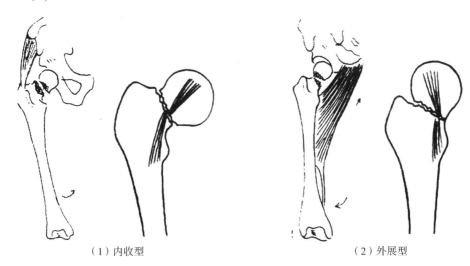

（1）内收型 　　　　　　　　　　（2）外展型

**图 2-237　作用力方向分型示意**

内收型骨折：是在股骨干急剧内收及外展肌群（臀中、小肌）牵引下发生，股骨头呈内收，或首先内收，以后因远折端向上移位时牵拉作用而外展。此种骨折断端极少嵌插，多有错位；远段因肌肉牵引而上升，又因下肢重量而外旋，骨折线的 Pauwel 角大于 50°，或骨折线的 Linton 角大于 50°，此种骨折端极少嵌插，骨折线相互间剪力大，骨折不稳定，多有移位，远端因肌肉牵引而上升，又因下肢重量而外旋，关节囊血运破坏较大，因而愈合率低，股骨头坏死率高。

外展型骨折：是在股骨干强力外展及内收肌的牵引下发生；股骨头多在外展位，此种骨折多是无移位的线状骨折或移位很少的嵌插骨折，骨折线的 Pauwel 角小于 30°或者 Linton 角小于 30°。这种骨折端的剪力小，骨折比较稳定，同时由于髋周围肌肉张力和收缩力，促使骨折端靠拢并施以一定压力，有利于骨折愈合（图 2-238）。骨折较稳定，预后较好。

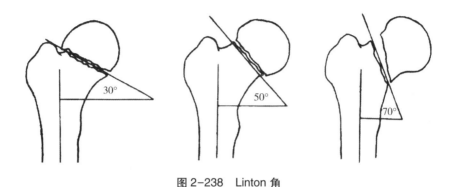

图 2-238　Linton 角

（3）**按股骨头形状分型**：适用于头下型和头颈型的骨折，根据股骨头断裂后的形状分为新月形、蘑菇形和鸟头形，见图 2-239。

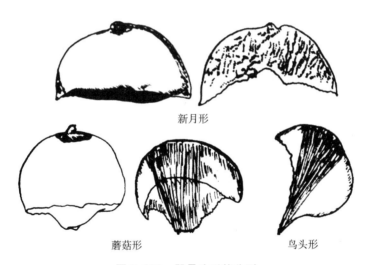

新月形

蘑菇形　　　　　　　　　鸟头形

图 2-239　股骨头形状分型

（4）**按骨折移位程度分型（Garden 分型）**：见图 2-240。

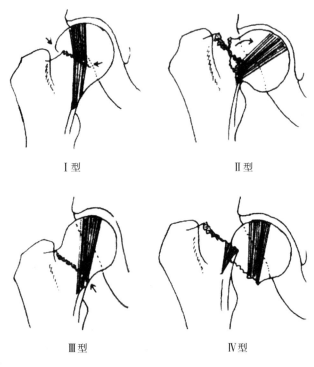

Ⅰ型          Ⅱ型

Ⅲ型          Ⅳ型

图 2-240   Garden 分型

[治疗]

**1. 丁字鞋外展固定疗法**   应用于无移位骨折或粉碎性骨折，或年老体弱有严重危及生命的合并症，如严重的高血压、心脏病患者，不宜加重患者痛苦或患者自我要求者（图 2-241）。

**2. 骨折牵引复位法**   适用于移位骨折，先在局麻下做胫骨结节骨牵引。根据患者年龄、体重和肌力强弱给以适当的牵引重量，一般为 4~8kg。患肢牵引方向应和股骨头的移位方向一致：若股骨头内收，则患肢先在内收位牵引；若股骨头外展，则患肢先在外展位牵引；若股骨头在中立位，则在中立位牵引。牵引 2~3 天后照正、侧位床边 X 线片。如骨折远段已牵下，则将内收位牵引改为中立位或外展位，患肢

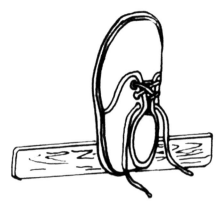

图 2-241   丁字鞋

由外旋改为内旋，以便纠正骨折的向前成角，使复位的骨折端紧紧地扣住。手法复位后用三翼钉、螺纹针、有孔螺丝钉或镍钛记忆合金螺丝钉内固定。内固定疗法宜在电视 X 线下操作。临床上可根据各型骨折移位的特点分别治疗。

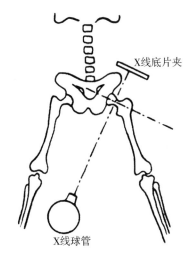

X线底片夹

X线球管

**图 2-242 体位及 X 线安置**

**3. 闭合内固定术操作方法** 以三翼钉内固定为例。手术在骨科手术台上进行，也可以在放射科的 X 线台上进行，患足置于足托上固定并牵引（或在电视 X 线引导下进行复位）（图 2-242），将肢体放置在外展内旋位，使骨折前成角消失，拍髋关节正、侧位 X 线片，了解骨折对位情况，争取达到 Garden 对线指数 180/160 复位。

手术一般可在局麻下进行，用 0.5% 普鲁卡因 50~100mL（或利多卡因），做大粗隆外侧浸润麻醉直达粗隆的骨膜下，再向股骨颈骨折间隙和关节内注射，后将注射针头固定在股骨头上。

局麻后，做体表定位，沿腹股沟股动脉搏动处外侧作一标志（图 2-243），此标志一般是股骨头的中点。

取有刻度的三翼钉导针，在大转子下方 3cm 处插入皮肤，皮下组织达骨皮质，针尖向上与水平位成 15°（图 2-244），再用锤击或手摇钻将导针插入股骨头，通过折线达股骨头软骨面下 0.5cm 处止。

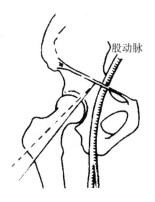

股动脉

**图 2-243 体表定位**

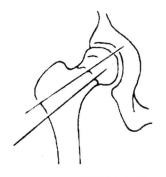

**图 2-244 导针进入示意**

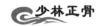

以导针为中心向上下纵行切开皮肤约长 3cm，同时切开皮下组织和髂胫束，直达股骨大粗隆外侧骨膜下。用 1cm 宽的骨刀或三翼凿围绕导针将骨皮质凿一三角孔。

取适宜长度的三翼钉（又称三刃钉）一根，沿导引针插入骨皮质的三角形孔内，再套上送钉器，使三翼钉进入股骨头，通过骨折线，到达股骨头的软骨面下停止。拍股骨颈正侧位 X 线片，检查三翼钉位置（图 2-245）。再用嵌插器套在三翼钉钉尾的四周，轻轻锤击使骨折端相互嵌插，最后依次缝合皮肤切口。

术后拔除胫骨结节牵引，放置患肢在外展 30°，髋、膝关节各屈曲 30°，2~3 个月扶双拐下地活动，经拍片证实骨折愈合、股骨头血运正常后，才能负重行走。一般在一年后取出三翼钉。

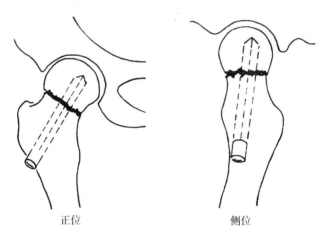

正位　　　　　　　　　　侧位

图 2-245　三翼钉内固定术后之 X 线片示意

[**股骨骨折病案**]

案例 1：患儿，男性，11 岁，因"跌伤右大腿下段肿痛、畸形、活动受限 10 小时"入院。10 小时前上台阶时不慎跌倒，右大腿最先着地，右大腿立即出现剧痛，并迅速肿胀，右下肢活动受限，伤后家属用木板简单固定右下肢即用车送我院就诊。门诊经拍片检查后以"右股骨中下段骨折"收入院。专科情况：右大腿轻度肿胀，无皮损，下段压痛明显，可扪及骨擦感，纵轴叩击痛明显；右髋关节及膝关节屈、伸活动稍受限，右踝关节屈、伸活动好，右足背动脉搏动明显，足各趾活动、皮肤感觉及末端血运好。

临床诊断：右股骨中下段骨折。

治疗经过：入院经仔细查体、阅片，确诊为右股骨中下段骨折。骨折处移位明显需行闭合复位、骨骼牵引。具体操作如下：患者取平卧位，将右下肢保持中立位；在右胫骨结节旁标记好穿刺点；常规消毒铺无菌巾，穿刺点处用1%利多卡因5~10mL作局部浸润麻醉，选择1枚直径为2.0mm的克氏针，在电钻的带动下从外侧穿刺点进针，保持垂直钻入骨骼并从内侧穿刺点钻出皮肤，让克氏针外露部分两侧等长，无菌纱布敷盖穿针点，安装牵引弓，屈膝130°给予3kg重量牵引。接着行骨折端复位，在胫骨结节骨牵引下运用端挤提按、回旋手法复位骨折端，床旁C臂透视见骨折端对位对线好，即予夹板外固定右大腿。注意观察患肢末端血运、感觉及各趾活动情况。复位后复查右大腿X线片，示右股骨中下段骨折，折端对位对线好。

各阶段X线片对照图：

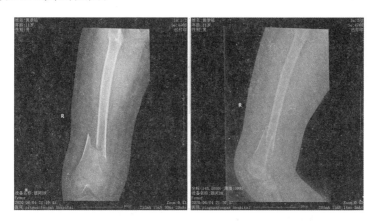

图2-246　复位前X线片

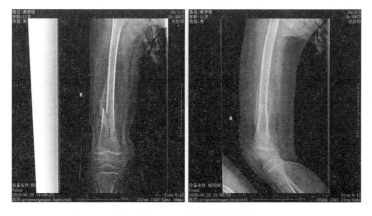

图2-247　复位后当天X线片

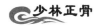

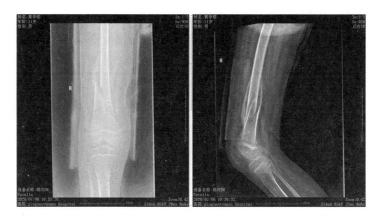

图 2-248　复位后 10 天 X 线片

案例 2：患儿，女性，4 岁，因"跌伤左大腿肿痛、畸形、活动受限 2 天"入院。2 天前在约 1.5m 高处玩耍时不慎坠落，左大腿最先着地，即感觉伤处剧痛，出现肿胀、畸形、活动受限，家人发现后即送附近医院就诊，予以夹板外固定患肢后转至我院就诊，门诊摄左大腿 X 线片检查后以"左股骨中段骨折"收住院治疗。专科情况：左大腿中度肿胀，向外侧成角畸形，压痛明显，可扪及骨擦感，纵轴叩击痛明显；左髋关节及膝关节屈、伸活动稍受限，左踝关节屈、伸活动好，左足背动脉搏动明显，左足各趾活动、皮肤感觉及末端血运好。左大腿正侧位 X 线片，示左股骨下段骨折，远折端向外后方移位。

临床诊断：左股骨下段骨折。

治疗经过：入院经仔细查体、阅片及评估，确诊为左股骨下段骨折，骨折端移位明显，需行闭合复位、骨骼牵引。具体操作如下：患者取平卧位，将左下肢保持中立位；在左胫骨结节旁标记好穿刺点；常规消毒铺无菌巾，穿刺点处用 1% 利多卡因 5～10mL 作局部浸润麻醉，选择 1 枚直径为 2.0mm 的克氏针，在电钻的带动下从外侧穿刺点进针，保持垂直钻入骨骼，并从内侧穿刺点钻出皮肤，让克氏针外露部分两侧等长，无菌纱布敷盖穿针点，安装牵引弓，屈膝 130° 给予 3kg 重量牵引。接着行骨折端复位：在胫骨结节骨牵引下运用端挤提按、回旋手法复位骨折端，床旁 C 臂透视见骨折端对位对线好，即予夹板外固定左大腿。注意观察患肢末端血运、感觉及各趾活动情况。复位后复查左大腿 X 线片，示左股骨下段骨折，折端对位对线好。

各阶段 X 线片对照图：

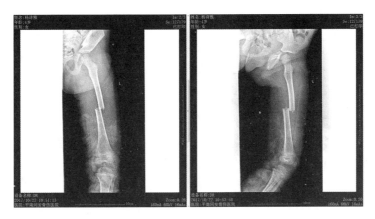

图 2-249 复位前 X 线片

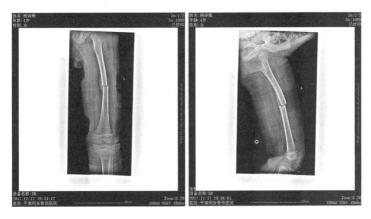

图 2-250 复位后当天 X 线片

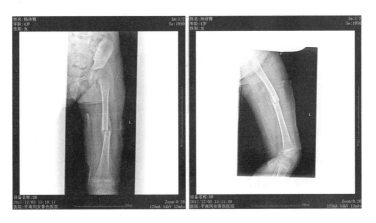

图 2-251 复位后 16 天 X 线片

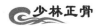

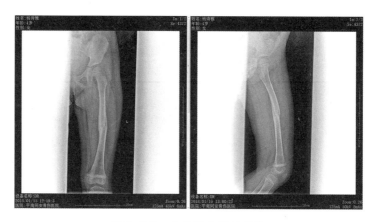

图 2-252　复位后 8 周 X 线片

【案例评析】

股骨骨折，是临床最常见的骨折之一，多数骨折由于强大的直接暴力所致，如撞击、挤压等，这些原因常常会引起横断或粉碎性骨折；另一部分由于间接暴力导致，如杠杆作用、扭转作用、高处跌落等，这类原因常常会引起斜面或螺旋形骨折。儿童因骨膜厚、骨质韧性较大，一般常见青枝骨折或不全骨折；因大腿肌群及蜂窝组织丰富，内出血渗入其中不易显现，成人单侧大腿内出血可容纳1000mL，观测内出血征极为重要。

**1. 分型**　根据骨折部位可以分为以下三个临床类型。

（1）**股骨干上 1/3 骨折**：骨折近端因为接近髂腰肌、臀中肌、臀小肌及外旋肌，所以受到肌肉的牵拉从而产生屈曲、外展及外旋位移，远端向后上、内移。

（2）**股骨干中 1/3 骨折**：骨折移位无规律性，因暴力方向而定，常因内收肌作用向外成角。

（3）**股骨干下 1/3 骨折**：因膝关节后方的关节囊和腓肠肌的牵拉，远折端向后倾斜，有压迫或损伤血管、神经的危险。

患儿的受伤机制是"在上台阶时不慎跌倒，致右大腿最先着地"，正侧位 X线片提示"右股骨中下段骨折；骨折远端向外上方移位"和体格检查，诊断明确，且无血管、神经损伤。采用手法复位，小夹板固定，必要时加骨牵引。

**2. 治疗**　股骨是人体最大的负重骨，治疗不当会导致下肢畸形和功能障碍。

儿童股骨干骨折因其在成长期，能自行矫正 15° 成角，重叠约 2cm，再者骨折愈合较快，故小儿股骨骨折一般采用非手术治疗。

（1）**小夹板固定**：对无位移或较少位移的新生儿骨折，用夹板或圆形纸板固定 2~3 周，对位移较大或成角的，可先作牵引，再行固定。

（2）**悬吊皮牵法**：适用于 3~4 岁及更小年龄患者，将患者双下肢用皮肤牵引，两腿同时垂直向上悬吊，其重量以患者臀部稍离床为合适，患肢大腿用夹板固定，防止向外成角，可以让患者向健侧躺卧，3~4 周复查 X 线，可根据复查结果考虑是否解除固定。

（3）**水平皮牵法**：适用于 5~8 岁患者，用胶布缠住患侧大腿，再用绷带螺旋包裹，将患肢放于托马夹板上，牵引重量为 2~3kg，如不能牵开可加大牵引重量。对于上 1/3 骨折，应屈髋、外展、外旋位；对于下 1/3 骨折，应尽量屈膝，使膝关节囊、腓肠肌松弛，减少远端后移倾向。注意调整牵引方向、重量、肢体位置等。4~6 周去除牵引，X 线复查愈合情况。

（4）**骨牵引法**：适用于 8~12 岁患者，因胫骨结节骨骺未闭合，为避免损伤，可在胫骨结节下 2~3 横指处的骨皮质穿刺牵引，牵引重量 3~4kg，同时固定患肢，注意观察患肢情况，至无畸形为止。患肢位置与皮肤牵引相同。

（十二）踝部骨折脱位

踝关节是屈戌关节，站立时，全身重量都落在踝关节上面，负担最大，在日常生活中走路、跳跃等活动主要是依靠踝关节的背伸、跖屈活动进行。其解剖特点见图 2-253、图 2-254。

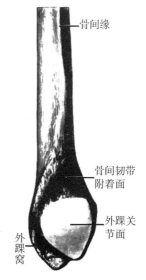

骨间缘

骨间韧带附着面

外踝关节面

外踝窝

**图 2-253　左侧腓骨远侧端内侧面**

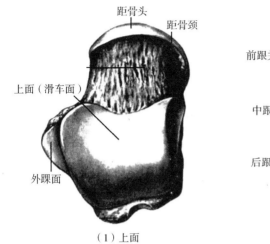

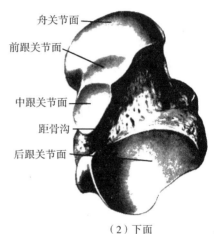

（1）上面　　　　　　　　　　　　　（2）下面

图 2-254　距骨关节面

[诊断分型]

**1. 诊断**　外伤后，局部肿胀，皮下瘀血，功能障碍，局部压痛为踝关节损伤的主要症状。

　　诊断踝部损伤，必须详细了解受伤史，以明确受伤机制，结合临床检查及 X 线片才能做出正确诊断及处理方案。不同的伤因，可以在 X 线上显示类似的骨折表现，但整复及固定方法则完全不同。从 X 线片上识别踝部骨折的病理解剖变化，从局部体征及临床检查中可以肯定或否定由 X 线片或病史中所得的印象。如外翻的内踝撕脱骨折、肿胀、疼痛及压痛都局限于内踝骨折部，外踝及外侧韧带却一般无异常发现，足外翻时内踝部疼痛加剧，内翻时外踝部却无疼痛。内翻的内踝骨折则不同，外侧韧带一般都严重撕裂，断裂部位也有肿胀及压痛，足内翻时，外侧韧带撕裂部疼痛加剧，外翻时则踝外侧疼痛不显著。

　　**2. 分型**　首先确定骨折类型，方能决定治疗方针。现按骨折发生原因和部位，把踝部骨折分为单踝骨折、双踝骨折或三踝骨折。按受伤机制分类，临床意义较广，可分为 8 型：外翻型、外旋型、内翻型、侧向挤压型、踝上骨折、骨骺挤压骨折、合并踝关节脱位型和骨骺分离型，前三型又分为Ⅰ、Ⅱ、Ⅲ度。见图 2-255 至图 2-257。

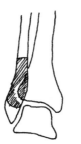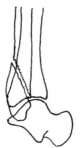

外旋骨折Ⅰ度（正、侧位）

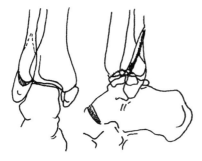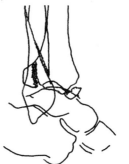

外旋骨折Ⅱ度（正、侧位）　　　　　外旋骨折Ⅲ度（侧位）

1型

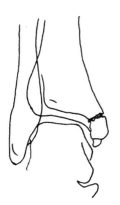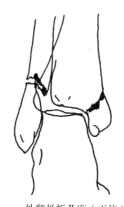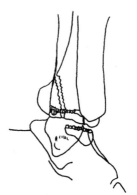

外翻骨折Ⅰ度（正位）　　外翻骨折Ⅱ度（正位）　　外翻骨折Ⅲ度（侧位）

2型

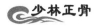
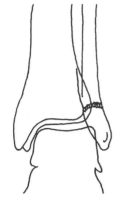

内翻骨折Ⅰ度（外踝单骨折）

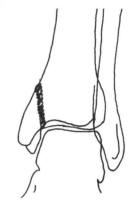

内翻骨折Ⅰ度（内踝单骨折）

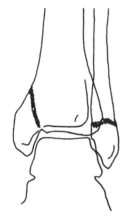

内翻骨折Ⅱ度（内、外踝双骨折）

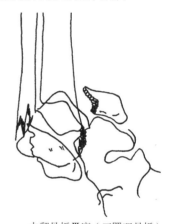

内翻骨折Ⅲ度（三踝双骨折）

3型

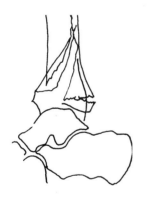

纵面挤压骨折

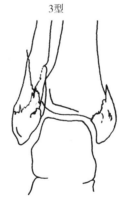

侧方挤压骨折

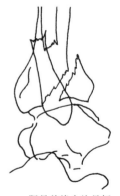

胫骨前缘大块骨折

4型

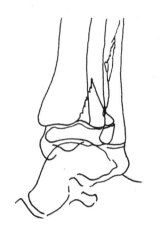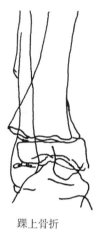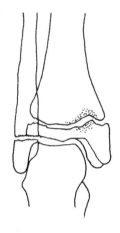

踝上骨折

5型

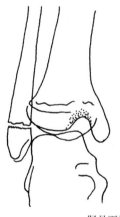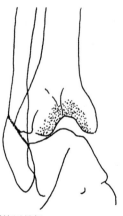

胫骨下端骨骺挤压骨折

6型

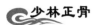

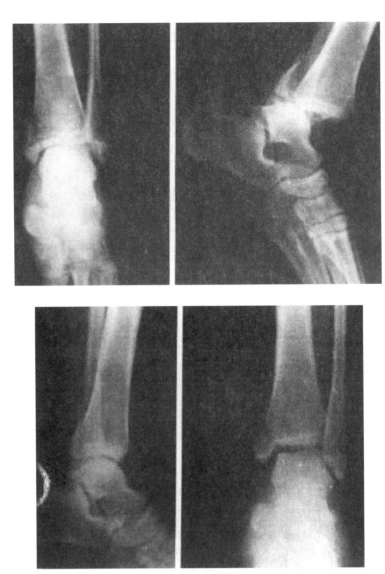

胫骨后髁、腓骨远端骨折合并踝关节后脱位术后X线影像
7型：合并踝关节脱位型

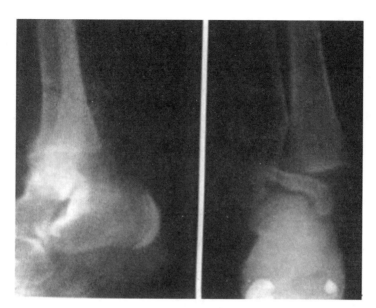

胫骨远端骨骺分离合并腓骨下1/3青枝骨折术前X线影像

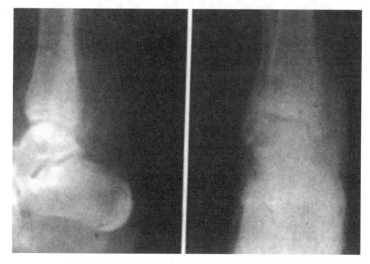

胫骨远端骨骺分离合并腓骨下1/3青枝骨折术前X线影像

8型：骨骺分离（12~16岁儿童）

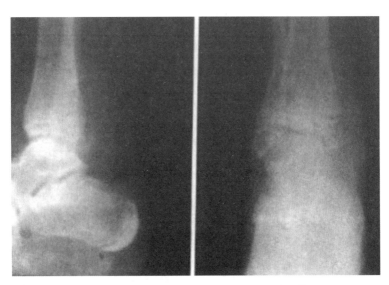

胫骨远端骨骺分离合并腓骨下1/3青枝骨折术后X线影像

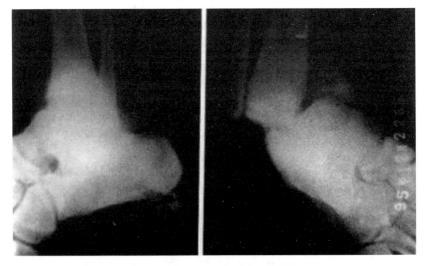

胫、腓骨远端骨骺分离并脱位

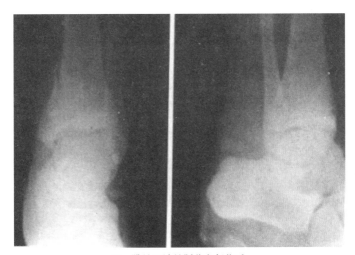

胫、腓骨远端骨骺分离复位后

图 2-255　踝部骨折八型分法

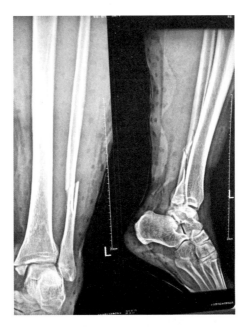

图 2-256　三踝骨折复位前

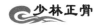

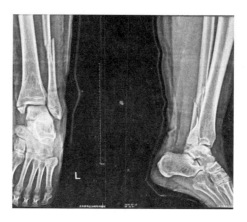

图 2-257　三踝骨折复位后

[治疗]

治疗踝关节骨折，首先要正确对位，达到胫骨下端的凹形关节面和距骨的鞍形关节面吻合一致，并要求内、外两踝恢复正常生理斜度，这样就必须保持关节有一定范围的活动，以达到骨折愈合在距骨的塑形模造下完成的目的。贯彻"动静结合""筋骨并重""医患合作"及较早进行功能锻炼等治疗原则，才能收到良好的治疗效果。

**1. 手法整复，袜套滑动牵引，超踝夹板固定法**

（1）**整复方法**：整复前追问病史，结合 X 线片，明了骨折发生机制和骨折类型、移位情况，确定整复的步骤。按照造成骨折外力的相反方向进行复位后，将踝关节固定在原骨折类型相反的位置，如外翻型骨折用内翻位整复固定。

双踝、三踝骨折脱位，除有下胫腓联合分离者外，骨折远近侧段各形成一个单位，和一般骨折一样，在上下骨折端之间可发生重叠、旋转、侧方移位及成角畸形。

①整复时应先矫正重叠、旋转和侧方移位，最后矫正成角畸形。有骨折、脱位，当胫距关节面恢复正常，骨折亦随之复位。

②旋转加翻转：在矫正内、外翻转畸形前。一般内翻骨折常有内旋畸形，外翻骨折常有外旋畸形。牵引足部的助手将足内旋或外旋，矫正旋转畸形。旋转矫正后同时改变牵引方向，向畸形的反方向翻转。如由外翻逐渐变为内翻，内翻变为外翻（图 2-258A）。

③扣挤：在矫正翻转的同时，术者在踝关节上、下对抗挤压，促使内、外踝

复位，内翻时内侧手掌在踝上，外侧手掌向内推送外踝。反之，外翻时，外侧手掌在踝上，内侧手掌向外推送内踝。对伴有下胫腓联合分离的病例，术者用两手掌紧贴于内、外两踝，嘱助手将足稍稍旋转，术者反复对抗扣挤两踝，直至下胫腓联合分离消失，距骨内、外侧脱位完全整复，腓骨下端回到胫骨下端外侧腓骨切迹内（图2-258 B）。

④推拉：在夹板固定下，术者一手把住小腿下端将胫骨向后推，另一手握足前部向前拉，使向后脱位的距骨回到正常位置（图2-258C）。

⑤背伸：在推拉过程中，可将踝关节背伸到90°，此时，向前张口的内踝亦随之复位。如仍有裂口，可用拇指由内踝的后下方向前上推挤，使骨折满意对位，用踝关节活动夹板背伸位固定（图2-258 D、E）。

三踝骨折的内、外踝与后踝不能同时复位，应先复位固定内、外踝，然后再整复后踝。

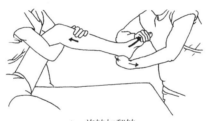

A、旋转加翻转

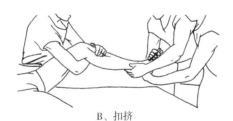

B、扣挤

C、推拉

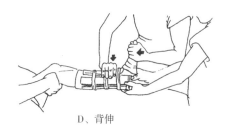

D、背伸

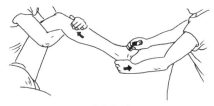

E、内翻牵引

图2-258　踝部骨折手法复位示意

（2）**固定**：袜套牵引4~6周（图2-259），超踝关节固定6~8周。固定夹板、纸压垫放置形式如图2-260。

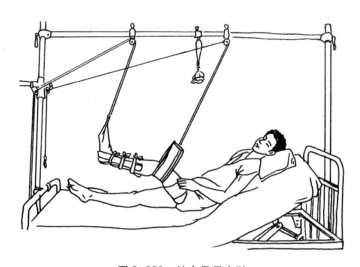

图2-259　袜套悬吊牵引

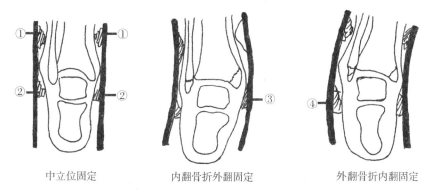

中立位固定　　　　内翻骨折外翻固定　　　　外翻骨折内翻固定

图 2-260　超踝关节夹板、纸压垫放置示意

①袜套牵引：患者平卧位，膝关节屈曲90°，一助手站于患肢外侧，用一手臂夹在患侧大腿近腘窝处，另一手抱住膝部向上牵引。另一助手握住足前及足跟，在踝关节跖屈位，顺着原来畸形方向向下牵引。如内翻骨折先内翻牵引，牵引的力量不能大，只是徐徐牵引，不能加重内、外侧副韧带损伤。术者用拇指在骨折线处向上下轻轻分推内、外踝，以解脱嵌入骨折裂隙的软组织。尤其是内踝在中部发生撕脱性骨折后，内侧副韧带往往嵌入于骨折线之间，阻碍骨折复位，影响骨折愈合，更要注意。

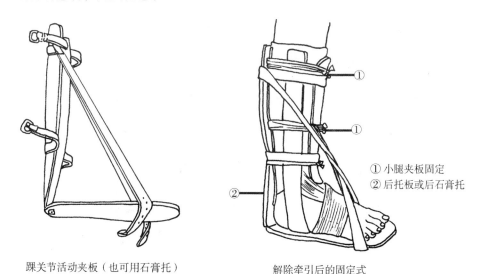

① 小腿夹板固定
② 后托板或后石膏托

踝关节活动夹板（也可用石膏托）　　　　解除牵引后的固定式

图 2-261　无牵引外固定式

189

②超踝关节用5块小夹板固定。

**2. 手法复位, 足后跟石膏及加小夹板外固定法**　手法复位后, 取上至小腿后、中至足趾石膏托, 按外翻骨折内翻固定, 内翻骨折外翻固定, 然后, 加内、外踝超关节夹板（加纸垫）和胫前内外板固定（图2-261、图2-262）。此法注意石膏托不可松脱, 以免引起内、外翻骨折移位, 可2~3周换石膏托, 然后固定4~6周。

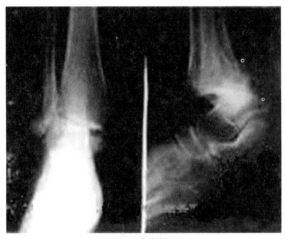

A、治疗前

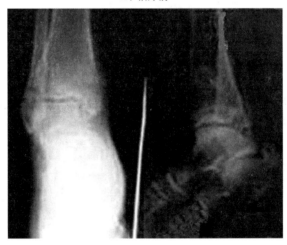

B、袜套牵引小夹板固定达到解剖对位

2-262　三踝骨折并胫距关节脱位

[三踝骨折并脱位病案]

案例 1：患者，男性，16 岁，因"跌伤左踝部肿痛、活动受限 1 天"入院。入院前 1 天下楼时不慎踩空跌倒，扭伤左踝部，当即出现左踝部剧烈疼痛，呈持续性胀痛，局部逐渐肿胀，左踝关节活动受限；伤后到当地卫生院就诊，予左踝关节 X 线片检查，结果示左内、外、后踝骨折，左踝关节半脱位。伤后在家中休息，外涂药酒治疗，见伤处疼痛无好转，肿胀加重，为求进一步治疗，由家属送至我院门诊就诊。专科情况：左踝部及足背中度肿胀，未见皮损及张力性水疱，局部见少量皮下瘀斑；左侧内、外、后踝处压痛明显，可触及骨擦感，纵轴叩击痛（+）；左踝关节屈、伸活动受限；左足背动脉搏动可，各趾关节屈、伸活动及末端血运、皮肤感觉好。左踝关节 X 线片示左内、外、后踝骨折，左踝关节半脱位。

临床诊断：①左内、外、后踝骨折；②左踝关节半脱位。

治疗经过：入院经查体、阅片，确诊为左内、外、后踝骨折，左踝关节半脱位。需行手法复位及骨骼牵引术治疗。麻醉成功后，患者取仰卧位，予拔伸牵引 5 分钟，运用端、挤、提、按手法将骨折端及关节复位，C 臂透视见骨折端对位好，关节已复位，接着行跟骨骨牵引。具体操作如下：患者平卧，左下肢保持中立位；常规消毒，铺无菌巾，行局部麻醉后，在足跟部内侧，从内踝尖端至足跟后下缘连线的中点作穿刺点；选择 1 枚直径 2.5mm 的克氏针，在电钻的带动下从内侧穿刺点进针，保持垂直钻入骨骼并从外侧穿刺点钻出皮肤，让克氏针外露部分两侧等长，无菌纱布敷盖穿针点，安装牵引弓，给予 2.5kg 牵引重量。术后注意观察患肢足趾感觉、活动及血运情况，予消肿止痛、活血化瘀、接骨等治疗，适当行患肢功能锻炼。定期复查左踝部 X 线片。

各阶段 X 线片对照图：

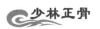

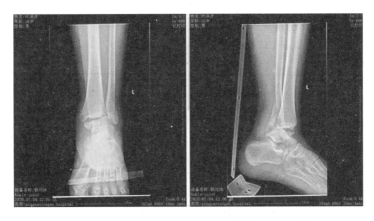

图 2-263　复位前 X 线片

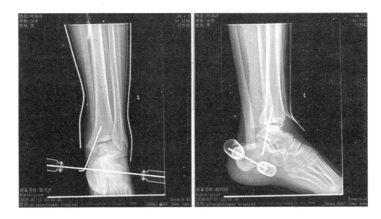

图 2-264　复位后当天 X 线片

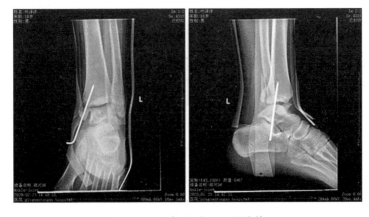

图 2-265　复位后 6 天 X 线片

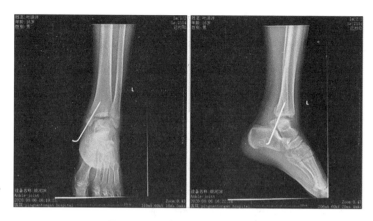

图 2-266　复位后 20 天 X 线片

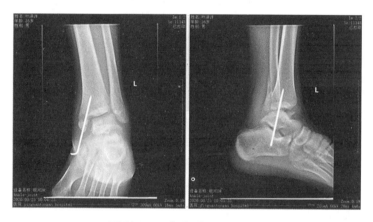

图 2-267　复位后 6 周 X 线片

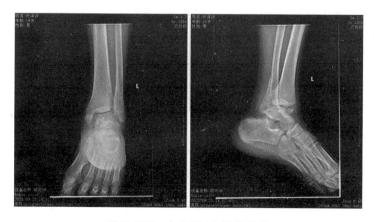

图 2-268　复位后 10 周 X 线片

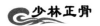 

案例2：患者女性，56 岁。因"跌伤右踝部肿痛、活动受限 1 天"入院。1 天前不慎从约 50cm 高处踩下扭伤右踝部，当时即觉右踝部剧烈疼痛，逐渐肿胀，活动受限。伤后在附近诊所处外敷中药治疗，伤处肿痛未见好转，由家属用车送我院就诊。专科情况：右踝部中度肿胀，外观未见明显畸形，右踝部见大片散在张力性水疱，未见皮下瘀血斑；右踝部皮肤表面见大片草药样药物残渣；右内、外踝压痛明显，可触及骨擦感；右踝关节屈、伸活动受限；右足背动脉搏动明显，各趾关节屈、伸活动好，末端血运及皮肤感觉好。右踝关节正侧位片提示右内、外踝骨折，内踝碎骨片稍向内下方移位，外踝骨折远端稍向外后上方移位。

诊断：①右内、外踝骨折；②右踝关节半脱位。

治疗经过：入院经仔细查体、阅片及评估，确诊为右内、外踝骨折，右踝关节半脱位，需行手法复位及骨骼牵引术治疗。具体操作如下：患者取仰卧位，右下肢保持中立位，麻醉成功后，予拔伸牵引 5 分钟，折顶回旋手法将骨折端及关节复位后，选取 2 枚 2.0mm 克氏针，在电钻带动下在右内踝尖由内下向外上方钻入固定骨折的内踝；外踝骨折操作同上。完成后使用 C 臂透视骨折端位置好，予老虎钳咬断克氏针后予无菌纱布覆盖包扎，让患肢保持中立位，检查患肢末端血运、感觉及各趾活动良好。术毕，过程顺利，未见不良反应。术后注意观察患肢活动、血运及感觉等情况，予消肿止痛、活血化瘀、接骨等对症治疗，注意患肢功能锻炼。复位后复查右踝部 X 线片，示右内外、踝骨折，骨折端对位对线好；右踝关节半脱位已复位。

各阶段 X 线片对照图：

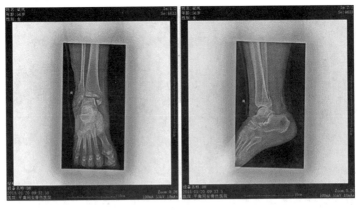

图 2-269 复位前 X 线片

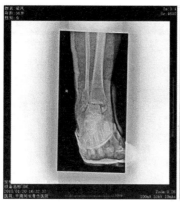
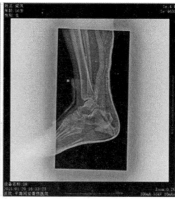

图 2-270　复位当天 X 线片

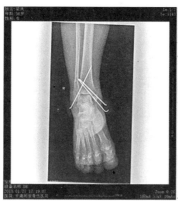
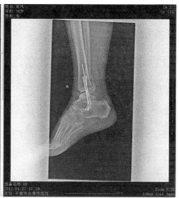

图 2-271　复位后 7 天 X 线片

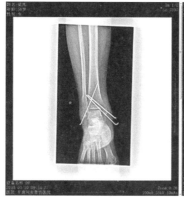
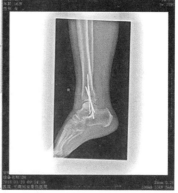

图 2-272　复位后 9 周 X 线片

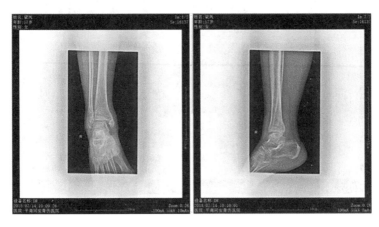

图 2-273　复位后半年 X 线片

【案例评析】

踝关节骨折是创伤骨折常见类型之一，占成人骨折的 7.6%。近年来踝关节骨折的发生率有明显上升趋势，老年女性易于发生踝关节骨折。踝关节骨折主要以青壮年、老年女性多见，常见的受伤原因包括超重后平衡能力和反应能力降低，容易摔倒，造成踝关节损伤或缺钙，或者年龄因素导致骨质疏松，可削弱骨的强度，也容易诱发踝关节骨折。

**1. 受伤机制**　间接暴力是导致踝关节骨折的主要病因，日常生活中施力不当，间接暴力作用通过纵向传导、杠杆作用或扭转作用，使踝关节发生骨折，如从高处跌落足部着地、行走不慎等。直接暴力，包括某些强有力的外力直接作用于踝关节及周围部位，可导致踝部的复杂性骨折，如交通事故伤、建筑工地外伤等。积累性劳损，如远距离行走、长时间运动或运动不当等，容易导致踝关节骨折。

间接暴力是引起踝关节骨折的主要原因，直接暴力打击也可造成复杂性骨折，以青壮年、老年女性多见，身体超重和骨质疏松是踝关节骨折的危险因素。踝关节骨折由于外力作用方向、作用力的大小和受伤时肢体的姿势不同，可造成各种不同类型的骨折。

**2. 分型**　踝关节骨折的分类方法很多，但从临床应用的角度，将 Danis-Weber 和 Lange-Hansen 分类法结合的分类方法更为实用。

（1）**内翻内收型（Ⅰ型）**：当踝关节在极度内翻位受伤时（旋后），暴力作用通过外侧副韧带传导至外踝，可引起胫腓下韧带平面以下的外踝骨折。若暴力作用并未因外踝骨折而衰减，继续传导至距骨，使其撞击内踝，可引起内踝自下而上的斜形骨折。

（2）**外翻外展型（Ⅱ型）**：踝关节遭受间接暴力，在极度外翻位受伤，或重物打击外踝，使踝关节极度外翻，暴力经内侧副韧带传导，牵拉内踝而发生骨折。若暴力作用继续传导，距骨极度外翻，撞击外踝和后踝，使外踝发生由下斜向上外的斜形骨折，并同时发生后踝骨折，骨折多在胫腓下韧带平面。

（3）**内翻外旋型（Ⅲ型）**：暴力作用于外踝，首先导致外踝粉碎性骨折和后踝骨折，但胫腓下韧带完整。暴力继续传导，踝外旋力量使内侧副韧带牵拉内踝，导致内踝撕脱骨折，Ⅱ型骨折均为三踝骨折。下胫腓韧带完整，不发生踝关节脱位是此型骨折的特征。

（4）**外翻外旋型（Ⅳ型）**：踝关节遭受外翻（旋前）暴力时，使内侧副韧带紧张，导致内踝撕脱骨折。若暴力作用不衰减，使距骨撞击外踝，可导致下胫腓韧带断裂，发生下胫腓联合分离。若暴力继续作用，经胫腓间膜传导，引起下胫腓韧带平面以上腓骨的斜形或粉碎性骨折，有时暴力传导可达腓骨上端，发生高位腓骨骨折，临床上常因对这种损伤机制认识不足而漏诊。

（5）**垂直压缩型（Ⅴ型）**：即 Pilon 骨折，意为杵臼关系的损伤，常为高处跌落时胫骨下端受距骨垂直方向的暴力，导致塌陷型骨折。根据受伤时踝及足所处的位置不同，压缩重点部位可在胫骨下端的前缘、中部及后缘，中心部位压缩常同时伴有胫骨下端的粉碎性骨折或斜形骨折。

结合该患者的受伤机制"不慎踩空跌倒，扭伤左踝部"，辅助检查"左踝关节 X 线片示左内、外、后踝骨折，左踝关节半脱位"和体格检查，可知该例骨折为"三踝骨折伴脱位"且无血管、神经损伤。

**3. 治疗**

（1）**手法整复，袜套滑动牵引，超踝夹板固定法**

①整复时，应先矫正重叠、旋转和侧方移位，最后矫正成角畸形。有骨折、脱位，当胫距关节面恢复正常，骨折亦随之复位。

②旋转加翻转：在矫正内、外翻转畸形前。

③扣挤：在矫正翻转的同时，术者在踝关节上、下对抗挤压。

④推挤。

⑤背伸：在推拉过程中，可将踝关节背伸到90°。三踝骨折的内、外踝与后踝不能同时复位，应先复位固定内、外踝，然后再整复后踝。

⑥固定：袜套牵引4-6周，超踝关节5块小夹板固定6~8周。

**（2）手法复位，足后跟石膏托加小夹板外固定法（无牵引）**：小夹板固定前，外敷中草药膏，每3天更换1次。

# 三、常见关节脱位

## （一）下颌关节脱位

下颌关节脱位，《秘笈》称"牙床伤"，多因外伤（打伤）引起。在老年人也可因"打呵欠"导致脱位或半脱位。

**1. 诊断**　在青壮年有面部外伤史，在老人有"打呵欠"后嘴已不能合拢，呈歪面状，流涎。

**2. 治疗**　对青壮年下颌关节脱位既往可用按压法。术者将双拇指包缠绷带或毛巾布（避免咬伤）置下颌两侧牙床，用力往下一压，即可复位（图2-274）。

对老年人因打呵欠导致脱位、半脱位可用点穴法，即用拇指点压颧髎穴（图2-275），即可复位。如点穴不能复位，可改用按压法。

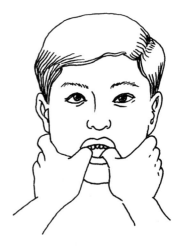

图2-274　按压复位法

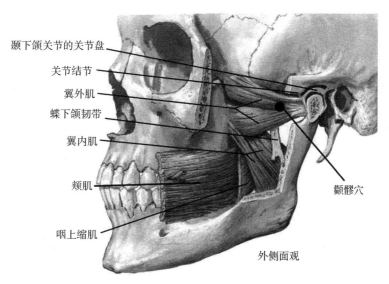

图 2-275　颞髎的解剖位置

## （二）肩关节脱位

肩关节脱位，《秘笈》称"肩胛骨伤"。

**[诊断分型]**

肩关节脱位的诊断分型见图 2-276。

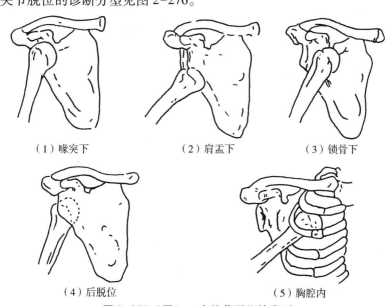

（1）喙突下　　　（2）肩盂下　　　（3）锁骨下

（4）后脱位　　　　　（5）胸腔内

图 2-276（甲）　肩关节脱位的类型

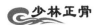

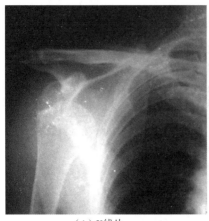

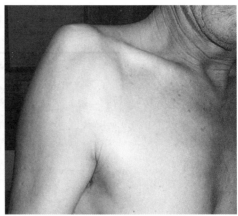

（1）X线片 　　　　　　　　　　　　　　　（2）典型的方肩

**图2-276（乙）　男，52岁，右肩关节盂下脱位**

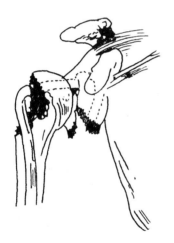

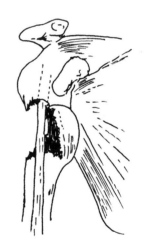

（1）肱二头肌长头腱脱位，　　　　　　　　（2）肱二头肌长头腱滑到骨头的后侧
　　妨碍肱骨头复位

**图2-276（丙）　肱二头肌长头腱妨碍肩关节前脱位整复示意**

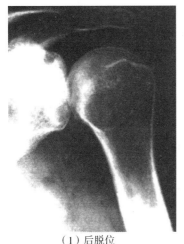

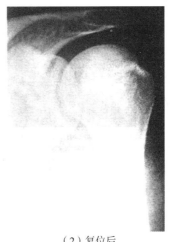

（1）后脱位　　　　　　　　　（2）复位后

图 2-276（丁）　肩关节后脱位

**1. 诊断**　肩关节脱位好发于 20~50 岁的男性成人，根据脱位的时间长短和脱位次数可分为新鲜性、陈旧性和习惯性脱位；根据脱位的肱骨头所在位置可分为前脱位和后脱位，其中前脱位又可分为喙突下、盂下、锁骨下脱位，以喙突下脱位最多见。后脱位极少见。

**（1）一般症状**：外伤后，肩部筋肉受损，血离经脉，肩部出现疼痛、肿胀、功能障碍。

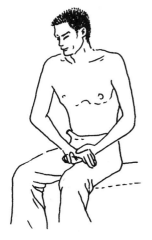

图 2-277　肩前脱位后方肩畸形

**（2）特殊体征**

①**畸形**：肩关节脱位后，由于肱骨头移位，患肩失去正常圆隆的外表，与健侧不对称，肩峰突出，呈方肩畸形（图 2-277）。

②**弹性固定**：肩关节脱位后，患肢常保持在外展 30° 左右的特殊位置上，远端肢体被动活动时有弹性阻力，除去外力后又回到原来特殊位置上。

③**关节盂空虚**：肩关节完全脱位后，由于肱骨头完全脱离了关节盂造成肩峰下关节盂空虚。

**2. 分型**

（1）**前脱位**：肩关节脱位后均出现患肩肿胀疼痛、畏动、功能障碍。

①有外伤史，伤后肩关节处于轻度外展位，上臂不能靠近体侧，且活动受限，形成弹性固定。

②肩部侧面扁平，形成方肩畸形。肩三角消失。

③在喙突下、腋下或锁骨下可触及肱骨头而肩峰下空虚。

④直尺试验阳性，即直尺可直接按在肩峰与肱骨外上髁之间。

⑤杜加斯征阳性，即如将伤侧手掌放在健侧肩部，伤则肘关节不能紧贴胸壁，或将伤侧肘贴胸臂，手掌不能放在健侧肩部（图2-278）。

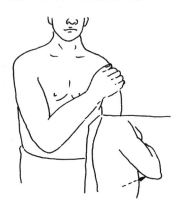

图2-278 杜加斯征

（2）**后脱位**：肩关节处于外展内旋位，外展活动受限，可见患者肩后侧隆起，在肩关节后方可触及肱骨头而前方空虚。

X线检查对诊断肩关节脱位是必要的，它不但可以诊断脱位的类型，而且可以明确是否伴有骨折，为治疗的选择提供依据。一般拍摄肩关节正位及穿胸侧位X线片。

**3. 肩关节脱位的合并症**

（1）肱骨大结节骨折。

（2）岗上肌肌腱断裂。

（3）肱二头肌长头腱滑脱。

（4）血管、神经损伤。

（5）肱骨外科颈骨折。

（6）肱骨头压缩性骨折。

[治疗]

新鲜肩关节脱位或合并肱骨大结节撕脱骨折者一般宜用手法整复。合并有肱骨外科颈骨折者也先宜手法整复，若失败者才考虑手术开放复位内固定。陈旧性脱位宜先手法复位，失败者应予以手术开放复位。习惯性脱位者也先手法复位，但若脱位发生频繁，影响日常生活工作者，可考虑手术治疗。

**1. 整复方法**　整复一般不需麻醉。

（1）**手牵足蹬法**：见图2-279。

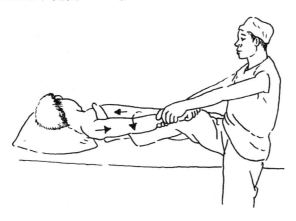

图 2-279　手牵足蹬法

（2）**拔伸托入法**：患者取坐位，一助手立于肩后，双手斜形环抱患者，另一助手分别推患肢肘、腕部，在患肢外展外旋位拔伸牵引。术者立于患肩外，两拇指按于肩峰，其余四指自腋窝内托肱骨头向外上方，同时第二助手将患肢内收内旋，当有入臼声时，复位即告成功（图2-280）。

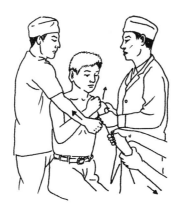

图 2-280　拔伸托入法

（3）**牵引复位法**：患者仰卧，用布带绕过其胸部，一助手向健侧牵引，第二助手用布带绕过患者腋下向上牵引，第三助手握患肢腕部，于外展外旋位牵引，并徐徐内收内旋患肢，若有入臼声，复位即告成功。

（4）**椅背复位法**：韦以宗整理唐·蔺道人《理伤续断方》介绍的方法（图2-281）。

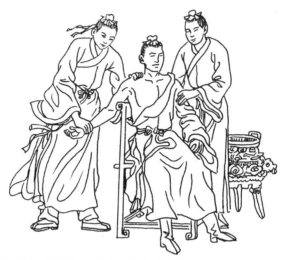

图2-281　蔺氏靠背椅式肩关节脱位复位法示意（据文作图）

（5）**拉颈膝顶法**：在韦以宗整理清·胡廷光《伤科汇纂》介绍的方法。

（6）**拔伸回旋法**：患者取坐位，术者位于患侧，以右肩关节前脱位为例，术者右手握肘部，左手握腕部，将肘关节屈曲，先沿上臂外展外旋位拔伸牵引，在外旋牵引下徐徐内收内旋肘部，使肘尖贴近胸臂，患肢手掌搭于对侧肩上，闻及入臼声，复位即告成功（图2-282）。此法适宜于肌力较弱者或习惯性脱位者。

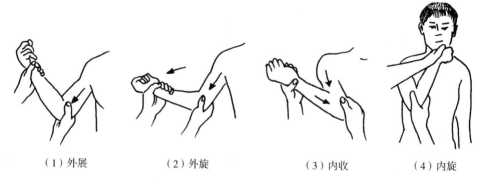

（1）外展　　　　（2）外旋　　　　（3）内收　　　　（4）内旋

图2-282　牵引回旋法

**2. 固定方法** 检查复位满意后，一般采用胸壁绷带固定。将患侧上臂保持在内收内旋位屈肘90°，用绷带将上臂固定在胸壁，前臂用三角巾悬吊于胸前3周。限制肩外展外旋活动。

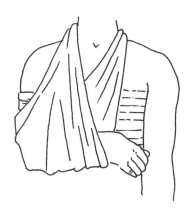

图2-283 胸壁绷带固定

[肩关节脱位病案]

案例1：患者，男性，65岁，因"跌伤左肩肿痛、畸形、功能障碍4小时"入院。入院前4小时行走时不慎被绊倒，以左肩背部先着地，即感左肩部剧烈疼痛并见畸形，伤处逐渐肿胀，左肩关节活动受限；伤后即由家属送至我院就诊，门诊予左肩X线摄片及查体后以"左肩关节脱位、左肱骨大结节撕脱性骨折"收入我院。专科情况：左肩部中度肿胀，呈方肩畸形，未见皮损，未见皮下瘀血斑；左肩部压痛明显，可触及肩关节盂空虚感，杜加斯征试验阳性；肩关节活动受限，肘关节活动因疼痛稍受限；左肱、桡动脉搏动明显，左拇指对指试验、夹纸试验阴性，左手各指活动好，末梢血运及感觉好。左肩关节正侧位X线片示左肩关节脱位，肱骨头向内、前下方移位；左肱骨大结节骨折，骨碎块向外分离移位少许。

临床诊断：①左肩关节脱位；②左肱骨大结节撕脱性骨折

治疗经过：入院经仔细查体、阅片，确诊为左肩关节脱位、左肱骨大结节撕脱性骨折，需行手法复位。麻醉成功后，患者取仰卧位，腋窝处垫棉垫或包布，术者半坐于患侧床边，将同侧足跟置于患者腋下，双手握住患者腕部将患肢外展外旋位牵引，以足跟顶住腋部作对抗牵引。持续均匀用力牵引数分钟，使患者肩部肌肉逐渐松弛，此时内收、内旋上肢，感觉到弹响，提示复位成功。胸壁绷带固定上臂，三角巾悬吊前臂于胸前2~3周。复查DR示左肩关节已复位，肱骨大结节骨块对位可。

各阶段 X 线片对照图：

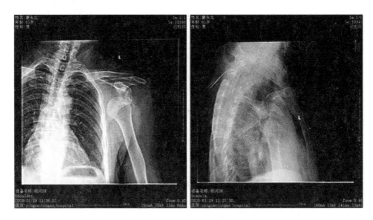

图 2-284　复位前 X 线片

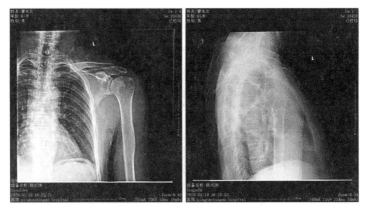

图 2-285　复位后当天 X 线片

案例 2：患者，女性，70 岁，因"跌伤左肩肿痛、畸形、活动受限 2 天"入院。入院前 2 天在行走时不慎跌倒，以左肩背部先着地，即感左肩部剧烈疼痛，见畸形并伤处逐渐肿胀，左肩关节活动受限。当时未进行特殊处理，即送至我院门诊就诊，予拍左肩关节正侧位 X 线片后以左肩关节脱位收入院。专科情况：左肩部中度肿胀，方肩，未见皮损及皮下瘀斑；左肩部压痛明显，可触及肩关节盂空虚感，杜加斯征试验阳性；肩关节活动受限，左桡动脉搏动明显，拇指对掌、对指功能好，各指伸屈活动好，夹纸试验（-）；各指末端血运、感觉良好。左肩关节正侧位 X 线片见左肩关节脱位，肱骨头向前，向内下方脱出移位。

临床诊断：左肩关节脱位

治疗经过：入院经仔细查体、阅片及评估，确诊为左肩关节脱位，肩关节移位明显，影响日常生活，需行闭合复位。麻醉成功后，患者取仰卧位，左腋窝处垫棉垫或包布，术者半坐患侧床边，将同侧足跟置于患者腋下，双手握住患者左腕部将患肢外展外旋位牵引，以足跟顶住腋部行对抗牵引。持续均匀用力牵引数分钟，使患者肩部肌肉逐渐松弛，此时内收、内旋上肢，感觉到弹响，提示复位成功。胸壁绷带固定上臂，三角巾悬吊前臂于胸前2~3周。复位后复查DR示左肩关节关系正常。

各阶段X线片对照图：

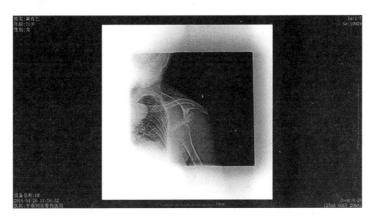

图2-286 复位前X线片

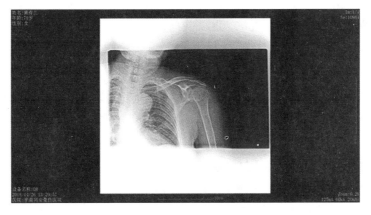

图2-287 复位后当天X线片

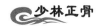

**【案例评析】**

肩关节脱位，由于年轻人的骨质强，时常发生单纯性脱位，而老年人多发生骨折或骨折合并脱位。急性脱位常见于男性，女性则以习惯性脱位居多。该疾病多数由跌倒所致，常见原因：①间接暴力。患者侧向跌倒，患肢手掌或肘后着地，因为直接接暴力或肘部着地后，暴力沿着肱骨干传至肱骨头，使肱骨头冲破较薄弱的关节囊前壁，滑至喙突下间隙，形成喙突下脱位，此种脱位较为多见。若暴力过大，则肱骨头可被推至锁骨下部成为锁骨下脱位，但临床上较为少见。②杠杆力作用。当上肢高举、外展、外旋时，肱骨大结节与肩峰紧密相接，并形成杠杆力的支点。若手掌撑地暴力上传或暴力使上肢过度外展，肱骨头受力后向前下部滑脱，成为盂下脱位。因胸大肌和肩胛下肌的牵拉，肱骨头又滑至肩前成为喙突下脱位。③直接暴力。多为暴力直接击打肱骨头，使其冲破关节囊产生脱位，临床上少见。可根据肱骨头脱出的位置分为喙突下、盂下、锁骨下脱位，也可按脱位的时间和次数分为新鲜性、陈旧性、习惯性脱位。

特殊体征：畸形、呈方肩畸形、关节盂空虚。

**分型：**①前脱位。临床上常见的关节脱位，常因为间接接暴力或肘部着地后，暴力沿着肱骨干传至肱骨头，使肱骨头冲破较薄弱的关节囊前壁，滑至喙突下间隙，形成喙突下脱位。此脱位可伤及臂丛神经。②后脱位。跌倒时手伸展内旋着地或者是暴力直接作用在肩部前侧导致的脱位，临床上不常见。

结合该患者的受伤机制"不慎被绊倒，以左肩背部先着地"、辅助检查"左肩关节正侧位片示左肩关节脱位，肱骨头向内、前下方移位；左肱骨大结节撕脱性骨折，骨碎皮稍向外外分离移位"和体格检查，该患者的诊断为肩关节前脱位不伴神经、血管损伤。

对于新鲜肩关节脱位或合并肱骨大结节撕脱性骨折的，一般采用手法整复。有合并外科颈骨折、陈旧性脱位、习惯性脱位者也可先进行手法整复，手法整复失败者再进行开放复位。

整复方法：采用足蹬复位法。患者仰卧，腋窝处垫棉垫或包布，医生半坐患侧床边，将同侧足跟置于患者腋下，双手握住患者腕部将患肢外展位牵引，以足跟顶住腋部作对抗牵引。持续均匀用力牵引数分钟，使患者肩部肌肉逐渐松弛，此时内收、内旋上肢便可复位。肱骨头经前方关节囊的破口滑入肩胛盂内时，可明显感觉到弹响，提示复位成功，此时活动肩关节，弹性阻力消失，贴胸搭肩征转为阴性。此方法安全可靠，简单易行，成功率高。

固定方法：一般采用胸壁绷带固定。前臂用三角巾悬吊于胸前 2~3 周。复位后，可外敷中草药膏，每 3 天更换一次。

注意：肩关节脱位一定要胸壁绷带固定，三角巾悬吊不得少于 2 周，否则，容易造成习惯性脱位。

（三）肘关节脱位

肘关节脱位，《秘笈》称"胖睁骨伤"，占全身各大关节脱位的第一位，约占各大关节脱位的一半。多发生于青壮年，儿童及老年人少见。

[诊断分型]

**1. 诊断** 一般症状：伤后肘关节疼痛、肿胀、活动功能障碍，患侧前臂较健侧缩短（后脱位）或增长（前脱位）。

（1）有明显外伤史。

（2）伤后肘部肿胀，疼痛活动功能障碍，弹性固定，靴状畸形，肘后三角关系失常。

（3）肘关节正、侧位 X 线照片可明确脱位的类型及有无并发骨折。

**2. 分型**

（1）**肘关节后脱位**：肘关节后脱位多为传达暴力及杠杆作用力所造成。患者跌仆时肘关节伸直，前臂旋后位，传达暴力使肘关节过度后伸，以至于鹰嘴尖端急骤撞击肱骨下端的鹰嘴窝，起到杠杆作用，使尺桡骨上端同时被推向后外方而导致典型的肘关节后脱位。此时前关节囊及肱前肌均撕裂，后关节囊及肱骨下端后侧骨膜可在骨膜下剥离（图 2-288）。

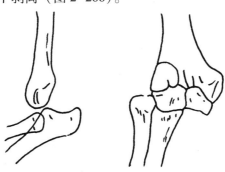

图 2-288 肘关节后脱位示意

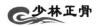

（2）**肘关节前脱位**：单纯肘关节前脱位较罕见，多为肘部旋转暴力所致，跌倒时手撑地，在前臂固定的情况下，身体沿上肢纵轴旋转，以致产生肘侧方脱位，外力继续作用，则可导致尺桡骨完全脱到肘前方。由于引起脱位的暴力多较剧烈，故肘关节前脱位时软组织损伤也较重，关节囊及侧副韧带多完全损伤或撕裂，合并神经血管损伤的机会也增多（图2-289）。

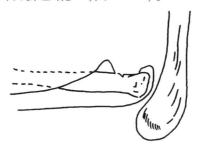

图2-289（甲）　肘关节前脱位示意

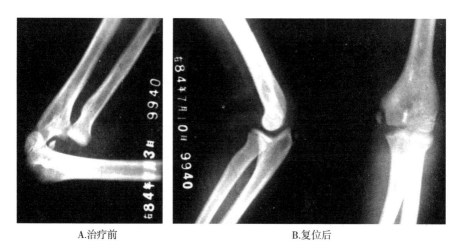

A.治疗前　　　　　　　　　　　B.复位后

图2-289（乙）　肘关节前脱位并外髁骨折

（3）**肘关节侧方脱位**：肘关节侧方脱位又可分为内侧脱位和外侧脱位两种，外侧脱位是肘外翻应力所致，内侧脱位是肘内翻应力所致。患者跌倒后，引起肘关节后脱位的同时，由于暴力作用方向不同，可沿尺侧或桡侧向上传达，出现肘内翻或肘外翻，引起肘关节的尺、桡侧副韧带撕脱或断裂，但环状韧带仍保持完整。一般与脱位方向相对侧的韧带和关节囊损伤严重，而脱位侧的损伤反而较轻，骨端向桡侧严重移位者，可引起尺神经牵拉伤（图2-290、图2-291）。

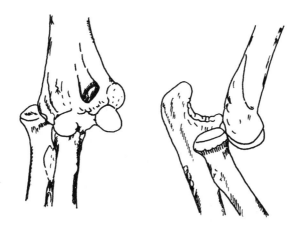

图 2-290 肘关节脱位，尺桡骨向后外方脱出

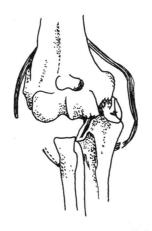

图 2-291 肘关节内侧脱位，外侧关节囊及韧带损伤

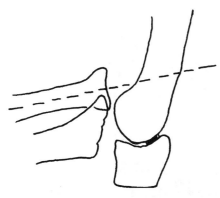

图 2-292 肘关节前脱位合并鹰嘴骨折

（4）**肘关节骨折脱位**：可出现肘关节前脱位合并尺骨鹰嘴骨折（图 2-292），肘关节后脱位合并冠状突骨折（图 2-293A），肘关节后脱位合并桡骨头骨折（图 2-293B），肘关节后脱位合并肱骨外髁背侧缘骨折（图 2-294），肘关节外侧脱位合并肱骨内上髁撕脱骨折（图 2-295）。

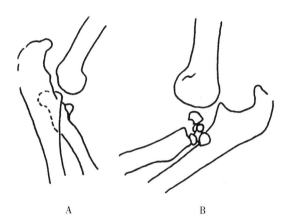

A                B

**图 2-293 肘关节后脱位**

（A、合并冠状突骨折，B、合并桡骨头骨折）

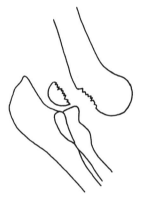

**图 2-294 肘关节后脱位合并**

**肱骨外髁背侧缘骨折**

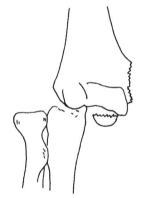

**图 2-295 肘关节外侧脱位合并**

**肱骨内上髁撕脱骨折**

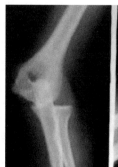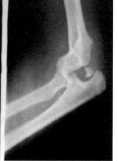

**图 2-296 肘关节脱位合并内髁骨折复位前**

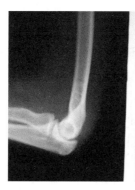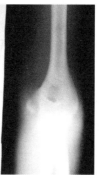

图 2-297 肘关节脱位并内髁骨折复位后

注意事项：肘关节脱位时，肱三头肌肌腱和肱前肌肌腱被撕脱剥离，骨膜、韧带、关节囊均被撕裂，以至于肘窝部形成血肿，该血肿容易出现纤维化，以致骨化，引起骨化性肌炎，成为影响复位的最大障碍，并影响复位后的肘关节活动功能。移位严重的肘关节脱位可能损伤血管与神经，应予以注意。

[治疗]

新鲜肘关节脱位一般采用手法复位，且一般不需麻醉，陈旧性脱位也应力争手法复位，若失败，可考虑采用手术治疗，合并骨折者同时进行整复。

**1. 手法复位**

**（1）新鲜肘关节后脱位**

①屈肘法：术者以一手握腕部保持牵引，另一手的拇指抵住肱骨下端向后挤按，其余四指于鹰嘴处向前端提，并徐徐将肘关节屈曲，若有入臼声，则复位即告成功。

患者也可取卧位，患肢靠床边，术者一手按其上臂下段，另一手握住患肢前臂顺势拔伸牵引，徐徐屈曲肘关节，有入臼声，则复位即告成功（图 2-298）。

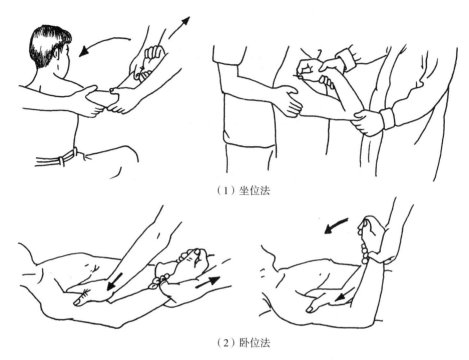

（1）坐位法

（2）卧位法

图2-298　新鲜肘关节后脱位屈肘复位法

②复位法：患者取坐位，术者立于患者前面，一手握其前臂，一手握其腕部，同时一足踏于凳上，以膝顶住患肘窝内，先顺势拔伸牵引，徐徐屈曲肘关节，有入臼声，则复位即告成功（图2-299）。

（2）肘关节前脱位：复位前要判明尺桡骨脱位的途径，也就是要判断出是由肘内侧脱出的还是由肘外侧脱出至肘前的。原则上应顺原路复回。患者取坐位或卧位，一助手握上臂，另一助手握腕部，顺势拔伸牵引，术者一手握肘部，另一手握前臂上段，使前臂内旋，同时

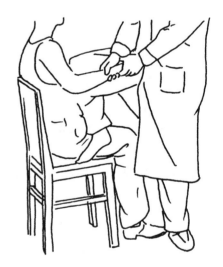

图2-299　新鲜肘关节后脱位膝顶复位法

将前臂向后拉，并绕肱骨下端转动，顺原路回绕至肘后，听到入臼声，则复位即告成功（图2-300）。

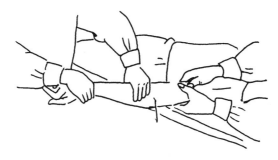

图2-300 肘关节前脱位复位法

（3）**肘关节侧方脱位**：由术者一人即可完成，两手握住肘关节，以两拇指和其他手指使肱骨下端和尺桡骨上端向相对方向移位，听到入臼声，复位即告成功。

（4）**肘关节骨折脱位**：若合并肱骨内、外上髁骨折者，一般情况下在肘关节脱位整复后，肱骨内、外上髁骨块也随之复位。若有机械阻力感，多为骨折块移位于关节腔内所致，需将肘关节再脱位，而后重新复位，再复位时，注意将关节间隙挤紧，将骨折块挤出关节腔。若合并尺骨鹰嘴骨折者，一助手牵引上臂，另一助手握其腕部，拔伸牵引，术者一手置于尺桡骨上端掌侧向下向后推压，一手拉肱骨下端向前，有入臼声，则复位即告成功。复位整复后按鹰嘴骨折处理。

（5）**复位后检查**：肘关节外形恢复正常，与健侧对比相似，肘关节屈伸活动功能恢复正常，患侧手可触及同侧肩部，肘后三角关系正常，摄肘关节正侧位X线片可以证实复位是否成功。

**2. 固定方法** 新鲜肘关节后脱位复位后，肘关节屈曲90°～135°，三角巾悬吊或"∞"字绷带固定3周；肘关节前脱位复位后，肘关节0～20°位固定1周，再屈曲90°位固定2周；肘关节侧方脱位及暴裂型脱位复位后，用"∞"字绷带或石膏托将肘关节固定在屈曲90°位3周，合并骨折者复位后，小夹板加压垫或石膏托固定，时间按骨折固定需要确定（图2-301）。

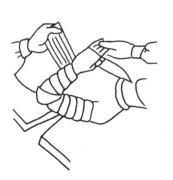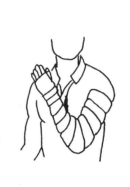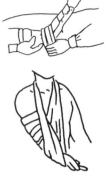

（1）肘关节后脱位固定法　　　　（2）肘关节前脱位复位后固定法

图 2-301　肘关节脱位绷带固定法

### （四）小儿桡骨头半脱位

小儿桡骨头半脱位又称牵拉肘，多见于 4 岁以下的幼儿，是临床中颇常见的肘部损伤之一。男孩多于女孩，左侧多于右侧。

［诊断］

1. 患儿的患肢有纵向被牵拉外伤史。

2. 伤后患儿哭闹，伤肢不肯活动，更拒绝别人触动。

3. 患肢出现耸肩，肘关节呈半屈曲或伸直，前臂旋前位，不能旋后，不能屈肘，不能抬举，取物时肘关节不能自由活动。桡骨头处有压痛，肘关节无明显肿胀。

4. 肘关节正侧位 X 线片检查，桡骨头中轴线偏移肱骨小头。

［治疗］

**1. 手法复位**　以右手为例，家长抱患儿取坐位，术者左手拇指置于桡骨小头外侧，右手握其腕部，逐渐牵引，前臂旋后，一般半脱位在旋后过程中即可复位。若不能复位，可用左手拇指按压于桡骨小头处，右手牵引至肘关节伸直旋后位，然后屈曲肘关节，一般都能复位成功。亦可在牵引的基础上，来回旋转前臂，也可达到复位的目的（图 2-302）。复位成功时，拇指下可感到或听到桡骨小头的入臼声。

复位后，患儿肘部疼痛立即消失，停止哭闹，开始使用患肢，能上举取物，以上几点是桡骨小头半脱位复位成功的标志。

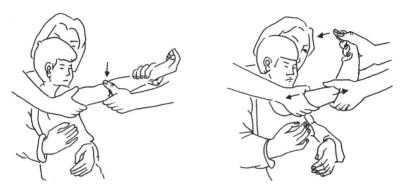

图 2-302 小儿桡骨头半脱位复位法

**2. 复位后处理** 复位后，一般不需要制动，必要时用绷带将患肢悬吊胸前 5~7 天。

### （五）髋关节脱位

髋关节，《秘笈》称"环跳骱"，髋关节脱位居全身四大关节脱位的第三位，仅次于肘、肩关节脱位，约占全身各关节脱位的 5%，多见于青壮年。多为间接暴力引起。

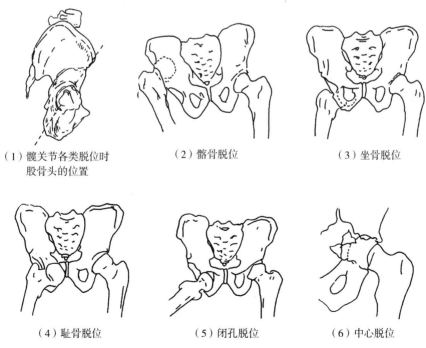

（1）髋关节各类脱位时  股骨头的位置

（2）髂骨脱位

（3）坐骨脱位

（4）耻骨脱位

（5）闭孔脱位

（6）中心脱位

图 2-303 髋关节脱位的类型

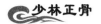
[诊断分型]

**1. 诊断**　髋关节脱位有明显外伤史，伤后患髋肿胀疼痛、青紫瘀斑，活动功能障碍，不能站立及行走。患腿呈现内收内旋、短缩或外展、外旋、延长畸形改变。

**2. 分型**

（1）**髋关节后脱位**

①明显髋关节屈曲内收位受伤史。

②伤后患髋呈屈曲、内收、内旋畸形（图 2-304A），患肢较健肢缩短，股骨大粗隆上移，在髂前上棘与坐骨结节连线后上方可扪及股骨头。患肢呈弹性固定，粘膝征阳性。

③患髋关节正侧位 X 线检查可见股骨头向后上方脱位，股骨颈内侧缘与闭孔上缘所连的弧线中断（图 2-304B）。

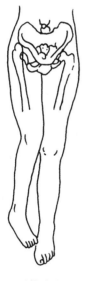
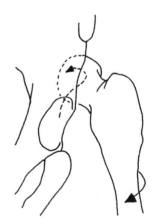

A肢体畸形　　　　　　　　　　　B股骨所处位置

图 2-304　髋关节后脱位

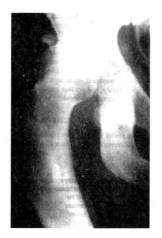
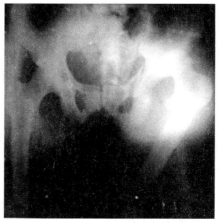

**图2-305　左髋关节后脱位并股骨干骨折**

（2）髋关节前脱位

①有患髋外展位受伤史。

②伤后患肢呈外展、外旋并轻度屈曲畸形，患肢较健肢增长，在患侧腹股沟处可扪及股骨头，患肢弹性固定，粘膝征阴性（图2-306A）。Nelaton线大粗隆位移。

③患髋关节正侧位X线检查可见股骨头向前下脱位，小转子完全显露（图2-306B）。

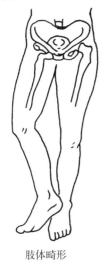

肢体畸形

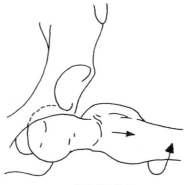

股骨所处位置

A 髋关节前脱位示意

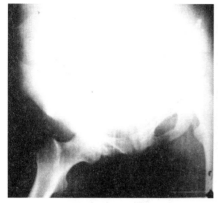

股骨头前脱位坐骨下型

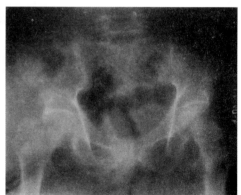

股骨头前脱位突入闭孔型

B 髋关节前脱位 X 线影像

**图 2-306　髋关节前脱位**

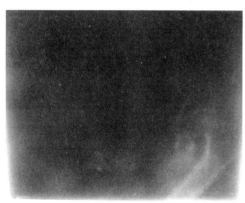

A 复位前

B 复位后

**图 2-307　右髋关节前脱位复位前后对比**

**（3）髋关节中心性脱位**

①有明显粗隆部受到冲击的受伤史。

②伤后患肢短缩，股骨大转子内移，阔筋膜张肌及髂胫束松弛。

③患髋正侧位 X 线检查可见髋臼底骨折股骨头随髋臼骨折块进入盆腔（图 2-308、图 2-309）。

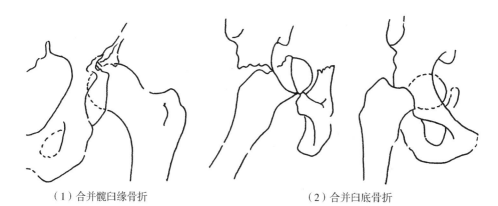

（1）合并髋臼缘骨折　　　　　　　　　（2）合并臼底骨折

图 2-308　髋关节脱位合并骨折

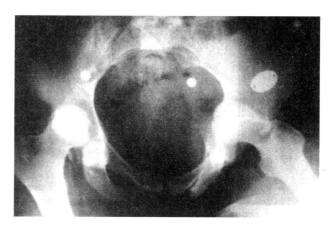

图 2-309　中心性脱位股骨头突入盆腔，髋臼骨折

[治疗]

新鲜髋关节脱位一般以手法整复为主，陈旧性脱位也应力争手法整复。必要时可行单腰麻或硬膜外麻醉，甚至全麻。

**1. 手法整复**

**（1）后脱位**

①**垂直屈髋拔伸法**：患者仰卧，一助手双手按压髂前上棘以固定骨盆，术前骑跨于患肢上，以一手肘部托住患肢腘窝部，使其屈髋屈膝各 90°，顺势拔伸牵引，略内收，并作轻微摇晃动作，促使股骨头滑向髋臼破裂口，有入臼声时，则复位即告成功（图 2-310）。

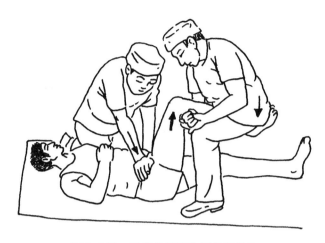

图 2-310　髋关节后脱位屈伸复位法

②**拔伸足蹬法**：患者仰卧，术者两手握其踝部，用一足蹬于腹股沟内侧，手拉足蹬，身体后仰，并稍作旋转活动，利用杠杆作用力迫使股骨头纳入髋臼内，当有入臼声时，复位即告成功（图 2-311）。

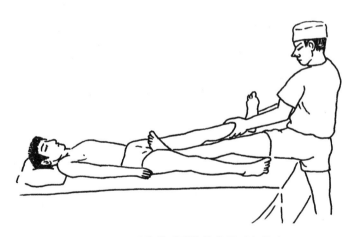

图 2-311　髋关节后脱位拔伸足蹬复位法

③**回旋整复法**：患者仰卧，一助手双手按压双侧髂前上棘以固定骨盆，术者一手握患肢踝部，另一手肘窝提托患肢腘窝部，在提托牵引下将患肢大腿内收、内旋，极度屈髋屈膝，再外展、外旋，伸直患肢，在此过程中，若听到入臼声，

则复位即告成功。此方法的动作过程像画了一个"？"或"ʕ"，故又称画问号整复法（图 2-312）。

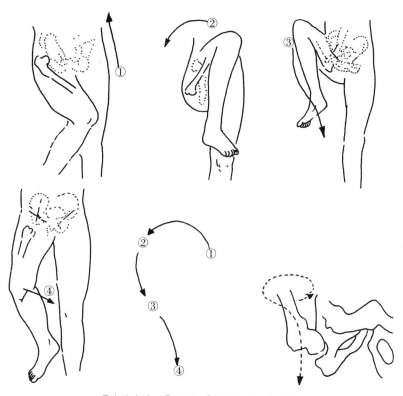

①内收内旋　②屈髋　③外旋外展　④伸髋

**图 2-312　髋关节脱位回旋复位法**

**④俯卧下垂法**：令患者俯卧于床缘，双下肢置于床外，一助手把持健肢于水平位，另一助手固定骨盆，术者一手握患肢踝部，一手按压患肢腘窝，使其复位（图 2-313）。或固定骨盆的助手双手重叠向下按压股骨头使其复位（图 2-314）。或术者用膝部跪压于患肢腘窝部，使其复位。此方法宜于肌肉不甚发达者。

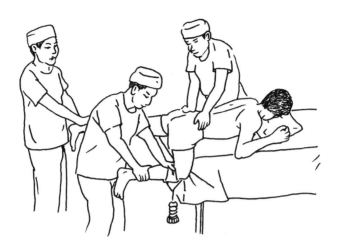

图 2-313　髋关节后脱位俯卧复位时加压于腘窝

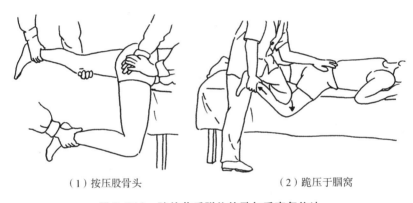

（1）按压股骨头　　　　　　　　（2）跪压于腘窝

图 2-314　髋关节后脱位俯卧与垂直复位法

**（2）前脱位**

**①屈髋拔伸法：**令患者仰卧，一助手固定骨盆，另一助手于屈髋屈膝位拔伸牵引，术者双手环抱大腿根部向外拉，使股骨头回纳于髋臼（图 2-315A）。或先将前脱位转变为后脱位，然后按后脱位的垂直屈髋拔伸法整复（图 2-315B）。

**②牵引整复法：**令患者仰卧，一助手双手按压于髂前上棘以固定骨盆，另一助手用一宽布带绕过大腿根部向外上方牵引，术者握患肢踝、膝部，三者协调用力牵引，在此基础上，术者内收、内旋患肢，当听到入臼声，复位即告成功（图 2-316）。

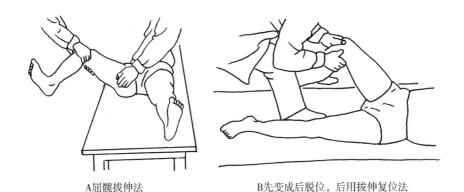

A屈髋拔伸法　　　　　　　B先变成后脱位，后用拔伸复位法

图2-315　髋关节前脱位屈髋拔伸法

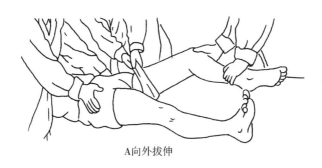

A向外拔伸

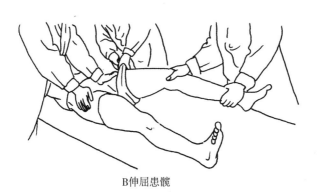

B伸屈患髋

图2-316　髋关节前脱位侧牵复位法

③**反回旋整复法**：令患者仰卧，一助手双手按压患者双侧髂前上棘以固定骨盆，术者一手握患肢膝部，一手握其踝部，先将患髋外展、外旋，后极度屈髋、

屈膝，再内收、内旋，伸直下肢，当有入臼声，复位即告成功。此法与后脱位相反，故又称反问号复位法。（图 2-317）

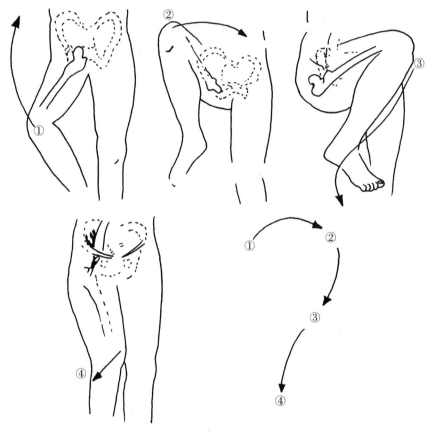

①外展、外旋　②屈髋屈膝　③内收、内旋　④伸髋

图 2-317　髋关节前脱位反回旋复位法

### 3. 中心性脱位

**①牵引推拉法**：令患者仰卧，一助手把住患者腋窝，另一助手握患肢踝部，术者一手推骨盆，另一手绕过患肢大腿根部之布带向外板拉，将内移之股骨头拉出，当与健侧对比双下肢等长、对称，则复位即告成功（图 2-318）。

**②骨牵引复位法**：患者仰卧，先作股骨髁上骨牵引，重量为 10~12kg，然后于大粗隆部钻入一枚松质骨螺钉，作侧向牵引，重量为 3~4kg，利用两者的合力

逐步复位（图 2-319）。

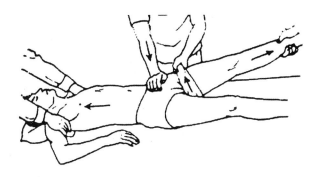

图 2-318　髋关节中心性脱位拔伸复位法

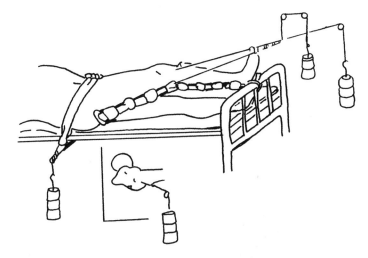

图 2-319　髋关节中心性脱位双向牵引复位法

# 四、脊椎单纯屈曲性压缩骨折

脊椎因高坠跌伤导致骨折，多发生于胸腰段。

[诊断分型]

**1. 诊断**　有明显高处跌坠外伤史，脊椎局部压痛、坐立困难，X 线照片可见椎体压缩呈楔状。

**2. 分型**　临床分为两型。

（1）单纯屈曲性压缩骨折，即无脊髓损伤，下肢感觉运动正常者。

（2）合并脊髓损伤型脊椎骨折移位，伤及脊髓，下肢感觉迟钝，功能丧失。

[治疗]

脊椎创伤的首要治疗原则是早期完全复位，以恢复脊柱的正常序列，重建脊柱的稳定性，恢复正常的椎管容积。避免脊髓的进一步创伤并给创伤的脊髓以恢复功能的机会。

1. 对于屈曲性压缩骨折等稳定性脊椎创伤，应早期一次性过伸复位，然后保持过伸位，在保持复位情况下，尽早进行功能锻炼，一般应卧床 6~8 周，然后戴保持脊柱后伸的支架起床，再固定 4~8 周或以上，起床后要预防愈合不坚固的锥体骨折压缩、畸形再复发。

2. 对无脱位的单纯锥体压缩骨折，可选用以下方法。

（1）**悬吊复位**：此法是危亦林首创。患者俯卧床上，双下肢以吊带牵引向上，悬吊至腹部离开床面，仅胸部着床，术者可以一手掌压住骨折脊椎，另一手掌压于第一手背，用力按压脊柱协助复位，亦需悬吊 20 分钟，X 线片证实复位，而后换仰卧位，保持过伸姿势（图 2-320）。

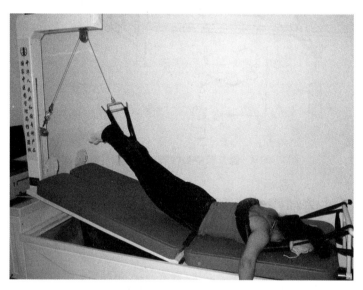

图 2-320　挂臂脊柱四维整脊牵引床悬吊过伸牵引复位法

（2）**垫枕练功法**：让患者仰卧在木板床上，骨折部下面垫枕，枕的中心在骨折部，逐步加枕垫高，每天坚持，一般要 2 个月左右时间（图 2-321）。垫枕不能太高，每个垫枕大约高 10cm、宽 15cm、长 25cm。

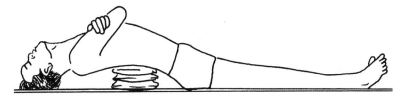

**图 2-321　单纯椎体压缩骨折垫枕法**

练功分仰卧、俯卧两种形式。

①仰卧练功法：仰卧练功分五个阶段进行。

第一阶段：伤后第一周开始。头部和两肘后部撑起（①），让腰部逐渐腾空（②）（图 2-322A）。

第二阶段：伤后二、三周开始。双肘关节合抱，放在胸前（①），头部用力后仰（②），使胸背部撑起（③）（图 2-322B）。

第三阶段：伤后第三、四周开始。让患者仰卧，两肘屈曲，并向后外伸肩（①），两膝关节屈曲（②）、双髋屈曲，用力收缩背伸肌，伸腰挺胸（③），以头部、两肘、两脚（共五点）顶床（④），使臀、腰、背离开床面⑤。这叫五点支撑法（图 2-322C）。

第四阶段：伤后第四、五周开始。两肘屈曲，环抱在胸前（①），两膝屈曲（②），以两脚和头（共三点）顶住床（③），腰部用力，使整个身体腾起（④）。这叫三点支撑法（图 2-322D）。

第五阶段：两上肢背伸，两臂后伸过顶，两手、两脚用力将身体完全撑起，形如拱桥，使躯干完全悬空，这叫四点支撑法（拱桥式练功法）（图 2-322E）。

在练功的同时，夜晚睡觉时，创伤的部位要垫枕。一般椎体压缩骨折，经两三个阶段练功后，大部分患者可下床活动，部分患者可在支架保护下下床活动，活动时间由短渐长，负重要晚些。

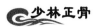
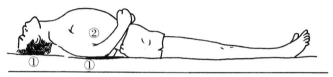

A第一阶段

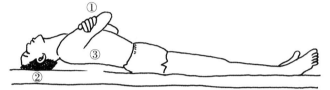

B第二阶段

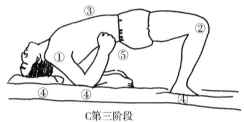

C第三阶段

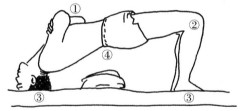

D第四阶段

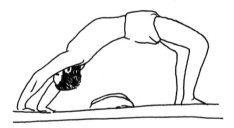

E第五阶段

**图 2-322　单纯椎体压缩骨折仰卧练功法**

注：各阶段按图码顺序练习。

②俯卧练功法：适用于第二阶段以后。

两臂后伸，头颈部抬起，使胸部离床（图 2-323A）。也叫飞燕点水法之一。

两下肢过伸，用力抬起，使两下肢离床（图 2-323B）。这是飞燕点水法之二。

头、颈、胸和两下肢同时抬起，只让腹部与床面接触，整个身体像喷气式飞机那样（图 2-323C）。

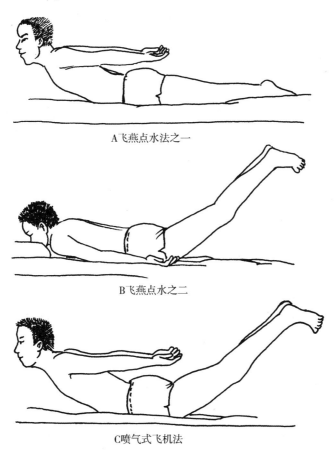

A 飞燕点水法之一

B 飞燕点水之二

C 喷气式飞机法

图 2-323　单纯椎体压缩骨折俯卧练功法

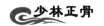

## 五、感染性开放骨折

感染性开放骨折为临床常见症，系指创口已发生感染、骨折断端裸露于创面的一类开放性骨折。该类骨折由于存在感染，给骨折治疗带来了很大困难。常规的治疗原则是"先治愈感染创面，后治疗骨折"。这样做不仅疗程长，而且功能恢复差。外用中药能有效地降低创面的感染程度，使骨折能在创面的愈合期同时得到处理，同期获得治愈效果，因而疗程明显缩短，伤肢功能也能早期恢复。一些严重损伤的病例通过本法治疗也多能获得治愈，避免了截肢致残之苦。

［诊断］

感染的创口和骨折断端裸露于创面即可判为感染性开放骨折。早期伤肢多呈急性炎症表现，创面周围软组织红肿焮痛，挫捩致活力丧失的软组织呈苍白色或灰黑色，逐渐坏死，脱落后常使骨折端裸露。X线表现：急性炎症期骨质疏松，有骨膜反应，或有斑块状疏松区；慢性炎症阶段骨质硬化，骨小梁不清，或可见死骨。

［治疗］

**1. 抗感染**　在急性炎症阶段多为阳证。疮毒积聚创口，日久化热，热盛肉腐成脓。应结合临床症状，辨证论治。拟以清热解毒或清营凉血之法为治，方选黄连解毒汤、犀角地黄汤、清营汤等加减。严重的病例应同时给予广谱抗生素，并做创口分泌物的细菌学培养和抗生素敏感试验，及时给予有效的抗感染以及静脉输液输血等治疗。

**2. 创面治疗**　根据软组织感染损伤的临床过程，一般可分三个阶段进行治疗。

**（1）感染坏死期**：该期以伤后创口发生感染化脓、遭严重挫捩的软组织日趋坏死而形成腐肉为主要临床特点，治疗要点如下。

①切开引流：当缝合后的创口有溢脓表现或有脓肿时，应及时拆除缝线，或切开引流，使脓排出，以防感染深入。应保持引流通畅。

②在红肿热痛的皮肤上施以清热解毒、消肿定痛法，用金黄膏外敷（金黄膏组成：制南星、陈皮、苍术、黄柏、姜黄、甘草、白芷、天花粉、厚朴、大黄各

等分，外用）。

③在创口上及失去活力的软组织上施以化腐生肌法，用生肌玉红膏外敷，以加速坏死组织的分离。对界限已清楚，与健康组织分离的坏死组织即行切除，待出现渗血或患者主诉有痛感时即停止。在残留的坏死组织上施以祛腐生肌法，弹撒降丹丙种药。降丹类药有一定的腐蚀作用，注意切忌在外露于创面的神经血管束上以及裸露骨上弹撒该类药物。

换药次数一般每日1次。

（2）**生肌长肉期**：一般在伤后2~3周时，创面感染已得到控制，腐肉也基本脱离，新生的肉芽组织逐渐生长，充填创面，覆盖裸露骨。治疗要点如下。

①在残留的坏死组织上仍弹撒少量的祛腐剂，如降丹丙种药，注意点同前。

②整个创面应用生肌长肉法，用生肌膏覆盖，以促进新生肉芽组织的生长。

③应注意保护创面内的裸露骨，勿用坚硬的器械戳弄，亦不能在其上弹撒祛腐类药物，只宜用生肌膏敷盖，促进肉芽组织的覆盖或骨肉芽岛的形成。更不可过早地判为死骨而切除。其转归过程：a. 有活力的裸露骨被周围的新生肉芽组织向心性地爬行覆盖，在裸露骨上滋生出骨的肉芽岛，逐渐扩大，将其覆盖；b. 部分裸露骨发生坏死时，其表层坏死逐渐分离脱掉（脱壳），深层被肉芽组织覆盖；c. 缺血坏死多发生在裸露的骨折断端，呈环形脱落，其时间较长；d. 当患者气血不足时，肉芽组织出现水肿样改变，即颗粒肿大，色淡浮嫩，生长迟缓，亦称胬肉。应用祛胬生肌法，在其上弹撒降丹白灵药。

此期创面渗出的脓液呈黄色稠厚状，脓量较多，至肉芽组织生长充满创面时，脓量即减少，此为正常现象。正如清代王洪绪所述："然毒之化必由脓，脓之来必由气血，气血之化必由温也"（《外科全生集》）。所以该期尚应注意患者气血是否充足。如气血不足，应予补气养血，内服十全大补汤。必要时给予补充新鲜全血，每周2~3次，每次200mL。

（3）**收敛愈合期**：当肉芽填平创口之后，创面逐渐缩小。较大的创面肉芽上可见皮岛生成。此期治疗要点如下。

①在肉芽组织上弹撒珍珠散或珠母粉，与生肌膏合用，促进创面愈合。

②较大的创面可应用游离皮片移植术。术后继续应用外用中药治疗，加速创面愈合过程。

③创面愈合后，由于瘢痕疏松脆弱，容易发生水疱，尤其是下肢在下地行走

后容易出现。可先用酒精消毒后，用空针吸出内容物，敷以地榆膏，形成创面者用当归膏敷盖，促进愈合。

**3. 骨折的处理**　对没有移位的感染性开放性骨折一般采用石膏托或石膏管型固定，也可用"韦以宗拱桥夹板"（图2-324）开窗换药。如骨折有移位，则应根据软组织感染情况，选择适当时机处理骨折。在感染坏死期或有急性炎症存在时，不宜整复骨折，只宜用石膏托固定。骨折的整复和固定应在感染已经得到控制、骨创面坏死组织已基本脱离的生肌长肉期进行。

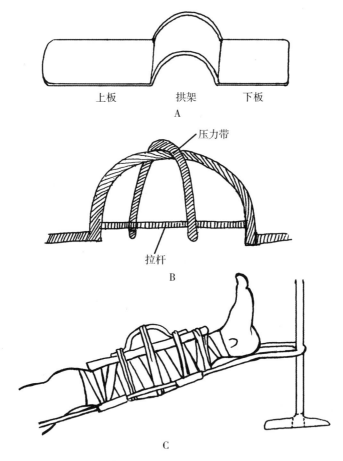

图 2-324　韦以宗拱桥夹板

感染性开放骨折一般均为直接暴力所致，粉碎骨折占大多数。要求骨折完全达到解剖对位是困难的，只能根据骨折类型，使之达到最佳的对位；必要时应修整骨折断端达到满意对位，即功能对位。要求对位稳定，接触面较大，避免重叠，正确对线。固定方式应根据裸露骨的情况加以选择，一般采用克氏针交叉固定加石膏托外固定；骨折断端外露多者可暂用钢板螺丝钉固定；斜面骨折可加用螺丝钉固定；横断骨折可用关节夹固定。各类外固定架亦可供选用。裸露骨折应用内固定都是暂时的，一旦裸露骨被肉芽组织覆盖，只遗下内固定器材裸露时，骨折已获稳定，即可除去内固定，仅用石膏托或夹板固定。下肢骨折也可应用骨牵引维持骨折对位。采用"韦以宗拱桥夹板"固定法固定者，一般创面已大部愈合，残留伤口的一侧，以便于创口换药。固定期间夹板松紧应适度，防止初期瘢痕造成压迫坏死。

**4. 功能锻炼** 与闭合性骨折相同。鼓励患者早期进行功能锻炼，恢复肢体功能。不同之处为伴有软组织感染开发损伤。因此，要注意以下几点。

（1）在感染坏死期和急性炎症存在时，伤肢宜暂时制动。

（2）感染控制后，即应鼓励患者主动积极地做功能锻炼。上肢从握拳开始，下肢从足背伸活动和股四头肌收缩开始，循序渐进，逐渐加大各关节的活动幅度。

（3）由于软组织的损伤，可能造成关节的部分活动障碍。此时应注意关节被动活动的锻炼，以及休息时关节功能位的维持，防止关节畸形的出现。

（4）下肢骨折待骨折断端有连续性骨痂出现时，即可扶双拐，轻负重下行走。

# 六、躯干及全脊柱外固定矫形

本法适用于椎体滑脱、脊柱侧弯、驼背等的矫形。使用高分子石膏绷带和夹板为主材，辅以包边和紧固材料，贴身制作而成。材质轻便、透气、有韧性、有弹性，制作要求符合"动静结合、筋骨并重"的传统理念。

**1. 腰椎外固定** 最早的关于脊柱外固定的文献是 1742 年的《医宗金鉴·正骨心法要旨》，其中刊载有"腰柱固定式"图谱。见图 2-325（摘自韦以宗著《中国骨科技术史》）。

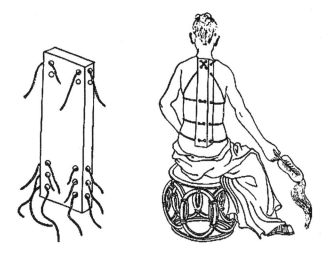

图 2-325　有文献记载的、最早的脊柱支具

图 2-326 是使用高分子石膏绷带制作的腰椎支具。

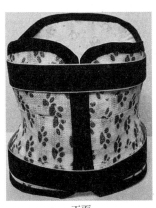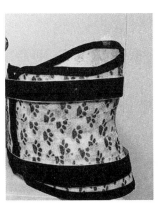

正面　　　　　　　　　　　　　　　　　侧面

图 2-326　腰椎高分子石膏支具

**2. 全脊柱外固定支具**　在韦以宗教授研究的头颅、胸廓、骨盆三大"圆筒"，颅椎、颈胸、胸腰、腰骶四大"枢纽关节"等脊柱运动学术成果的基础上，制作符合"动静结合、筋骨并重"传统理念的全脊柱外固定支具，命名为"韦氏全脊枢纽支具"。参见图 2-327。

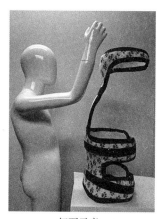
解下示意

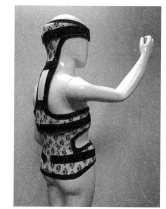
穿戴示意

图 2-327　韦氏全脊枢纽支具

（韦以宗、吴宁、陈文治、林远方、王仕文、王魁胜、陈逊文、王慧敏、
　　赵帅、张琥、吴树旭、郭珈宜、韦松德、陈世忠、韦春德、潘东华、
　　　　　　胡伟强、阚兴峰、王秀光）

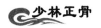 

# 第三章 少林点穴治伤法

点穴治伤法，是少林正骨伤科的重要内容。自明代异远真人传下《跌损妙方》"血头行走穴道歌"，创立十二致命穴的致伤和点穴解救的秘法，少林正骨伤科自成流派。

点穴法，原为少林武术之特技。"点穴者，擒拿术之冠，技击法之妙，是少林家传武技之宝囊也。"（《少林武功医宗秘笈·卷五》）凡少林武僧，必熟练点穴特技，也需熟识解救治伤之秘法。"盖治伤者必先认定其所伤之处，究属何伤，究属何穴，然后依其症而定其治法，或用手法治其外表，或用药物治其内伤，药到病除，手到复春也。"（《少林武功医宗秘笈·卷五》），这也说明了点穴法是以疏通局部经络血脉为主，而涉及气血内伤，还需配合药物调理。

点穴治伤是传统的少林伤科治法之一。现代临床可以根据病情，结合针灸或骨空针减压法，也可用药物膏贴穴位的方法治疗，本章仅介绍传统的少林点穴治伤法。

# 第一节 少林点穴操作法

## 一、指点法

一指点，用一指金刚功之"鸡嘴点穴法"，或二指点的"金剪点穴法"、三指点的"三阴指点法"，对肌肉丰厚的穴道，可用"锁指功"。

**操作：**通过肩、肘、腕关节的活动，将一身之气与力送达指端。医者的作用力与患者皮肤呈 $60°\sim90°$。反复叩点，每秒 $2\sim3$ 次，叩点分一虚二实、二虚二实、三虚三实、五虚二实四种节律进行。虚点时用力轻、速度快，实点时用力重、速度慢。施行点法时手指要求灵活，既要有弹力，又要有坚实的指力和充分的臂力，做到意到气到，刚中有柔，柔中有刚，达到准确、熟练和有力。

## 二、肘尖点法

对肌肉丰厚或穴道较深者，可用肘尖点压法（图3-1）。

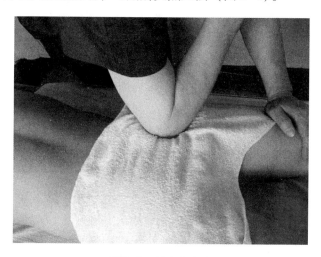

图 3-1　肘尖点穴法

## 三、用力法

根据点穴时用力的轻重，可分为轻点、中点和重点。

**轻点**　以腕关节为活动中心，主要依靠腕部的力量，肘、肩两关节的力协调配合，其力轻而高，富有弹性，是一种较弱的刺激手法，偏于外的作用，多用于儿童、妇女以及年老体弱患者。

**中点**　以肘关节为活动中心，主要用前臂的力量，腕关节固定或半固定状态，肩关节予以协调配合。其力量介于强弱之间，是一种中等刺激手法，对虚、实证患者均可应用。

**重点**　以肩关节为活动中心，主要用上臂的力量，腕关节固定，肘关节予以协调配合，为一种强刺激手法，主要用于青壮年以及软组织丰厚部位或临证表现为阳证实证者。

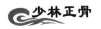

# 第二节　血头行走穴道歌

少林伤科十二时辰十二穴点穴法是源于《跌损妙方》"血头行走穴道歌"。现转载韦以宗《跌损妙方校释》对十二时辰十二穴的注释。

"血头行走穴道[1]歌"原文：

周身之血有一头，日夜行走不停留；遇时遇穴若伤损[2]，一七不治命要休[3]；子时走往"心窝穴"[4]，丑时须向"泉井"求[5]；"井口"是寅"山根"卯[6]，辰到"天心"巳"凤头"[7]；午时却与"中原"会[8]，左右"蟾宫"分在未[9]；"凤尾"属申"屈井"酉[10]，"丹肾"俱为戌时位[11]；"六宫"直等亥时来[12]，不教乱缚斯为贵。

**注释：**

[1] 血头行走穴道：气血运行始终不息，周而复始，其始则谓"血头"。

韦按："血头行走穴道"说，是依据《灵枢》有关营卫气血运行的理论。例如，《灵枢·五十营》认为："日行二十八宿，人经脉上下、左右、前后二十八脉，周身十六丈二尺，以应二十八宿，漏水下百刻，以分昼夜。故人一呼，脉再动，气行三寸；一吸，脉亦再动，气行三寸；呼吸定息，气行六寸……一万三千五百息，气行五十营于身，水下百刻，日行二十八宿，漏水皆尽，脉终矣。"这种论点，其实质是说明人体气血运行随着时间的推移而有先后。《灵枢》在"营气篇"中已论及十二经脉气血运行的传注次序。"血头行走穴道"说，也就是依据这种理论观点产生、发展的。

[2] 遇时遇穴若伤损：如果在某一时辰里血头行走到某个穴道，这个穴道同时在这个时辰里遭遇到损伤。

[3] 一七不治命要休：受伤后第一个七天内不治疗，生命就要终止。

韦按："一七不治命要休"是在当时的医疗水平下提出的，现代综合的医疗方法则不宜轻易断论了。

[4] 子时走往"心窝"穴：子时，古时候使用的干支计时法的一个时辰。这种计时法把一昼夜分为十二个时辰，分别用十二地支的名字代表，即子、丑、寅、卯、辰、巳、午、未、申、酉、戌、亥。子时，是晚上23时至第二天1时。

心窝穴：剑突部位。《救伤秘旨》作"黑虎偷心"穴。子时走往"心窝"穴，意思是血头于子时走到心窝部位。

[5] 丑时须向"泉井"求：丑时，凌晨1~3时。"泉井"，穴位名，前正中线上，两乳头连线的中点，相当于"膻中"穴部位。《救伤秘旨》作"华盖"穴。丑时须向"泉井"求，意指在丑时血头必须于"泉井"部位求得，也即丑时血头行走到"泉井"穴。

[6] "井口"是寅"山根"卯：寅，寅时，凌晨 3~5 时。卯，卯时，早上 5~7 时。"井口"，上唇正中线，相当于"人中"穴部位。"山根"，鼻梁根部、两眼之间，相当于"印堂"穴部位。《救伤秘旨》作"眉心"穴。"井口"是寅"山根"卯，谓血头于寅时走到"井口"穴，卯时走到"山根"穴。

[7] 辰到"天心"巳"凤头"：辰，辰时，即上午 7~9 时。巳，巳时，即上午 9~11 时。"天心"，囟门部位，《江氏伤科方书》作"元宫"。"凤头"，后枕正中，相当于"风府"穴部位，《救伤秘旨》作"枕骨"。辰到"天心"巳"凤头"，指辰时血头行走到天心穴，巳时行走到"凤头"穴。

[8] 午时却与"中原"会：午时，11~13 时。"中原"，背正中第二、三腰椎之间，相当于"命门"穴部位，《救伤秘旨》作"命门"。午时血头会合于"中原"穴。

[9] 左右"蟾宫"分在未：蟾宫，第二、三腰椎间旁开 1.5 寸，"肾俞穴"部位。未时，下午 13~15 时。左右"蟾宫"分在未，谓血头于未时分布在左、右两"蟾宫"穴。

[10] "凤尾"属申"屈井"酉：凤尾，会阴部位，一说为"长强"穴部位。《江氏伤科方书》《救伤秘旨》作"海底"。申，申时，下午 15~17 时。屈井，脐正中部位。酉，酉时，下午 17~19 时。"凤尾"属申"屈井"酉，谓血头行走部位于申时属于"凤尾"穴，于酉时属于"屈井穴"。

[11] "丹肾"俱为戌时位：丹肾，脐下 3 寸、正中线部位，相当于"关元"穴，《江氏伤科方书》作"丹田"。戌时，晚上 19~21 时。"丹肾"俱为戌时位，戌时血头行走都是在"丹肾"穴。

[12] "六宫"直等亥时来：六宫，耻骨联合部位，相当于"中极"穴以下，"曲骨"穴位置。亥，亥时，晚上 21~23 时。"六宫"直等亥时来，是说血头行走"六宫"穴须等到亥时来。

上述穴位见图 3-2。

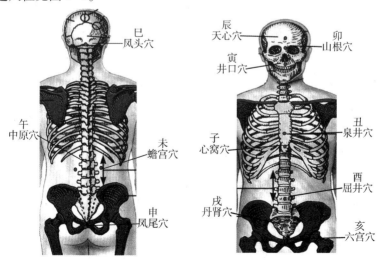

图 3-2　十二时辰、十二穴道示意

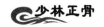
# 第三节　血头行走血道歌的理论依据

## 一、依据经络气血流注的理论

十二经脉气血流注的理论，在《黄帝内经》已有详细的论述。《灵枢·营气》指出："营气之道……常营无已，终而复始，是谓天地之纪。故气从太阴出，注手阳明，上行注足阳明，下行至跗上，注大指间，与太阴合，上行抵脾，从脾注心中，循手少阴出腋，下臂，注小指，合手太阳，上行乘腋，出颛内，注于内眦，上颠下项，合足太阳，循脊下尻，下行注于小指之端，循足心，注足少阴，上行注肾，从肾注心，外散于胸中，循心主脉，出腋下臂，出两筋之间，入掌中，出中指之端，还注小指次指之端，合手少阳，上行注膻中，散于三焦，从三焦注胆，出胁注足少阳，下行至跗上，复从跗注大指间，合足厥阴，上行至肝，从肝上注肺，上循喉咙，入颃颡之窍，究于畜门。其支别者，上额循颠下项中，循脊入骶，是督脉也，络阴器，上过毛中，入脐中，上循腹里，入缺盆，下注肺中，复出太阴。"说明十二经脉气血流注的次序是从手太阴肺经始，到手阳明，到足阳明，到足太阴，到手少阴，到手太阳，到足太阳，到足阳明，到手厥阴，到手少阳，到足少阳，到足厥阴再注于肺。另外，也说明除十二经脉流注外，还有支别即督、任二脉流注的途径，是始于额、循颠下项中，贯脊入骶，再到任脉而上行还注于肺。

另一方面，《黄帝内经》根据天人合一的观点，于《灵枢·卫气行》又论述了营卫气血运行一昼夜的规律，说明"平旦阴尽而阳受气矣""日入阳尽而阴受气矣""卫气行于阴二十五度，行于阳二十五度""太阴主内，太阳主外"，从而得出了十二时辰、十二经脉流注相应的时刻，即《十四经发挥》所述："人之荣卫，则以五十度周于身……而终一昼夜，适当明日之寅时，而复会于手太阴。"说明十二经脉流注的时辰其次序是依十二时辰推算，形成了十二时辰、十二经脉气血流注的规律，也即寅时手太阴，卯时手阳明，辰时足阳明，巳时足太阴，午时手少阴，未时手太阳，申时足太阳，酉时足少阴，戌时手厥阴，亥时手少阳，子时足少阳，丑时足厥阴，周而复始。

由于《灵枢》已指出十二经气血流注都有支别与任、督交会形成任、督流注，因此，十二个时辰里十二经脉气血的流注都与任、督脉有关系。这是"血头行走穴道"之说的重要依据。

（一）依据任、督脉在导引气功中的重要作用

自古就被医学家重视的"导引吐纳"也即气功，与任、督脉的作用十分密切。通过气功运动在发功时又证实了任、督流注的现象。依赖任、督流注的气功法，又称为"小周天"。这种气功，晋代葛洪已有论述，他在《抱朴子内篇·卷五至理》中说："乃吮吸宝华，浴神太清，外除五曜，内守九精，坚玉钥于命门，结北极于黄庭，引三景于明堂，飞元始以练形，采灵液于金梁，长驱白而留青，凝澄泉于丹田，引沈珠于五城……溶溢霄零，治饥止渴，百疴不萌。"孙思邈于《备急千金要方·养性》中也较具体地介绍了以调任、督为主的气功法，称为"调气法"。他指出："每旦夕，面向午，展两手于脚膝上，徐徐按捺肢节，即口吐浊气，鼻引清气。良久，徐乃以手左托右托，上托下托，前托后托，瞑目张口，叩齿摩眼，押头拨耳，挽发放腰，咳嗽，发阳振动也。双作只作反手为之，然后擎足仰拓，数八十、九十而止。仰下徐徐定心，作禅观之法，闭目存思，想见空中太和元气，如紫云成盖，五色分明，下入毛际，渐渐入项，如雨初晴云入山，透皮入肉，至骨至脑，渐渐下入腹中，四肢五脏皆受其润，如水渗入地若彻，则觉腹中有声汩汩然，意专思存，不得外缘，斯须即觉元气达于气海。"孙氏这种"调气法"，后世称为"小周天"。他明确指出练功后任、督流注的现象。李时珍在《奇经八脉考》中也述及："内景隧道，唯返观者能照察之……任、督二脉，人身之子午也，乃丹家……升降之道。"宋明时期，尹真人高徒著《性命圭旨》，其中附时照图和内照图论及任、督流注（图3-3、图3-4）。可见，"血头行走穴道"说以任、督流注为主，这也是其客观依据。

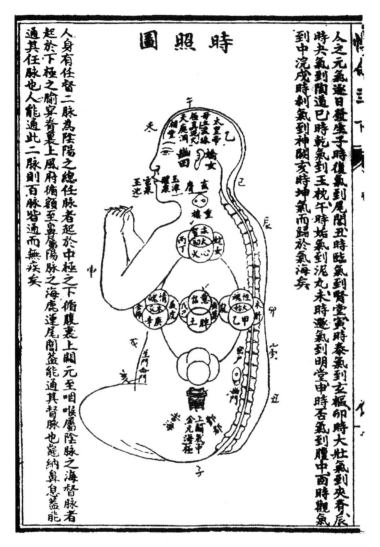

图 3-3 《性命圭旨》时照图

**时照图右侧文字：** 人之元气，逐日发生。子时复气到尾闾，丑时临气到肾堂，寅时泰气到玄枢，卯时大壮气到夹脊，辰时夬气到陶道，巳时乾气到玉枕，午时姤气到泥丸，未时逐气到明堂，申时否气到膻中，酉时观气到中浣，戌时剥气到神阙，亥时坤气而归于气海矣。

**时照图左侧文字：** 人身有任督二脉，为阴阳之总。任脉者，起于中极之下，循腹里上阙元，至咽喉，属阴脉之海。督脉者，起于下极之腧，穿脊里，上风府，循额至鼻，属阳脉之海。鹿运尾闾益能通其督脉也，龟纳鼻息益能通其任脉也。人能通此二脉，则百脉皆通，而无疾矣。

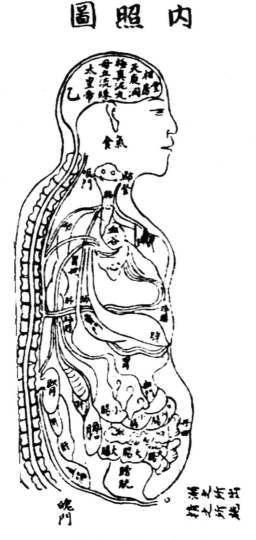

图 3-4 《性命圭旨》内照图

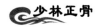 

### （二）依据十二个穴位与十二经脉关系及其在人体的重要位置

任、督二脉在人体经脉中起着统摄阴阳作用。任脉有"阴脉之海"、督脉有"阳脉之海"之称，这说明任、督二脉都分别与三阴、三阳经脉有交会。这些交会的穴位，主要有十二个。这十二个穴道也是十二经脉主支别于任、督的通路。例如，子时气血流注足少阳胆经，胆经是"贯膈络肝属于胆"，在任脉的线上，"心窝"穴处于横膈之中，与肝、胆相连，所以血行足少阳，血头聚于"心窝"穴。丑时气血流注足厥阴肝经，而足厥阴"散于胸中"，络膻中穴，所以血行足厥阴，血头聚于膻中部位的"泉井"穴。寅时气血流注手太阴肺经，而手太阴为肺系，开窍于鼻门，为手阳明与督脉交会之所，故血行手太阴，血头聚于鼻门"井口"穴。卯时气血流注手阳明大肠经，而手阳明经"夹鼻孔"与足阳明根结于颃颡，故血行手阳明，血头聚于鼻梁根部、两目之间之"山根"穴。辰时气血流注足阳明胃，而足阳明经行"上耳前，过客主人，循发际，至额颅"，故血行足阳明，血头聚于囟门部位之"天心"穴。巳时气血流注足太阴脾经，而足太阴支别与足阳明并行，"上络头项，合诸经之气"，故巳时血行足太阴，血头聚于与督脉交会之后枕"风头"穴。午时为阳消阴长之时，包括血流注少阴，"阳尽于阴，阴受气矣。其始入于阴，掌从足少阴注于肾，肾注于心"（《灵枢·卫气行》）。而心肾互交，命门是肾中之火，故血行少阴，血头聚于命门部位之"中原"穴。未时气血流注手太阳经，而手足太阳相互交会，足太阳络肾，背俞穴与督脉相通，故血行太阳，血头聚于肾俞之"蟾宫"穴。申时流注足太阳，足太阳支别"从腰中直下臀"，与督脉交会于长强、二阴之间。故血行足太阳，血头聚于二阴之间、长强附近之"凤尾"穴。酉时气血流注足少阴肾经，足少阴属肾，于命门归属带脉，通过带脉、任脉交会于神阙。此外，从任、督流注来说，气血流至"凤尾"已与任脉通，"络阴器，上过毛中，入脐中"，所以血行足少阴，血头聚于神阙部位之"屈井"穴。戌时气血流注手厥阴心包经，手厥阴"下膈，历络三焦"，与位于下焦之关元穴交会于任脉。故血行手厥阴，血头聚于关元部位之"丹肾"穴。亥时气血流注手少阳三焦经，手少阳三焦之下焦"当膀胱上口，其治在脐下一寸"，当与任脉通，故血行手少阳，血头当与任脉起始部位"六宫"穴相聚（图3-5）。

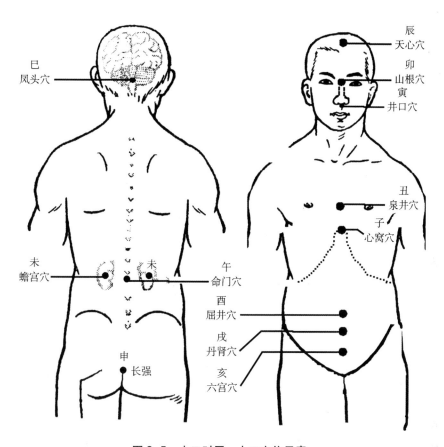

巳
凤头穴

辰
天心穴
卯
山根穴
寅
井口穴

丑
泉井穴
子
心窝穴

未
蟾宫穴
未
命门穴
午

酉
屈井穴
戌
丹肾穴
亥
六宫穴

申
长强

图3-5　十二时辰、十二穴位示意

　　这是十二经脉气血流注与任、督脉十一个穴位（除蟾宫外）的关系，表明了十二个穴位在十二经流注和任、督流注中的重要位置，是两个流注气血交会之所，在人体经脉气血流注中起着"关卡"的作用（图3-6）。因此，异远真人总结这十二个穴位，也是他高度要概括了十二经流注和任、督流注的关系，并通过气功现象作了肯定。

　　另一方面，我们将从这些穴位的解剖学体表位置分布看到，这十二个穴位在人体中是何等重要。这些都表明"血头行走穴道"说之理论有其客观实际的科学一面。然而，是否就是"遇时遇穴若伤损，一七不治命要休"？则不宜轻置可否。其中有些理论，如十二穴位血头聚集，其本质就是依据十二经流注和经络学说的推理提出来的。至于任、督流注虽有客观表现，但那是气功家在发功时的一种体会，目前正在用现代科学的方法做广泛的研究。所有这些，我们不宜轻易否定，尊重我们祖先有悠久历史的实践，努力把它发掘、整理出来，留待后人去探索。由于十二穴位往往处于解剖生理学上的重要位置，在处理这类损伤时，我们必须给予重视。其相应的治疗措施，也是值得我们去批判继承的。

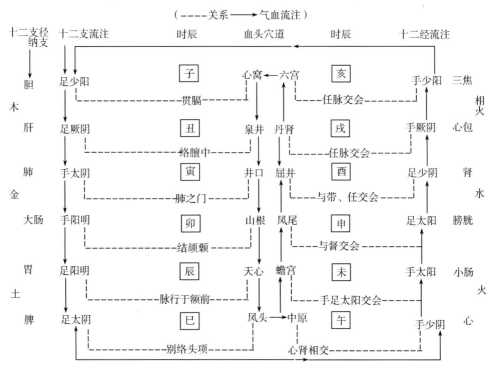

图 3-6　经络气血流注和血头行走穴位关系示意

# 二、"血头行走穴道" 与时间医学

时间医学是时间生物学的分支，是近半个世纪以来发展的新兴学科。所谓时间医学（又称时辰医学）是有关生物节律、人类生理功能与天时关系等的学科。记载则早已有之，无论是国内或国外，都可以追溯到数千年之前。在我国，《大戴礼记·夏小正》中就有关于作物生长、动物迁徙和啼鸣时间节律的描述。又如，《礼记·月令》《淮南子·时则训》中也有关于生物活动与四时节气变化关系的论述。我国现存最早的医学专著，春秋战国成书的《黄帝内经》，则比较系统地叙述了四季昼夜时辰对人体气血运行的影响及与疾病的关系。书中提到"生气通天""脏气法时""天人相应"的概念，并提出人体生理功能和疾病的发生、转归与环境昼夜变化的关系，指出"谨候其时，病可与期，失时反候者，百病不治"（《灵枢·卫气行》）的治则，都为历代医家所遵循并发挥。例如，张仲景《伤寒杂病论》记载色脉的四时变化与诊法；寒热、谵狂、劳病、黄疸、疟疾等病程节律；又指出阴虚病的年变化是"春夏剧，秋冬瘥"；对六经病缓解痊愈的时间节律论述尤详；在运用汗、吐、下法的适宜时间方面，主张"春夏宜发汗""春宜吐""秋宜下"等类似现代择时治疗的方法。金代阎明广所著《子午流注针经》比较系统地论述了子午流注的理论和方法，创造了以日干为主的按时开穴的"纳甲法"（最早记载子午流注的是《黄帝内经》）。

在国外，古希腊哲学家 Aristotie（公元前 384~前 322 年）曾在其著作中描述了动物活动的周期性。古希腊哲学家、医生 Hippocrates 在其著作中也有关于医疗和季节关系的描述。1750 年，植物学家 Cart Von Linne 发现多种植物的花按一定时间规律而开放，称为"花钟"。随后，C. R. Darwin 通过大量实践，观察和描述了生物体各种运动的时间节律，并证明生物体的新陈代谢、分裂增生、衰老死亡都遵循着特定的时间规律，按一定的进程不断运动。同时，许多科学家对人体的各种生理节律也做出了描述，如 1881 年，德国学者 Ignaz Zadek 首先发现了血压的规律，证实同一个人的血压早晨较低而下午较高。又如，1866 年，William Ogle 观察了人类的体温节律。特别是在 1814 年，J. J. Virey 不但描述了人体功能的节律，还讨论了其在保健、疾病和药物择时治疗等方面的应用。时间医学的主要内容是生物节律和生物钟。

（一）生物节律与时间生物学

生存于自然环境中的生物机体，与外环境密切联系，是一个向环境开放的系统。对于这样一个系统，环境的变化必然影响其生命活动。环境的变化，很多是偶然发生的，但也有不少变化具有周期性，即有规律地重复发生。

机体的生命活动以一定的周期、按一定的时间顺序、周而复始地发生变动的现象，称为生物节律。生命活动时间特性最重要的表现是其节律性，即具有生物节律。

生物表现出的生物节律既有像脑电波一样以毫秒为单位的，也有像心搏或呼吸一样以秒或分为单位的，也有像身高、体重变化一样以年为单位的，不论时间的长短，都是按一定规律地重复变动。这种变动从原点开始，经过一定形式的变化，再回到原点。生物节律伴有周期，即某一生命活动一次周而复始的变动所经历的时间，称为其节律的周期。周期的倒数即为节律变化的频率。异远真人提出的"血头行走穴道论"就是以任、督流注为一周期。

周期和频率还不能充分说明周期性变动和变化的程度。例如，人的体温，有的人一日内体温的最高值和最低值之间可相差 1.5℃，而另一些人则不超过 0.7℃。在这种情况下，24 小时的均值为平均值；最高值、最低值之差称为振幅；振幅反映一个生理变量在一个节律周期中的变动振幅。"血头行走穴道论"其致伤"一七不治命要休"，也就是根据血头的振幅和峰幅而论，至于临床是否客观存在，尚待研究。但自异远真人之后形成的武术伤科流派却是依据此理论指导治伤，从这种意义上看，值得进一步研究。

在自然界中，从最简单的真核单细胞生物到高等动植物以至人类的生命活动，其都是有时间顺序性的，即有节律性。生物节律不仅广泛存在于各种生物的生命活动中，而且在生物的各个层次都有所反映，因此节律是生命的基本特征之一。人类各种生理、生化功能，行为和反应以至细胞形态和结构等，都具有节律变化，可统称为生理节律，显然所谓生理节律也属于生物节律的范畴。

### （二）生物钟

生物节律是生物体生物活动的固有属性和内在规律。机体内具有产生和控制生物节律的机制，它能感知和测量时间，产生节律性振荡信号，从而调节机体各种生物功能的周期性活动，使之按一定时间顺序和节律进行。由于这种机制的作用类似时钟，故称为生物钟，也称为生物测时机制，或称生物节律振荡系统。生物钟的核心，是一组"自律"地产生振荡信号（即其活动具有"自动节律性"）的脑内结构，称之为振荡器。其中起主导作用的称为起搏器或起搏点。振荡器通过特定的感受器和感觉传入通路，接受环境授时因子的信息影响，以调整自身的振荡节律，使其与环境节律同步；同时，它发出振荡信号（周期性变化的神经信号或体液因素信号），以信息去影响其他各生理功能系统，使其活动也按一定的节律进行。

"血头行走穴道论"正是生物钟在任、督流注的反映，这是有待进一步深入研究的课题。

### 三、关于"遇时遇穴若伤损，一七不治命要休"

"遇时遇穴若伤损，一七不治命要休"，指在相应的时辰，技击拳棍击伤身体该时的穴位，如子时心窝穴、丑时泉井穴等，七天治疗不当可致死亡。前已述及十二时辰、十二穴位的解剖位置，这些穴位多为重要脏器、器官所在的部位。古代技击多以拳、棍、剑为武器，或用拳脚，所致损伤除刀剑之外，多为闭合性损伤。这种损伤，一是挫伤，局部组织及相应内脏受直接暴力挫伤，导致血管破裂、内出血；二是振荡伤，冲击力导致内脏震荡裂伤，导致内脏出血。这两种损伤的出血往往有广泛的渗出，因此，如不及时治疗或治疗不当，可因慢性出血而慢慢衰竭，即出血性休克乃至死亡。这种情况，在当时的医疗条件下，是完全可能出现的。但在现代的医疗条件下，则需早期诊断，通过结合各种检验、影像学（如 CT、MRI）诊断，早期鉴别有无内脏损伤，及时治疗，必要时可采用手术治疗，则可挽救性命。

自唐、宋之后，少林寺武术已自成派系，其主要的著作是明·嘉靖二十二年（1543 年）俞大猷的《剑经》。俞大猷是著名军事家、武术家，尤擅长棍法。他曾带少林寺僧从军，后将《剑经》传与宗擎、普从二少林寺僧。二僧回寺后，广传众僧。因而后世少林寺武术以棍法著名而称"少林棍"。到明·万历四十四年（1616 年）程冲斗著《阐宗》，集历代武术"杨家枪、太祖长拳、绵张短打、孙家阴手棍、少林兼枪带棒，乃五家正宗"，该书奠定了少林武术的基础。《阐宗》一书不仅成为少林寺僧习武蓝本，民间也广为流传。因此，明、清民间少林武术风行全国。随着武术的推广，跌打损伤也时有发生。《跌损妙方》一书的刊印和流传，也成为少林武术家在治疗武打伤损中的"秘籍"。在本书后编中即可看到冠以"少林寺"的伤科方书，其学术渊源及经验方药无不是出自《跌损妙方》一书者。

## 第四节　十二时辰十二穴道点穴治伤法

### 一、子时心窝穴（鸠尾 RN 15）

**少林吕氏伤科**：俗名"心亿"，是一个主要的大穴。心为君主之官，是人体生命活动的主要器官，心受伤，对其他脏腑也有较大的影响。心受内伤，心属火，故治疗心窝，内服苦寒之剂，便易解除，切不可用外敷冰冷寒冻之品，若敷之，使热毒内攻于心，容易致死，故用药当慎。

**定位：**胸前，前正中线上，胸剑结合部下1寸（图3-7）。

**解剖：**有腹壁上动、静脉分支；布有第六肋间神经前支的内侧皮支。

**穴位主病：**胸痛，腹胀，癫狂痫。

**损伤临床表现：**若跌打损伤则红肿疼痛，恶寒发热，自汗，痛如刀割，口中吐血，坐卧不安，食欲少进，谵语或嘶声；尤以肝受影响较大，因为肝脏有调节全身血液之功，且肝为心之母，心火包肝则发生咳嗽，气壅窒息，口渴心烦，头晕目痛，腹中胀满，小便不利，大便失调。

**开启时间：**子时，即晚上23时至第二天凌晨1时。

**点穴方法：**轻点，5~10分钟。

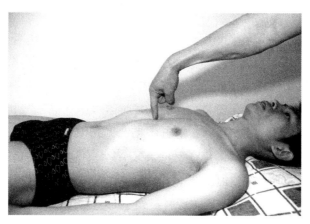

图3-7 "心窝"穴：相当于"鸠尾"穴部位，用一指功开穴

# 二、丑时泉井穴（膻中 RN 17）

**少林吕氏伤科：**此穴在心窝直上二指，第五肋骨之间，心包络的位置，与心肝隔膜相连，后着背，左右为胸肋骨的末端，正中与心部的鸠尾相连，膻中为胸内薄膜，下通与腹中，其经络附于脊骨，与肝相连接于肾。

内服止痛利便汤、润便止痛汤（方见第四章，下同）。

**定位：**胸前，前正中线当两乳头中间（图3-8）。

**解剖：** 在胸骨体上，有胸廓内动、静脉的前穿支；布有第 4 肋间神经前支的内侧皮支。

**穴位主病：** 咳嗽，气喘，胸痛，心悸，乳少，呕吐，噎嗝。

**损伤临床表现：** 若跌打伤损则红肿疼痛，呼吸困难，咳痰带血，发热，自汗，烦躁口渴，或气噎心闷，呕吐清涕，日夜不舒；若受伤日久，则肌肉萎缩，大便干燥。

**开启时间：** 丑时，即凌晨 1 时至 3 时。

**点穴方法：** 轻点，5~10 分钟。

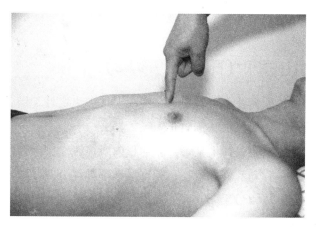

图 3-8　"泉井"穴：相当于"膻中"穴部位，用一指功开穴

# 三、寅时井口穴（水沟 DU 26）

**少林吕氏伤科：** 又名咽空穴，井口上后与鼻口相通连接，属督脉与脾经。内服加味行气利便汤、加味破血止痛汤。

**定位：** 面部，在人中沟的上 1/3 与中 1/3 交界处（图 3-9）。

**解剖：** 在口轮匝肌中；有上唇动、静脉；布有面神经颊支及眶下神经分支。

**穴位主病：** 癫狂痫，小儿惊风，昏迷，口眼㖞斜，腰脊强痛。

**损伤临床表现：** 若被损伤，红肿疼痛，口鼻出血，头晕目眩，牙关紧闭，呼吸短促，或满面浮肿，口开合困难，言语不清，食欲不振。

**开启时间：** 寅时，即凌晨 3 时至 5 时。

**点穴方法：** 中点，5~10 分钟。

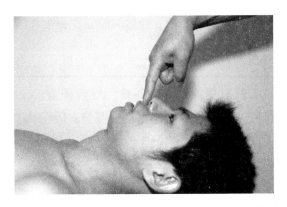

图 3-9　"井口"穴：相当于"水沟"穴部位，用一指功开穴

# 四、卯时山根穴（印堂 EX-HN 3）

**少林昌氏伤科：** 即鼻孔直上骨顶，在两眼平过中央之处，俗名鼻梁穴。

内服加味桑菊破积汤、加味荆防止痛汤。

**定位：** 位于鼻骨最高处微上陷中，在两目内眦连线之中点（图 3-10）。

**解剖位置：** 有鼻背动、静脉分支；布有滑车下神经分支。

**穴位主病：** 癫疾，角弓反张，面如虫行，多睡，健忘，口噤，黄疸。

**损伤临床表现：** 若被损伤，则满面浮肿疼痛，两眼不开，两目流泪，口鼻出血，神志昏迷，呼吸短促，睡眠不安，发热自汗。

**开启时间：** 卯时，即上午 5 时至 7 时。

**点穴方法：** 轻点，5~10 分钟。

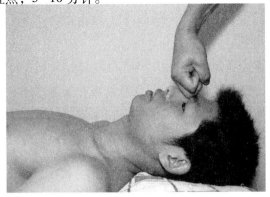

图 3-10　"山根"穴：用指节拳开穴

# 五、辰时天心穴（囟会 DU 22）

**少林吕氏伤科：** 一名凌云骨，在山根直上四指，发前位置，属督脉与阳明经相接处，左右山角骨相连，络脑，主全身知觉和运动器官，与脊髓相连，盖周身经络皆通于脑也。若跌打损伤，则青肿疼痛……即用玉真散主之。

**处方：** 防风 6g，天麻 4.5g，羌活 4.5g，白芷 6g，泽泻 6g，小茴香 6g，红花 6g，木香 4.5g，桔梗 6g，归身 4.5g，青皮 4.5g，乳香 6g，川楝子 6g，没药 6g，木通 6g，净水煎服。

服上方后，仍疼痛，心跳头晕，口中不渴者，宜加味黄芪止痛汤。

黄芪 9g，防己 9g，牛膝 6g，京子 6g，生地 15g，归身 9g，防风 6g，薄荷 1.5g，甘草 4.5g，生姜 2 片、川芎 3g，没药 6g。净水煎服。带有破伤出血者不用川芎。

**定位：** 在头部，当前发际正中直上 2 寸，百会前 3 寸（图 3-11）。

**解剖：** 在冠状缝和矢状缝交界处，帽状腱膜中；有颞浅动、静脉吻合网；布有额神经分支。

**穴位主病：** 头痛，眩晕，鼻渊，癫痫，嗜睡。

**损伤临床表现：** 若跌打损伤，则青肿疼痛，破皮流血，两眼流泪，满面浮肿，甚至呕吐，咳血或口鼻出血，神志昏迷，软弱无力，烦躁口渴，胸部闷痛，食欲不振。

**开启时间：** 辰时，即上午 7 时至 9 时。

**点穴方法：** 轻点，5~10 分钟。禁用于前囟门未闭合的儿童。

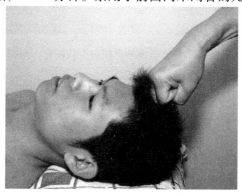

图 3-11 "天心"穴：相当于"囟会穴"部位，用指节拳开穴

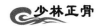

## 六、巳时凤头穴（风府 DU 16）

**少林吕氏伤科**：一名枕骨，俗名风头骨，是与大脑脊髓相连、与膀胱经络有关的地方。《内经》云："肾藏精。"精生于髓，与五脏四肢经络相通。

内服续筋活血汤，加加味独活寄生汤

**定位**：后发际正中直上 1 寸（图 3-12）。

**解剖**：在枕骨和第一颈椎之间，有枕动脉分支及棘突间静脉丛；布有第三枕神经与枕大神经之分支。

**穴位主病**：头痛，项强，眩晕，咽喉肿痛，失音，癫狂，中风。

**损伤临床表现**：若跌打损伤，头抬不起，不能左右转动，或不能仰卧，也有全部不能动，神志昏迷、谵语，四肢麻痹，疼痛难忍，呼吸困难，或如锯声，咳嗽有痰，烦躁，发热，口渴，头晕、眼花、食欲少进，大小便失禁。

**开启时间**：巳时，即上午 9 时至 11 时。

**点穴方法**：中点，5~10 分钟。

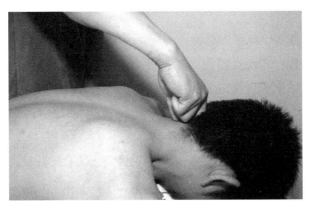

图 3-12　"凤头"穴：相当于"风府"穴部位，用指节拳开穴

## 七、午时中原穴（命门 DU 4）

**少林吕氏伤科**：腰骨，在背部十五六节之间。肚脐平过中央骨，是人体最主要的地方，是主要全身经络，运动四肢，桥立身体之架，运动功能节节不同，因此，腰上通过脑髓，下通过膀胱和下肢。

补肾破积汤、多味补肾丸。

定位：在腰部，当后正中线上，第 2 腰椎棘突下（图 3-13）。

解剖：有腰背筋膜、棘上韧带及脊间韧带；有腰动脉后支，棘突间静脉丛；布有腰神经后支内侧支。

穴位主病：阳痿，遗精，带下，月经不调，泄泻，腰脊强痛。

损伤临床表现：若被跌打损伤，重则昏迷不醒，全身麻痹，或半身麻痹，大小便失禁；轻则全身无力。身体软弱，头晕眼花，多见左右移位，骨折碎断少见。

开启时间：午时，即 11 时至 13 时。

点穴方法：重点，5~10 分钟。

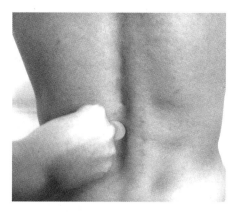

图 3-13 "中原"穴：相当于"命门"穴部位，用指节拳开穴

# 八、未时蟾宫穴（肾俞 BL 23）

少林吕氏伤科：蟾宫穴，即是肾俞，连接背部大筋，通全身及四肢筋骨运动之功能，肾藏精之主，精液是骨络之母，以气引水化，滋养全身。

内服补肾破积汤、加味猪苓止痛汤。

定位：第二腰椎棘突下，旁开 1.5 寸（图 3-14）。

解剖：在腰背筋膜，最长肌和髂肋肌之间；有第二腰动、静脉后支；布有第一腰神经后支的外侧支，深层为第一腰丛。

穴位主病：遗尿，遗精，阳痿，月经不调，白带，水肿，耳鸣，耳聋，腰痛。

损伤临床表现：若肾受损，则阴精受损，以致精液减少，筋骨与骨髓枯萎，身体弱；重则不能起床，红肿疼痛，呻吟不止，烦躁口渴，坐卧不安；轻则可以活动与斜行漫步，弯曲及转身不便。

**开启时间：** 未时，即下午13时至15时。

**点穴方法：** 中点，5~10分钟。

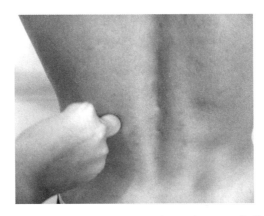

图3-14 "蟾宫"穴：相当于"肾俞"穴部位，用指节拳开穴

# 九、申时凤尾穴（长强 DU 1）

**少林吕氏伤科：** 尾龙骨，即尾骶骨，俗名狗尾骨，在腰椎骨直下去尽处之骨是也，此骨附近长强穴，接近肛门，肛门是人身排泄道路。

内服加味活血行气汤、加味猪苓丹皮汤、提肛汤、升肛散、加味大承气汤。

**定位：** 尾骨尖下0.5寸，约当尾骨尖端与肛门连线的中点（图3-15）。

**解剖：** 在肛尾膈中；有肛门动、静脉分支，有棘突间静脉丛的延续部；布有尾神经后支及肛门神经。

**穴位主病：** 泄泻，便血，便秘，痔疾，脱肛，癫狂痫。

**损伤临床表现：** 若跌打损伤，直肠脱出难收，因此穴通于窍，窍通入五脏，与大肠相表里，若大肠受伤，即封于窍，忽然声嘶耳聋，头晕眼花，四肢麻痹，发烧，汗出如水，大便秘结，肚闷呕吐。

**开启时间：** 申时，即下午15时至17时。

**点穴方法：** 中点，5~10分钟。

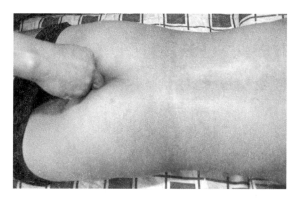

图 3-15 "凤尾"穴：相当于"长强"穴部位，用指节拳开穴

# 十、酉时屈井穴（神阙 RN 8）

**少林吕氏伤科：**又名六宫穴，脾胃与大小肠连接之处。胃是食物运输的总站，消化运送及排泄于大肠的作用，主要纳谷，先通于胃；而胃实脾之腑，胃口是脾之窍……故此治疗之法，去瘀利水破积为主，使肝肾之气达于膀胱，则可痊愈。

内服加味引气通关止痛汤、润肠止痛汤（屈泉第二方）。

**定位：**在腹中部，脐正中部位（图 3-16）。

**解剖：**有腹壁下动静脉；布有第十肋间神经前支的内侧皮支（内部为小肠）。

**穴位主病：**腹痛，泄泻，脱肛，水肿，虚脱。

**损伤临床表现：**若被跌打损伤，则肚膨胀，疼痛难忍，甚则坚硬如铁，只能仰卧侧睡，大便结，小便刺痛。因为膀胱是精窍，而瘀血凝结而致尿癃。

**开启时间：**酉时，即 17 时至 19 时。

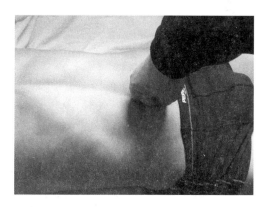

图 3-16 屈井"穴：相当于"神阙"穴部位，用指节拳开穴

点穴方法：五指点法，轻点，5~10分钟。

## 十一、戌时丹肾穴（关元 RN 4）

**少林吕氏伤科**：脐与耻骨中点，肚脐下四指，有名膀胱穴。此穴为小肠消化运送排泄的器官，肾与膀胱相表里，因此，肾通于脑，脑为一身之主。

内服加味行气利便汤、加味破血止痛汤。

**定位**：前正中线，脐下 3 寸（图 3-17）。

**解剖**：在腹白线上；有腹壁浅动、静脉分支及腹壁下动、静脉分支；布有第十二肋间神经前支的内侧皮支（内部为小肠）。

**穴位主病**：遗尿，小便频数，尿闭，泄泻，腹痛，遗精，阳痿，疝气，月经不调，带下，不孕，虚劳羸瘦。

**损伤临床表现**：若跌打损伤，则四肢麻木，周身无力，腹中肿胀疼痛难忍，烦躁，身热渴水，坐卧不安，大便秘结。

**开启时间**：戌时，即晚上 19 时至 21 时。

**点穴方法**：中点，5~10分钟。

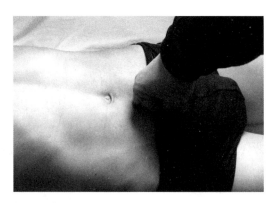

图 3-17　"丹肾"穴：相当于"关元"穴部位，用指节拳开穴

## 十二、亥时六宫穴（中极 RN 3）

**少林吕氏伤科**：即下阴上二指处，耻骨联合，人体主要穴位，乃可控制阴囊伸缩作用。

内服续筋破血汤、加味白丑桂心汤。

**定位：**前正中线上，耻骨联合上缘中点处（图 3-18）。

**解剖：**两侧有椎体肌；有腹壁下动脉及闭孔动脉的分支；布有髂腹下神经的分支。

**穴位主病：**小便不利，遗尿，遗精，阳痿，月经不调，带下。

**损伤临床表现：**若跌打损伤，则睾丸肿胀，小腹膨胀，皮肤青色疼痛，头晕，四肢麻痹，发热出汗口渴，烦躁，睡眠不安。

**开启时间：**亥时，即晚上 21 时至 23 时。

**点穴方法：**中点，5~10 分钟。

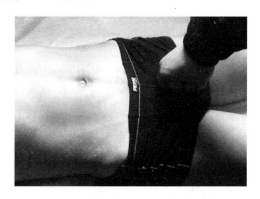

图 3-18 六宫穴：用指节拳开穴

# 第五节 少林伤科秘传点打十八穴点穴法临床应用

## 一、神门穴（手少阴心经）（HT 7）

**定位：**腕横纹尺侧端，尺侧腕屈肌腱的桡侧凹陷中。

**解剖：**在尺侧腕屈肌与指浅屈肌之间，深层为指深屈肌；有尺动脉通过；布有前臂内侧皮神经，尺侧为尺神经。

**穴位主病：**心痛、心烦、惊悸、怔忡，健忘，失眠，癫狂痫，胸胁痛。

**损伤适应证：**颈胸椎间盘突出症，颈胸椎管狭窄症，劳损性胸椎侧凸症等引起的心悸、失眠；劳损性胸椎侧凸症引起的胸背痛。

**点穴法：**指点法，中点，5~10 分钟（图 3-19）。

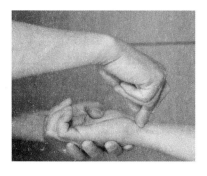

一指点

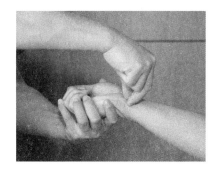

三指点

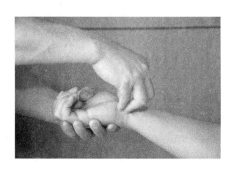

五指点

图 3-19　神门穴

# 二、外关穴（手少阳三焦经）（SJ 5）

**定位**：在前臂背侧，当阳池（腕背横纹中，指总伸肌腱尺侧缘凹陷中）与肘尖的连线上，腕背横纹上 2 寸，尺骨与桡骨之间。

**解剖**：在指总伸肌和拇长伸肌之间；深层有前臂骨间背侧动脉和前臂骨间掌侧动、静脉；布有前臂背侧皮神经和骨间背侧神经。

**穴位主病**：热病，头痛，目赤肿痛，耳鸣，耳聋，瘰疬，胁肋病，上肢痹痛。

**损伤适应证**：寰枢关节错位、钩椎关节紊乱症等引起的眩晕；急性斜颈引起的颈项痛；颈椎间盘突出症，颈椎管狭窄症引起的恶心、呕吐、上肢痹痛。

**点穴法**：指点法，中点，5~10 分钟（图 3-20）。

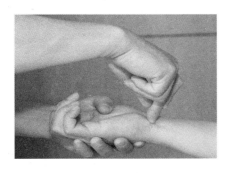

一指点

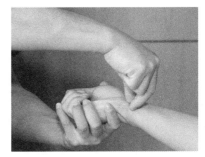

三指点

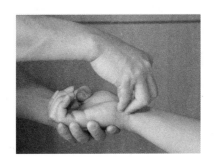

五指点

图 3-20　神门穴

# 三、手三里穴（手阳明大肠经）（LI 10）

**定位**：在阳溪穴（腕横纹桡侧端，拇短伸肌腱与拇长伸肌腱之间的凹陷中）与曲池穴（屈肘，成直角，当肘横纹外端与肱骨外上髁连线的中点）连线上，曲池穴下 2 寸处。

**解剖**：在桡骨的桡侧，桡侧有腕伸短肌及腕伸长肌，深层有旋后肌；有桡动脉的分支；布有前臂背侧皮神经及桡神经深支。

**穴位主病**：齿痛颊肿，上肢不遂，腹痛，腹泻。

**损伤适应证**：颈椎间盘突出症，颈椎管狭窄症引起的上肢痹痛，脊源性腹胀痛、腹泻。

**点穴法**：指点法，中点，5~10 分钟（图 3-21）。

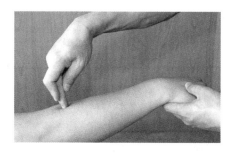

一指点

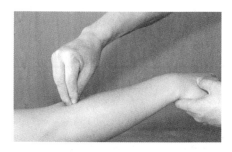

三指点

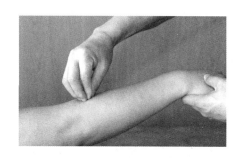

五指点

**图 3-21　手三里穴**

# 四、支正穴（手太阳小肠经穴）（SI 7）

**定位：** 在前臂背面尺侧，当阳谷穴（腕背横纹尺侧端，尺骨茎突前凹陷中）与小海穴（屈肘，当尺骨鹰嘴与肱骨内上髁之间凹陷中）的连线上，阳谷穴上5寸。

**解剖：** 在尺骨背面，尺侧腕伸肌的尺侧缘；布有骨间背侧动、静脉；布有前臂内侧皮神经分支。

**穴位主病：** 头痛，目眩，热病，癫狂，项强，肘臂酸痛。

**损伤适应证：** 寰枢关节错位、钩椎关节紊乱症等引起的眩晕、头痛，颈椎间盘突出症，颈椎管狭窄症引起的上肢痹痛，颈、胸椎管狭窄症，劳损性胸椎侧凸症等引起的心悸、失眠。

**点穴法：** 指点法，中点，5～10分钟（图3-22）。

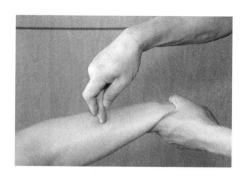

一指点

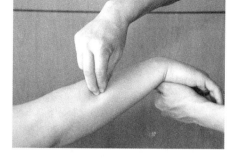

三指点

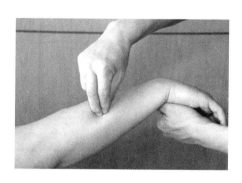

五指点

**图 3-22 支正穴**

# 五、劳宫穴（手厥阴心包经）(PC 8)

**定位**：手掌心，第二、三掌骨之间，握拳，中指尖下是穴。

**解剖**：在第二、三掌骨间，下为掌腱膜，第二蚓状肌及指浅、深屈肌腱，深层为拇收肌横头的起端，有骨间肌；有指掌侧总动脉；布有正中神经。

**穴位主病**：心痛，呕吐，癫狂痫，口疮，口臭。

**损伤适应证**：颈、胸椎管狭窄症，劳损性胸椎侧凸症等引起的心悸、失眠。

**点穴法**：指点法，中点，5~10 分钟（图 3-23）。

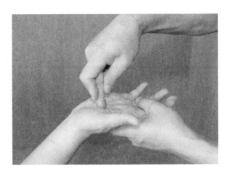

一指点

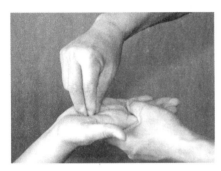

三指点

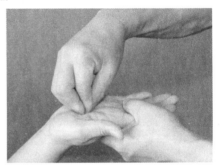

五指点

图 3-23　劳宫穴

# 六、大陵穴（手厥阴心包经）（PC 7）

**定位：** 腕掌横纹中央，掌长肌腱与桡侧腕屈肌腱之间凹陷处。

**解剖：** 在掌长肌腱和桡侧腕屈肌腱之间，有拇长屈肌和指深屈肌肌腱；有腕掌侧动、静脉网；当正中神经本干，前臂内侧皮神经。

**穴位主病：** 心痛，心悸，胃痛，呕吐，癫狂，疮疡，胸胁痛。

**损伤适应证：** 颈、胸椎管狭窄症，劳损性胸椎侧凸症等引起的心悸、失眠；颈椎间盘突出症，颈椎管狭窄症引起的恶心、呕吐、上肢痹痛；脊源性腹胀痛。

**点穴法：** 指点法，中点，5~10分钟（图3-24）。

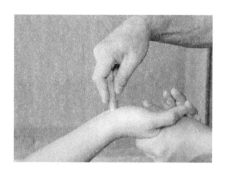

一指点

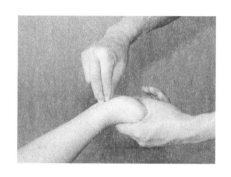

三指点

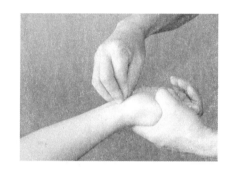

五指点

图 3-24 大陵穴

# 七、风市穴（足少阳胆经）（GB 31）

**定位：** 在大腿外侧部的中线上，腘横纹水平线上 7 寸。简便定位法：直立，手下垂于体侧，中指尖所到处。

**解剖：** 在阔筋膜张肌下，股外侧肌中；有旋股外侧动、静脉肌支；布有股外侧皮神经，股神经肌支。

**穴位主病：** 下肢痿痹，遍身瘙痒，脚气。

**损伤适应证：** 颈、腰椎管狭窄症，腰椎间盘突出症所致的下肢痿痹。

**点穴法：** 指点法，重点，5~10 分钟（图 3-25）。

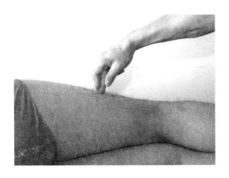

一指点

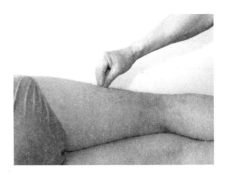

三指点

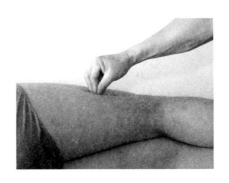

五指点

图 3-25　风市穴

# 八、环跳穴（足少阳胆经）（GB 30）

**定位**：在臀外下部，当股骨大转子高点与骶管裂孔连线的外 1/3 与内2/3 交界处。

**解剖**：在臀大肌、梨状肌下缘；内侧为臀下动、静脉；布有臀下皮神经、臀下神经，深部正当坐骨神经。

**穴位主病**：下肢痿痹，腰痛。

**损伤适应证**：颈、腰椎管狭窄症，腰椎间盘突出症所致的下肢痿痹；梨状肌损伤综合征所致的腰胯痛、腰痛。

**点穴法**：指点法，重点，5~10 分钟（图 3-26）。

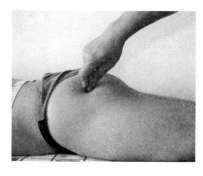

一指点

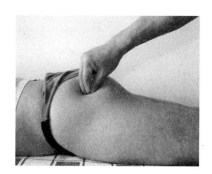

三指点

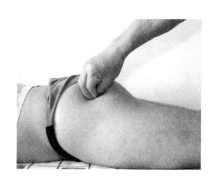

五指点

图 3-26　环跳穴

# 九、内外膝眼穴（经外奇穴）（EX-LE 4、EX-LE 5）

**定位：**屈膝，髌尖两侧凹陷中（在内侧的称内膝眼，在外侧的称外膝眼）。

**解剖：**在髌韧带两侧，有膝关节的动、静脉网；布有隐神经分支，股外侧皮神经分支，深层有胫腓总神经分支。

**穴位主病：**膝痛，腿脚重痛，脚气。

**损伤适应证：**脊源性下肢骨关节炎所致的膝关节痛；腰椎间盘突出症所致的下肢痹痛。

**点穴法：**指点法，中点，5~10分钟（图3-27）。

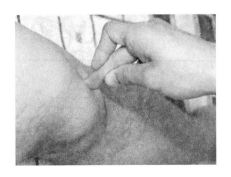

一指点

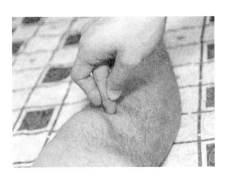

一指点

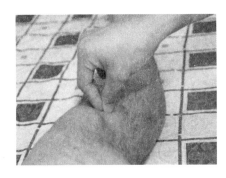

三指点

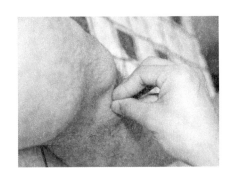

五指点

图 3-27　内外膝眼穴

# 十、三阴交穴（足太阴脾经）（SP 6）

**定位**：于小腿内侧，当足内踝高点上 3 寸，胫骨内侧面后缘。

**解剖位置**：在胫骨后缘和比目鱼肌之间，深层有屈趾长肌；有大隐静脉，胫后动、静脉；布有小腿内侧皮神经，深层后方有胫神经。

**穴位主病**：肠鸣腹胀，泄泻，月经不调，带下，阴挺，不孕，滞产，遗精，阳痿，遗尿，疝气，失眠，下肢痿痹，脚气。

**损伤适应证**：颈、腰椎管狭窄症，腰椎间盘突出症、腰椎滑脱症所致的下肢痿痹；脊源性性功能障碍，腹胀痛及腹泻；脊椎骨质疏松症；脊源性妇科病所致的痛经，月经不调。

**点穴法**：指点法，中点，5~10 分钟（图 3-28）。

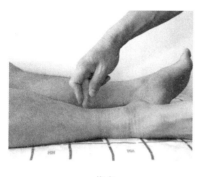

一指点

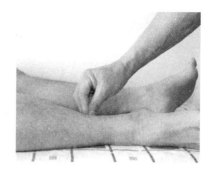

三指点

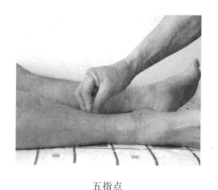

五指点

**图 3-28 三阴交穴**

# 十一、足三里穴（足阳明胃经）（ST 36）

**定位：** 犊鼻穴（髌骨下缘，髌韧带外侧凹陷中）下 3 寸，胫骨前嵴外一横指处。

**解剖位置：** 在胫骨前肌、趾长伸肌之间；有胫前动、静脉；为腓肠外侧皮神经及隐神经的皮支分布处，深层当腓深神经。

**穴位主病：** 胃痛，呕吐，噎嗝，腹胀，泄泻，痢疾，便秘，乳痈，下肢痹痛，水肿，癫狂，脚气，虚劳羸瘦。

**损伤适应证：** 腰椎管狭窄症，腰椎间盘突出症、腰椎滑脱症所致的下肢痿痹；脊源性性腹胀痛及腹泻；脊椎骨质疏松症。

**点穴法：** 指点法，重点，5~10 分钟（图 3-29）。

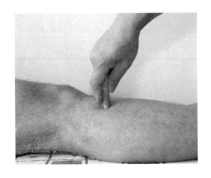
一指点

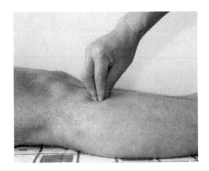
三指点

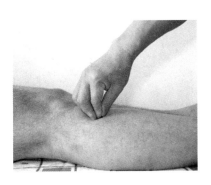
五指点

图 3-29　足三里穴

# 十二、委中穴（足太阳膀胱经）（BL 40）

**定位**：腘横纹中央。

**解剖**：在腘窝正中，有腘筋膜；皮下有股腘静脉，深层内侧为腘静脉，最深层为腘动脉；有股后皮神经，正当胫神经处。

**穴位主病**：腰痛，下肢痹痛，腹痛，吐泻，小便不利，遗尿，丹毒。

**整脊科适应证**：急性腰扭伤所致的腰痛；颈、腰椎管狭窄症，腰椎间盘突出症、腰椎滑脱症所致的腰痛、下肢痿痹痛；脊源性腹胀痛、腹泻。

**点穴法**：指点法，重点，5~10 分钟（图 3-30）。

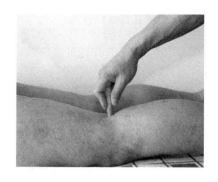

一指点

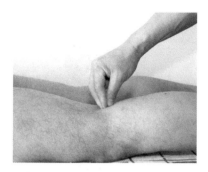

三指点

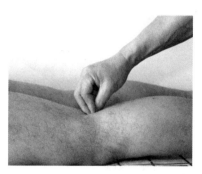

五指点

图 3-30 委中穴

# 十三、承山穴（足太阳膀胱经）（BL 57）

**定位：** 腓肠肌两肌腹之间凹陷的顶端。

**解剖：** 在腓肠肌两肌腹交界下端；有小隐静脉，深层为胫后动、静脉；布有腓肠内侧皮神经，深层为胫神经。

**穴位主病：** 痔疾，脚气，便秘，腰腿拘急疼痛。

**损伤适应证：** 急性腰扭伤所致的腰痛；颈、腰椎管狭窄症，腰椎间盘突出症、腰椎滑脱症所致的下肢痿痹。

**点穴法：** 指点法，重点，5~10分钟（图3-31）。

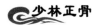
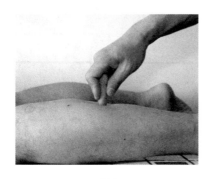
一指点

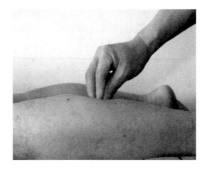
三指点

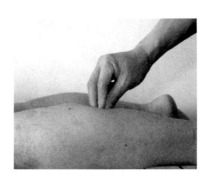
五指点

图 3-31　承山穴

# 十四、内踝尖穴（经外奇穴）（EX-LE 8）

**定位：** 正坐位或仰卧位，在足内侧面，内踝的凸起处。

**解剖：** 布有隐神经的小腿内侧皮支的分支，胫前动脉的内踝网，内踝前动脉的分支和胫后动脉的内踝支。

**穴位主病：** 乳蛾，齿痛，小儿不语，霍乱转筋，小腿内侧肌群痉挛。禁刺。

**损伤适应证：** 腰椎管狭窄症，腰椎间盘突出症、腰椎滑脱症所致的下肢痿痹，小腿内侧症状明显者。

**点穴法：** 指点法，轻点，5~10分钟（图 3-32）。

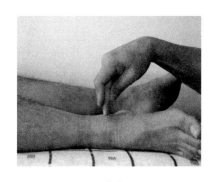

一指点

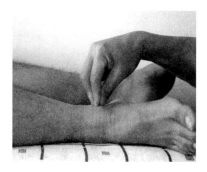

三指点

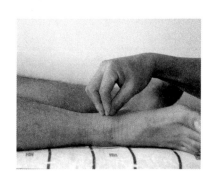

五指点

图 3-32　内踝尖穴

# 十五、外踝尖穴（经外奇穴）（EX-LE 9）

**定位：** 在足外侧面，外踝的凸起处。

**解剖：** 穴下有皮肤、皮下组织和外踝骨膜。有胫前动脉的外踝网、腓动脉的外踝支；布有腓浅神经和腓肠外侧皮神经。

**穴位主病：** 淋病，脚气，牙痛，白虎历节风痛，小腿外侧肌群痉挛。

**损伤适应证：** 腰椎管狭窄症，腰椎间盘突出症、腰椎滑脱症所致的下肢痿痹，小腿外侧症状明显者。

**点穴法：** 指点法，轻点，5～10 分钟（图 3-33）。

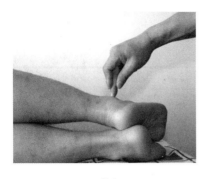

一指点

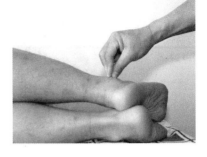

三指点

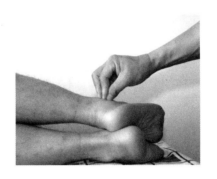

五指点

图 3-33　外踝尖穴

# 十六、血海穴（足太阴脾经）（SP 10）

**定位：** 在大腿内侧，在髌骨内上缘上 2 寸；或屈膝，医者以左手掌心按于患者右膝髌骨上缘，二至五指向上伸直，拇指约呈 45°斜置，拇指尖下是穴。

**解剖：** 在股骨内上髁上缘，股内侧肌中间；有股动、静脉肌支；布有股前皮神经及股神经肌支。

**穴位主病：** 月经不调，崩漏，经闭，瘾疹，湿疹，丹毒。

**损伤适应证：** 脊源性下肢骨关节炎所致的膝关节疼痛；颈、腰椎管狭窄症，腰椎间盘突出症所致的下肢痿痹；脊椎骨质疏松症；脊源性妇科病。

**点穴法：** 指点法，中点，5~10 分钟（图 3-34）。

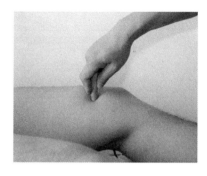

一指点

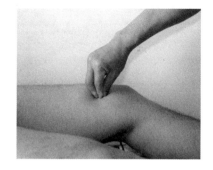

三指点

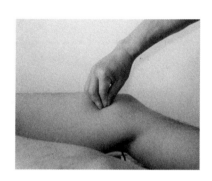

五指点

**图 3-34　血海穴**

# 十七、鹤顶穴（经外奇穴）（EX-LE 2）

**定位**：在膝上部，髌骨上缘正中凹陷处。

**解剖**：在髌骨上缘，股四头肌腱中，有膝关节动脉网；布有股神经前皮支及肌支。

**穴位主病**：膝痛，足胫无力，瘫痪。

**损伤适应证**：脊源性下肢骨关节炎所致的膝关节疼痛；腰椎管狭窄症、腰椎间盘突出症、腰椎滑脱症所致的下肢痿痹。

**点穴法**：指点法，中点，5~10分钟（图3-35）。

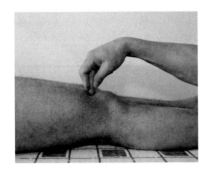
一指点

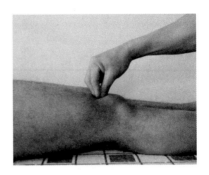
三指点

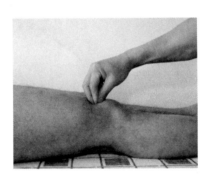
五指点

图 3-35　鹤顶穴

# 十八、尾宫上穴（即尾骨上一分许）

附：鹤口穴（又名尾宫穴）：位于尾骨下两腿骨尽处。

**定位：**尾骨尖上 0.1 寸。

**解剖：**有骶尾韧带；有骶中动、静脉后支及棘间静脉丛；布有尾神经；（参考腰俞穴）

**穴位主病：**腰骶痛，下肢痿痹，痔疾。

**损伤适应证：**腰椎管狭窄症、腰椎间盘突出症所致的下肢痿痹。

**点穴法：**指点法，中点，5~10 分钟（图 3-36）。

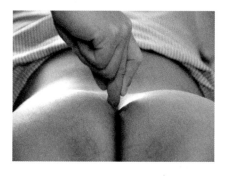

一指点

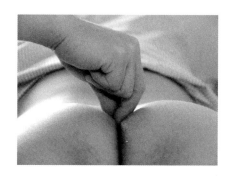

三指点

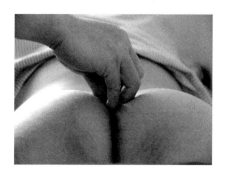

五指点

**图 3-36　尾宫穴**

（韦以宗、陈文治、郑黎光、王秀光、田新宇、高腾、欧庆章、
陈世忠、王魁胜、韦春德、潘东华、胡伟强、阚兴峰）

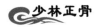

# 第四章　少林禅医方药疗法

## 第一节　骨伤类

### 一、外用类

#### （一）创口用药

**1. 金创灰蛋散**[1]（选自《跌损妙方》）

石灰（细研），鸡蛋清和灰成饼，煅过候冷，研细，遇伤掺之。

**2. 金创伤掺法**[2]（选自《跌损妙方》）

松香、白矾，为末掺。

半夏六钱，白矾四钱，为末掺。

细石灰，韭汁作饼[3]，贴壁上阴干，为末掺。

石灰同生大黄片炒桃红色，去大黄，名"桃花散"[4]，掺之俱效。

#### （二）溃疡用药

**1. 刀口生肌散**[5]（选自《救伤秘旨》）

陈石灰七两，大黄一两，二味同炒，令石灰如桃花色，去大黄，加儿茶、血竭、乳香（去油）、没药（去油）各二钱，共为细末敷之。若伤口烂者，用麻油调敷，无不效也。

**合口长肉方**

生半夏一两，乳香（去油）、象皮（火焙）、川断、铜绿各五钱，黄丹、没药（去油）、花龙骨、白芷各三钱，樟冰二钱，共为细末，敷之即效。

**注释：**

[1] 金创灰蛋散：原名灰弹散，出自《太平圣惠方》（公元992年），能止血、止痛、

消炎。

［2］金创伤掺法：指创伤出血，外掺伤口药。

［3］细石灰韭汁作饼：捣韭菜汁，和石灰粉制成饼。

［4］桃花散：此方出自《世医得效方》（公元1337年），明、清外治伤口用此方较普遍。

［5］刀口生肌散：即桃花散加儿茶、血竭、乳香、没药。"桃花散"原方有牛胆浸泡石灰，参见《江氏伤科方书》。

**2. 生肌散**[1]（选自《跌损妙方》）

乳香、没药、血竭、雄黄、蒲黄、梧子[2]、赤石脂、白芷、朴硝、寒水石、陀僧、龙骨、轻粉、花蕊石、山甲、螃蟹粉、硼砂、蟾酥各五钱，朱砂、乌药各三钱，共为末，每膏一张，各下数分[3]，贴伤处。若臁疮[4]、疠症[5]，再入麝香二三分，贴背心[6]，即安。

**3. 生肌玉红膏：**（选自《黄氏青囊全集秘旨》）

香油一斤，紫草、当归、血竭、轻粉、白蜡、白芷尖、红花，异人传授，煮油膏，敷接骨部。

**（三）接骨用药**

**1. 接骨方**[7]（选自《跌损妙方》）

自然铜五钱，当归、川芎、羌活、独活、虎骨、五灵脂、乳香、没药、杜仲、木瓜、茯苓、芡实、枣仁[8]、杏仁、川乌、白蜡、苡仁、细辛、神曲、牙皂[9]、乌药、朱砂、西香、木香、灶鸡（原注：即灶马，俗名灶蟀）、地骨皮、地鳖虫、甘草各三钱，红蚯蚓、抱鸡[10]各三只，大皂[11]、推车子（即蜣螂）各一钱，共为细末，每服一钱，酒下。

**2. 驳骨方：**（选自《少林寺真传跌打刀伤药本》）

黄柏、大黄、江香[12]、白芷、当归、加皮、川芎、黄芩、北辛，以上九味各一钱五分，再用生草药、闹羊花、小蓉叶[13]、土三七、鹅不食、桑树叶、青桃叶、驳骨草、急性子、半边莲、白麻根、生蛤仔、田基黄各二钱。

生鸡仔一双，同药捶烂，用泰和酒炖熟取汁，加鸦片烟三钱同汁饮之，将渣敷伤处，用杉皮夹紧，先饮后敷渣，要戒口一月可效。

**注释：**

［1］生肌散：此散外治感染创口，有排脓解毒、生肌、收口之效，适用于创伤感染创口中后期，以及外科溃疡创口、慢性骨髓炎等。

[2] 梧子：梧桐子。

[3] 每膏一张，各下数分：指每一贴药用几分药末。

[4] 臁疮：生于小腿的疮，多为慢性骨髓炎。

[5] 疠症：麻疯症。

[6] 背心：指第七胸椎部位。

[7] 接骨方：此方用自然铜、当归、川芎、虎骨、杜仲、木瓜活血化瘀、续筋接骨，为君；以乳香、没药、五灵脂、川乌、细辛、灶鸡、地鳖虫、红蚯蚓、抱鸡、推车子通经破瘀、止痛接骨，为臣；以羌活、独活、芡实、酸枣仁、杏仁、神曲、乌药、苡仁、木香、牙皂、朱砂通经活络、祛风除湿、行气活血，为佐、使，主要应用于骨折损伤，故名"接骨"。

[8] 枣仁：酸枣仁。

[9] 牙皂：即猪牙皂，为豆科植物皂荚所结的小果实，功效同皂荚。

[10] 抱鸡：刚孵化出壳的小鸡。

[11] 大皂：即皂荚大者。

[12] 江香：瑞香。

[13] 小蓉叶：小榕树叶。

# 二、内服类

## （一）膏丹丸散方

**1. 七厘散**[1]（选自《救伤秘旨》）

地鳖虫（去头足）、血竭、硼砂各八钱，蓬术（醋炒）、五加皮（酒炒）、菟丝子、木香、五灵脂（醋炒）、广皮各五钱，生大黄、土狗[2]各六钱，朱砂、猴骨各四钱，巴豆霜、三棱、青皮、肉桂（去粗皮，不见火）[3]各三钱，赤芍（酒炒）、乌药（炒）、枳壳、当归（酒炒）、蒲黄（生熟各半）各二钱，麝香一钱五分，以上各制，共为末。伤轻者服七厘，重者服一分四厘，最重者服二分一厘，陈酒冲服。仍可加入十三味总方内服之。凡瘀血攻心者即醒。

**2. 飞龙夺命丹**[4]（选自《救伤秘旨》）

硼砂、地鳖虫、自然铜（醋炙七次）、血竭各八钱，木香六钱，当归、桃仁、蓬术、五加皮（酒炒）、猴骨（制）各五钱，延胡索（醋炒）、三棱（醋炒）、苏木各四钱，五灵脂（醋炒）、赤芍（酒炒）、韭子[5]（炒）、蒲黄（生、熟各半）、破故纸（盐水炒）、广皮（炒）、川贝、枳壳、朱砂、葛根（炒）、桑寄生（炒）各三钱，肉桂（去粗皮，不见火）、乌药、羌活、麝香、杜仲（盐水炒)、秦艽(炒)、前胡(炒)、土狗(不见火)、青皮(醋炒)各二钱,以上各制,共为细末。伤重者,服三钱;轻者,服一钱五分。老酒冲服,仍可加入十三味总方内服之。

**3. 地鳖紫金丹**[6](选自《救伤秘旨》)

地鳖虫、硼砂、血竭、自然铜各八钱,乌药、土狗、延胡索(醋炒)、当归(酒炒)、桃仁、威灵仙(酒炒)、川牛膝各五钱,麝香、香附(制)、木香各四钱,川续断(盐水炒)、五加皮(炒)、猴骨(制)、苏木、贝母、广皮(炒)、泽兰、五灵脂(醋炒)各三钱,菟丝子(不见火)二钱,以上各制,共为细末。伤重者服三钱,轻者服一钱五分,酒送下。

**4. 神效接骨奇方**[7](选自《跌损妙方》)

当归、白芷、草乌各三钱,生用为末,先酒调服二钱,一觉麻,揣正骨断处,糯米粥、牡蛎粉调涂患处[8]。乳香、没药、当归、白芷、川椒各五钱,自然铜二钱[9],共研细末。黄蜡二两熔化,入前末[10],搅匀作丸,酒服数次。

**(二)汤剂**

**1. 大成汤**(一名大承气汤,选自《理伤续断方》)

应伤损极重,大小便不通者,方服此,可加木通煎。

如未通,加朴硝。俟大小便通,方可服损药。损药不可用酒煎,愈不通矣。

然亦须量人肥弱用,如孕妇、小儿莫服。

大黄四两,川芒硝、甘草、陈皮、红花、当归、苏木、木通各二两,枳壳四两,厚朴少许。

**2. 四物汤**(选自《理伤续断方》)

凡伤重,肠内有瘀血者用此。白芍药、川当归、熟地黄、川芎。上各等分,每服三钱,水盏半,煎至七分,空心热服。一方只用当归、大黄二味。

**3. 大红丸**(选自《理伤续断方》)

治扑损伤折,骨碎筋断,疼痛痹冷,内外俱损,瘀血留滞,外肿内痛,肢节痛倦。应诸损痛,不问年深日近,并宜服之。常服补损,坚筋固骨,滋血生力,神验不可具述。每服三十丸,温酒、醋汤任下,不拘时候。孕妇莫服。

**注释:**

[1] 七厘散:此散是救治危重创伤的常用药,是在《跌损妙方》的"七厘散"基础上加减而成。因"伤轻者服七厘",以七厘为轻、重,最重伤势服量递增,故名"七厘散"。

《江氏伤科方书》"七厘散"是以本方加红花、苏木，"治跌打血迷心窍，人事不省。服之瘀血可行。若泻不止，用冷粥即止"。

[2] 土狗：即蝼蛄。

[3] 不见火：指不用火煮及炒。肉桂可用开水浸泡后入。

[4] 飞龙夺命丹：此丹组方是七厘散去大黄、巴豆、菟丝子，而加自然铜、韭子以及舒筋活络之寄生、葛根、羌活、杜仲、秦艽、前胡、贝母而成，破瘀之力较七厘散为缓，而接骨健筋之功稍强，故多用于跌打损伤、筋伤骨折、疼痛肿胀之症。《江氏伤科方书》"飞龙夺命丹"基本与此方同，但有古铜钱、香附、寄奴、桂枝等，主治跌打接骨。

[5] 韭子：韭菜子。

[6] 地鳖紫金丹：此丹是七厘散去大黄、巴豆霜、青皮、枳壳、蒲黄、五灵脂、肉桂，而加自然铜、贝母、川断、牛膝、泽兰、威灵仙、苏木等组成。所减之药多是破瘀、攻下之猛剂，所增是较平和的活血化瘀药及壮筋骨、补肝肾药。可见，此方是用于治疗跌打损伤、骨折、正气已虚或体弱者。《江氏伤科方书》"地鳖紫金丹"还有黄芩、丹皮、肉桂、虎骨、红花、补骨脂、骨碎补、枸杞等，治"远近跌打内伤，面黄肌瘦、四肢无力并腰痛，皆服之"。

[7] 神效接骨奇方：此方用于接骨，分为两组：当归、白芷、草乌为外敷药，其中草乌又用于骨折复位前麻醉；乳香以下六味为内服药。

[8] 糯米粥、牡蛎粉调涂患处：此法源于《洪氏集验方》[1170年]。此处疑有夺文：将上三药为末，糯米粥、牡蛎粉调涂患处。

[9] 乳香……自然铜：此方源于《博济方》[1170年]，名"五伤接骨膏：治一切伤折，及驴马坠堕打扑闪胁，疼痛不可忍。"原方有川芎。

[10] 入药末：加入前方药末，指当归、白芷、草乌三味。

赤敛一斤（即何首乌，焙），干川乌一斤七两（火煨坼），天南星一斤（焙），芍药一斤（焙），土当归十两（焙），骨碎补一斤（姜制，焙），牛膝十两（酒浸，焙），细辛八两（去苗叶，焙），赤小豆二升（焙），自然铜四两（煅存性），青桑炭五斤（煅淬，钦此一味亦可），其上俱要制焙，后方称斤两。上敛、星、芍药、归、补、膝、辛七味，并用当上者，同余药为细末[1]，醋煮，面糊为丸如梧桐子大，信州[2]朱为衣。每服三十丸，温酒下，醋汤亦可。损在上食后服，在下空心服，伤重不拘时服。或与小红丸互用亦可。

**4. 小红丸**（选自《理伤续断方》）

治诸伤劳损腰折，筋骨风湿挛拳。壮筋骨，活经络，生气血。

乌头一个，何首乌、苍术、蛇床子、五灵脂、牛膝、赤小豆、白胶香、当归

各一两，乳香二钱。上为末，好酒煮糊为丸如绿豆大。每服三十丸，温酒送下

# 第二节 内伤类

## 一、外用类

### （一）练功外洗方

**1. 少林练功洗手法**（选自《少林武功医宗秘笈》卷五）

**功能：**活血顺气，舒筋灵骨，壮胆柔节。适合练手功，用于练掌。

**处方：**象皮（切片）、鲛鱼甲（酒炒）、制半夏、制川乌、制草乌、全当归、瓦松、皮硝、川椒、侧柏叶、透骨草、紫花地丁、海盐、木瓜、红花各30g，鹰爪一双。

**用法：**上十六味药共入盆内，加陈醋七斤，清泉水八斤，浸泡一周，加上等白酒200g密封，每练功前取出药汁250g，加沸水1000g，和匀后烫泡擦洗双手和双臂。

**注释：**

［1］为细末：《道藏》本作"罗为末"。

［2］信州：原脱，据《钤方》本补。

**2. 竹叶手练功方**（选自《少林武功医宗秘笈》卷五）

**处方：**川草乌3g，天南星3g，蛇床子3g，半夏3g，百部3g，花椒30g，狼毒30g，透骨草30g，藜芦30g，龙骨30g，海牙30g，地骨皮30g，紫花地丁30g，地丁30g，青盐120g，硫黄30g，刘寄奴60g，瓜蒂3g（如其中某些药缺，可用性质相仿之药代替）。

上药加水、醋各五大碗，熬至七碗量。洗手时将药水置炉火上，待其微温，将手放入，热极取出。每三十三日按原方重配换药一次，共三剂，用百日。

**3. 臂腿练功方**（选自《少林武功医宗秘笈》卷五）

**处方：**红花2.4g，枳壳4.5g，牛膝6g，五加皮4.5g，杜仲4.5g，青皮3g，上药煎汤浸洗局部，如铁臂功、鞭功、铁扫帚之类练功时均可用之。

### （二）跌打贴膏

**1. 筋骨闪挫膏药方**（选自《青城山仙传接骨方》）

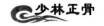 

苍术四两，巴豆十粒，秦艽、良姜、青皮、薄荷、丹皮、桃仁、山楂、五加皮各五钱，杜仲、连翘、赤芍、紫苏、川断、厚朴、羌活、独活、前胡、生地、刘寄奴各四钱，陈皮、柴胡、杏仁、木瓜、地丁、大黄、大茴、苡仁、乌药、当归、骨碎补、滑石、香附、桔梗、木香、赤蔹、白芷、威灵仙、桑皮各三钱，川贝、白术、川椒、黄柏、麻黄、细辛、升麻、红花、花粉、知母、泽泻、牛膝、黄连、黄芩、三棱、天冬、麦冬、僵虫[1]、猪苓、肉桂、木通、桂枝、川芎、阿魏、白蔹、荆芥各二钱，各药切片，真麻油七斤二两，春秋浸半月，夏十日，冬一月，放锅内，用文武火熬至黑色，加葱十根，梅干十个，苦味酒[2]三盅，山黄草[3]一两，蜈蚣十条，再熬数沸，去渣，熬至滴水成珠，加沥清水熬七次，漂净，炒黄丹一斤，看药老嫩，用磁器收贮，掘地埋之，十日后取出，用细青布摊贴，仍加掺药。

**2. 跌打膏药方**（选自《少林寺真传跌打刀伤药本》）

治寒温气骨节瘀痛俱效。

生川乌、生附子、杜仲、灵仙、生地、丹皮、京子皮[4]、羌活、防风、加皮、白芷、甘松、赤芍、黄柏各一两，良姜、大黄、三棱、莪术各五钱，肉桂八钱，北辛三两，麻油三斤，桐油一斤。

入油浸三日，煮焦去渣，入黄丹四两，铅粉四两，松香一斤，煮至滴水成珠，又入百草霜四两，麝香五分，琥珀末四两，和匀，然后用罂载好，浸入水中，拔去火毒，贮用。

**注释：**

[1] 僵虫：僵蚕。

[2] 苦味酒：又名苦酒，指醋。

[3] 山黄草：石斛之别名。

[4] 京子皮：紫荆皮。

# 二、内服类

## （一）通用类

**1. 用药歌**（选自《跌损妙方》）

【原文】

归尾兼生地，槟榔赤芍宜；四味堪为主[1]，加减任迁移。乳香并没药，骨碎以补之[2]。头上加羌活，防风白芷随。胸中加枳壳，枳实又云皮[3]。腕下[4]用桔梗，菖蒲厚朴治。背上用乌药，灵仙[5]妙可施。两手要续断，五加[6]连桂枝。两胁柴胡进，胆草[7]紫荆[8]医。大茴与故纸[9]，杜仲入腰支[10]。小茴与木香，肚痛不须疑。大便若阻隔，大黄枳实推[11]。小便如闭塞，车前木通提[12]。假使实见肿[13]，泽兰效最奇。倘然伤一腿，牛膝木瓜知[14]。全身有丹方，饮酒贵满卮[15]；苎麻烧存性，桃仁何累累[16]，红花少不得，血竭也难离[17]。此方真是好，编成一首诗；庸流不肯传，无乃心有私。

**2. 十三味总方**[18]（选自《救伤秘旨》）

三棱五钱，赤芍、骨碎补各一钱五分，当归（伤上中二部用全归，伤下部用归尾）、蓬术、延胡索、木香、乌药、青皮、桃仁、苏木各一钱。

若伤重者，大便不通，加大黄四钱，恐有瘀血入内涩滞，通瘀为主，用陈酒[19]半斤煎。又加缩砂仁三钱，同煎服。

**十三味总方歌诀**（选自《救伤秘旨》）

十三味方重三棱，治伤首要理肝经。

乌（药）胡（元胡）归（尾）芍（药）蓬莪术，苏木（木）香兼桃仁青（皮）；骨碎补兮气血活，大黄攻兮瘀非轻；更得砂仁和中土，同冲陈酒复康宁。

**注释：**

[1] 四味堪为主：主，主药。治疗跌打损伤，归尾、生地、槟榔、赤芍四味堪称为主要药物。

[2] 骨碎以补之：补者，补充也。即当骨折时，可在四味主药中再补充加入乳香和没药。

[3] 云皮：茯苓皮。茯苓以产于云南临安者为优，故有"云茯苓"之名，云茯苓皮又简称"云皮"。

[4] 腕下：腕，通"脘"。脘下，脘为剑突下至肚脐间之统称，分上脘、中脘、下脘三部。此处是与上文胸中相对上下而言，当泛指脘部。

[5] 灵仙：即威灵仙，能祛风除湿、通络止痛。

[6] 五加：即五加皮，能祛风湿、强筋骨。

[7] 胆草：即龙胆草，具清热燥湿之功。

[8] 紫荆：即紫荆皮，有活血补气、解毒消肿利水之功。

[9] 故纸：补骨脂，又名破故纸，能温补肾阳。

[10] 腰支：支，通"肢"。腰肢，腰和下肢。《诸病源候论·腰痛不得俛仰候》有"肾主腰脚"之论。腰脚又称腰肢。

[11] 大黄枳实推：推，排也，推荡，推攻，推陈致新。大黄、枳实能泻下通便，推攻瘀积，《医家四要·药赋新编》有："大黄猛烈推攻，力能涤胃荡肠，质弱者用宜斟酌。"

[12] 提：携带。《墨子·兼爱下》载："提挈妻子而寄托之。"[挈：带着]，此处当作导利解。

[13] 假使实见肿：见，假"兼"，当为"兼"。假使实兼肿，如果伤处硬实又兼肿。

[14] 知：寓"医"，当为"医"。

[15] 卮：[音知]，古代盛酒的器具。

[16] 桃仁何累累：累累，堆积。桃仁何妨成堆?!

[17] 血竭也难离：难离，难分开。"全身有丹方……血竭也难离"，名谓治全身的损伤，离不开酒、苎麻炭、桃仁、红花和血竭等活血化瘀药。

[18] 十三味总方：以十三味药物组成总治跌伤的方剂。

[19] 陈酒：陈年老酒，指贮藏较久的醇酒，又称"老酒""无灰酒"。

**3. 全身酒药方**（选自《跌损妙方》）

当归、木瓜、虎骨、杜仲、菟丝子、破故纸、杞子、牛膝以上一两，乳香、没药以上八钱，白芍、山药、丹皮、麦冬、桂枝、知母、元胡、川芎、紫荆皮、丁香、威灵仙以上五钱，甜瓜皮、陈皮、儿茶、独活、参三七、乌药以上三钱，朱砂、西香各二钱，地鳖虫五个，血竭七钱，其为末，放瓶内，入好酒十斤，煮三炷香[1]，窨[2]七日，每服一杯。

**4. 脊梁穴[3]伤，头晕软弱，疼痛难当，咳嗽吐血，服此**（选自《跌损妙方》）

红花、骨碎补、乳香、没药、猴骨、虎骨、刘寄奴、粟壳、龙骨、地榆、甘草各一钱，梁隔一钱五分（原注：即胡桃壳），木香五分，砂仁七粒，地鳖虫十个，红枣五枚，童便引，酒煎服。

**外用敷药**：狗脊、地榆、山韭根、乳香、没药、红花，同捣烂敷上。再复后药：熟地、茯苓各一钱五分，白芷、龙骨各一钱二分，秦艽、桔梗、羌活、杜仲、续断、甘草各一钱，梁隔二钱，鲫鱼骨引，好酒燉服。

**注释：**

[1] 煮三炷香：三炷香，古代燃香计时，每燃完一支香为一炷香，约一刻钟[15分钟]，三炷香即三刻[45分钟]。煮三炷香，指将酒、药煮三炷香时间，约45分钟。

[2] 窨：xūn，同"熏"，意为物体互相接触以染上气味。又：地下室的简称，谓将酒水埋藏地下成为"窨"。

[3] 脊梁穴：疑为"身柱穴"，第3胸椎下。

**5. 少林寺秘传内外损伤主方**（选自《救伤秘旨》）

**【原文】**

少林寺秘传内外损伤主方[1]，按症加减：归尾、川芎、生地、续断各二钱，苏木、乳香（去油）、没药（去油）、木通、乌药、泽兰各一钱，桃仁（去皮尖）十四粒，甘草八分，木香七分，生姜三片。

水煎，加童便、老酒各一杯冲服。

引经各药开后：

瘀血凝胸，加砂仁[2]一钱五分。

血攻心，气欲绝，加淡豆豉[3]一钱。

气攻心，加丁香[4]一钱。

气喘，加杏仁、枳壳[5]各一钱。

狂言，加人参一钱，辰砂五分，金银器同煎[6]。

失音不能言，加木香、菖蒲[7]各一钱。

气塞，加厚朴、胆草各一钱，陈皮[8]五分。

发热，加柴胡、黄芩、白芍、薄荷、防风各一钱，细辛[9]六分。

瘀血多，加发灰[10]二钱。

发笑，加蒲黄一钱，川连[11]二钱。

腰伤，加破故纸、杜仲各一钱，肉桂、小茴[12]各八分。

大便不通，加大黄、当归各二钱，朴硝[13]一钱。

小便不通，加荆芥、大黄、瞿麦各一钱，杏仁[14]（去皮尖）十四粒。

大便黑血，加川连一钱，侧柏叶[15]二钱。

加减法（略）

**注释：**

[1] 少林寺秘传内外损伤主方：此方最早见于胡廷光《伤科汇纂》（1815年），是胡氏辑自祖传抄本《陈氏秘传》，原名"内伤脏腑方"，组成药物与此方一致，其加减法基本相同。原方还有方歌一首，曰："内伤脏腑没乳香，乌续桃兰通草姜；苏木木香归芎地，煎加童便酒调良。"

[2] 瘀血凝胸加砂仁：瘀血凝胸，是辨证诊断名词，依据是跌打损伤胸部穴道，症见胸痛气闷。加砂仁以加强行气散滞，宽胸利膈。《伤科汇纂·陈氏三方》原作："胸中瘀血凝滞，加辰砂。"

[3] 血攻心气欲绝加淡豆豉：血攻心，气欲绝，指瘀血攻心的危重症候，多出现呼吸迫促、疼痛难忍、烦躁不安、面色苍白或出冷汗等，加淡豆豉入肺、胃二经，解毒宣泻，去心中烦闷。淡豆豉一般均入药同制，如辣蓼、青蒿、佩兰、藿香、苏叶、薄荷等鲜品打汁，另用麻黄煎取浓汁，共拌入黑大豆内，再蒸熟发酵而成。《伤寒论》有栀子豉汤，用栀子、豆豉组成，用于伤寒发汗吐下后，虚烦不得眠。《伤科汇纂·陈氏三方》原作："血攻心，淹淹欲绝，气不相接，加豆豉。"

[4] 气攻心加丁香：气攻心，指跌打损伤后气机紊乱，症见胸闷烦躁、呃逆或呕吐、食不下等，加丁香以降逆和胃。《伤科汇纂·陈氏三方》所论同。

[5] 气喘加杏仁枳壳：气喘，多见于合并呼吸道损伤或胸膈损伤，或瘀积肋下等，加杏仁下气化痰，枳壳宽胸利膈。《伤科汇纂·陈氏三方》所论同。

[6] 狂言加人参一钱辰砂五分金银器同煎：狂言、烦躁谵语，多见于颅脑外伤或损伤后合并休克等危重症候，所以加人参益气固脱，朱砂、金银器同煎以镇静安神、清心解毒。《伤科汇纂·陈氏三方》原作："发狂癫痫加人参、辰砂、金、银。"

[7] 失音不能言加木香菖蒲：《医学纲要》有曰："经云：邪搏于阴则为喑。然有二证，一曰舌喑，乃中风舌不转运之类，但舌本不能转运言语，而喉咽音声则如故也。二曰喉喑，乃劳咳失音之类，但喉中声嘶，而舌本则能转运言语也。"可见，失音有表里、虚实之异，此言失音，连系上文之狂言与下文之气塞，可知是由于损伤之后，积瘀化热，痰火上盛，上扰清窍，神舍闭塞而气机不运，以致舌不转运，失音不运。所以加木香行气以助化痰，菖蒲化痰宣窍，二药相配，对痰浊壅闭、神志昏迷之症尤见效果。《伤科汇纂·陈氏三方》原作："失音不言，加木香、菖蒲。"

[8] 气塞加厚朴胆草各一钱陈皮：气塞，指气机不通，多见跌打损伤后呼吸不畅，胸胁痛，所以加厚朴破气散滞，胆草疏肝降郁火，陈皮助行气散滞。《伤科汇纂·陈氏三方》无此论。

[9] 发热加柴胡黄芩白芍薄荷防风各一钱细辛：发热，跌打损伤后发热，多为外感邪热，所以用薄荷、防风、细辛发散太阳经邪热，用柴胡、黄芩、白芍和解少阳邪热。《伤科汇纂·陈氏三方》原作："发热，加柴胡、黄芩。"

[10] 瘀血多加发灰：瘀血多，跌打损伤内出血且凝滞不散的部位较多，所以加头发灰，既能止血，也能加强化瘀作用。《伤科汇纂·陈氏三方》原作："汗血，加血余灰。"

[11] 发笑加蒲黄一钱川连：发笑，多见于跌打损伤后瘀血攻心，神志错乱；或颅脑损伤出现的神志紊乱，在辨证上也属瘀热郁遏心窍，所以加蒲黄破瘀散滞，川连清心开窍。《伤科汇纂·陈氏三方》原作："自笑，加蒲黄、川楝子。"

[12] 腰伤加破故纸杜仲各一钱肉桂小茴：腰部损伤，加入肾经、能滋肾助阳壮腰的破故纸、杜仲和肉桂，并加小茴香以理下焦气机，温经活血。《伤科汇纂·陈氏三方》原作："腰

痛，加破故纸、肉桂、杜仲、小茴。"

[13] 大便不通加大黄当归各二钱朴硝：大便不通，多见于脊椎损伤、腹部损伤，所以加大黄、朴硝以攻下逐瘀，当归和血活血。《伤科汇纂·陈氏三方》原作与此不同。

[14] 小便不通加荆芥大黄瞿麦各一钱杏仁：小便不通，多为下腹损伤，引起瘀血凝滞，致小便不通，所以加大黄攻下逐瘀，瞿麦利尿，杏仁、荆芥宣肺开窍，以通调水道。《伤科汇纂·陈氏三方》原作："小便不通，加荆芥穗、胡芦巴、陈年毛竹叶、大黄、瞿麦、杏仁、血管鹅毛灰。"

[15] 大便黑血加川连一钱侧柏叶：大便黑血，跌打损伤胃肠道出血所致，因此加川连、侧柏叶清热凉血以止血。《伤科汇纂·陈氏三方》原作："大便黑血，加茶脚、侧柏叶、川连。"茶脚，即油茶籹。

**6. 英雄丸**（选自《少林寺真传跌打刀伤药本》）

刑杖打不痛，先饮后打。

田七三钱，木鳖肉四钱，花椒四钱，熊胆、乳香五钱，没药五钱，陀僧六钱，水浸自然铜一两（醋煅九次），焙龙[1]三钱，牛膝三钱。

**7. 达摩百草无极散**（选自《少林药局秘方》）

**方药：**川七、人参、杏仁、麦冬、当归、血竭、乳香、没药、赤芍、香附、防风、丁香、五加、白术、苏木各15g，红花、三棱、川断、桔梗、枇杷、藕节、泽兰、桃仁、枸杞各20g，沉香、杜仲、川芎、山茶、贝母、橘红、碎补、枳壳、白芍、桂枝、木香、木瓜、牛膝各12.5g，郁金、不换、茯苓、故纸、二地、大黄、麒麟、灵仙、灵脂、甘菊、木贼、羌活、寄奴、流行、谷精、层塔、土狗、小茴、红豆蔻、荜茇、天文、远志、首乌、天花、甘草各10g，以上共六十四味，合六十四卦，共末，白汤或酒送服

治一切跌打损伤新旧伤。

**8. 黄红二散**（选自《少林药局秘方》）

**方药：**马灯草15g，马钱子（油炸、去毛）60g，乳香（醋制）60g，没药（醋制）60g，土鳖虫30g，水蛭30g，麻黄45g，冰片3g。

**制法：**先将冰片单研成细粉，再将余7味药碾细粉，与冰片调匀，装瓶备用，密封。

**功能：**活血破瘀，消肿止痛，祛风止痉。

**主治：**跌打损伤，红肿疼痛，骨断筋伤，破伤风所致的抽搐，以及风湿寒腿、关节麻木、肢体瘫痪等。

**按**：此方是少林寺德禅僧医的师傅素光所传。德禅法师曾用此方法治疗跌打损伤、闪腰岔气、局部红肿疼痛数百例，均获良效。

**9. 少林七厘散**（选自《少林药局秘方》）

**方药**：土鳖虫（去头足）24g，血竭24g，硼砂24g，白术（醋炒）15g，五加皮（酒炒）15g，菟丝子15g，木香15g，五灵脂（醋制）15g，广陈皮15g，生大黄18g，蛴螬18g，朱砂12g，猴骨12g，巴豆霜9g，三棱9g，青皮9g，赤芍（醋炒）6g，炒枳壳6g，当归（酒炒）6g，生蒲黄6g，炒蒲黄6g，麝香4.5g。

**制法**：先将麝香、血竭、巴豆霜、硼砂、朱砂分别单研成细粉，然后将余味草药研细过罗，将全部药粉和匀，每0.5g为1包，每12包装成1袋，每12袋为1盒，置干燥通风、阴凉处备用。

**服法**：每次1包或半包。也可用醋调成糊状敷患处，治疗脓毒恶疮、无名肿毒等。

**按**：少林七厘散经历代僧医验证，对前面介绍的诸证确有良效。为德禅法师治疗外伤的常药物。

**10. 少林八阵丹**（选自《少林药局秘方》）

**方药**：当归30g，桃仁30g，乳香（醋制）15g，没药（醋制）15g，血竭12g，金银花21g，穿山甲9g，自然铜（醋淬七次）6g，丹皮18g，白芷12g，川黄连12g，白芍18g，大小蓟各15g，枳壳12g，广木香6g，丁香3g，生甘草12g。

**制法**：以上18种药共碾碎成细粉，取来泔水泛丸如豌豆大，阴干即可。

**服法**：成人每次服1~3g，日服2次，用黄酒冲服。

**功能**：跌打损伤，血瘀作痛，或破或未破恶疮肿毒，久不收口等，有良效。

**按**：据说在明代有位名叫月能的武僧首领去南方与敌军作战，摆下八卦阵，但因寡不敌众，被兵器打伤，晕倒在地，敌方认为他已死，便离去了。待敌人走远，他慢慢清醒过来，掏出身边藏的护身丹服用后，两个时辰苏醒，过三天逐渐痊愈。从此称其为八阵丹。

**11. 少林保将酒**（选自《少林药局秘方》）

**方药**：当归60g，川芎24g，苏木24g，红花30g，乳香（醋制）15g，没药（醋制）15g，白芷6g，桂枝9g，黄芪30g，木瓜24g，川断15g，桑寄生30g，补骨脂10g，桑枝24g，熟地30g，川郁金9g，桃仁30g，赤芍30g，透骨草30g，鹿角24g，白术30g，太子参15g，木香9g。

**制法：** 上药捣成粗末，置于瓷瓶内，取上等白酒 2740mL，倒入罐内封口，然后用草泥封固，放通风干燥处，每天震摇瓷罐 3 次，酿制 35 天即可。滤出酒汁，将药渣用白布包绞尽汁，与前药汁合并，即成保将酒，密封备用。

**用法：** 成人每日 3 次，每次内服 30mL。饮后速喝温开水一杯（以加快药效），卧床休息，若局部未溃者，可取少量外擦患处。

**按：** 此药酒不仅对跌打损伤诸疾有较好疗效，还可以治疗半身不遂、肢体瘫痪、四肢麻木等。

**注释：**

［1］ 焙龙：焙龙骨。

### （二）十二时辰二十四方

选自《少林寺秘传十二时辰二十四方》。

**1. 子穴第一方"行气活血汤"**

陈皮 4.5g，川朴 9g，枳壳 6g，三棱 6g，生地 9g，归尾 9g，乳香 9g，没药 6g，茯苓 9g，五灵脂 6g，乌药 6g，木香 4.5g，尖槟 6g，菖蒲 6g，松节 6g，香附 6g（另），薏米 6g（冲服）。

**子穴第二方"破积止痛汤"**

自然铜 9g，血竭 9g，无名异 9g，丹皮 6g，赤芍 6g，生地 15g，枳壳 6g，乳香 6g，没药 6g，归尾 9g，琥珀 6g，元胡 6g，郁金 6g，白芥子 6g，藕节 9g，猪苓 6g，泽泻 9g，桃仁 9g，桃仁 9g。另，朱砂 9g（冲服）。

**2. 丑穴第一方"止痛利便汤"**

白茯苓 15g，赤芍 9g，生地 15g，红花 6g，川朴 6g，枳实 9g，乳香 9g，没药 6g，泽泻 9g，木通 9g，桃仁 9g，车前 6g，陈皮 6g，莪术 6g，归尾 6g，尖槟 6g，元胡 6g，自然铜 6g，甘草 6g，朱砂 6g（冲服），或加滑石以通小便。

**丑穴第二方"润便止痛汤"**

大黄 9g，猪苓 9g，泽泻 9g，木通 9g，桃仁 9g，车前 9g，陈皮 9g，乳香 6g，没药 6g，三棱 6g，莪术 6g，茯苓 6g，枳壳 6g，川朴 9g，元胡 6g，槐花 9g，黑芝麻 15g。另，薏米 9g（冲服）。

**3. 巳时后山骨**

一名枕骨，俗名风头骨，是与大脑脊髓相连，与膀胱经络有关的地方。《内经》云：肾藏精，精生于髓，与五脏四肢经络相通。若跌打损伤，头抬不起，不能左右转动，或不能仰卧，也可能全部不能动，神志昏迷、谵语，四肢麻痹，疼痛难忍；呼吸困难，或如锯声，咳嗽有痰；烦躁，发热，口渴，头晕、眼花，食欲降低，大小便失禁。内服"加味独活寄生汤"。

加味独活寄生汤：生地 12g，赤芍 9g，黄芩 9g，归尾 9g，牛膝 6g，土鳖虫 9g，防风 6g，茯苓 9g，乳香 6g，没药 6g，玄参 9g，杜仲 9g，故纸 9g，川断 9g，独活 9g，寄生 15g，净水煎服。

**4. 寅时鼻井口**

又名咽空穴，井口上后与鼻口相通连接，属督脉与脾经，若被损伤，红肿疼痛，口鼻出血，头晕目眩，牙关紧闭，呼吸短促，或满面浮肿，口开合困难，言语不清，食欲不振。

"止痛利便汤""破积止痛汤"。

**5. 辰时天堂穴**

一名凌云骨，在山根直上四指，发前的位置，属督脉，与阳明经相接处，左右山角骨相连，络脑，是主全身知觉和运动之器官，与脊髓相连，盖周身经络皆通于脑也。

若跌打损伤，则青肿疼痛，破皮流血，两眼流泪，满面浮肿，甚至呕吐，咳血或口鼻出血，神志昏迷，软弱无力，烦躁口渴，胸部闷痛，食欲不振，即用玉真散主之。

**处方**：防风 6g，天麻 4.5g，羌活 4.5g，白芷 6g，泽泻 6g，小茴 6g，红花 6g，木香 4.5g，桔梗 6g，归身 4.5g，青皮 4.5g，乳香 6g，川楝子 6g，没药 6g，木通 6g，净水煎服。

服上方后，仍疼痛，心跳头晕，口中不渴者，宜加味黄芪止痛汤。

黄芪 9g，防党 9g，牛膝 6g，荆子 6g，生地 15g，归身 9g，防风 6g，薄荷 1.5g，甘草 4.5g，生姜 2 片，川芎 3g，没药 6g。净水煎服。

带有破伤出血者不用川芎。

**6. 卯时山根穴**　即鼻孔直上的顶，在两眼平过中央之处，俗名鼻梁穴。若被损伤，则满面浮肿疼痛，两眼不开，两目流泪，口鼻出血，神志昏迷，呼吸短促，睡眠不安，发热自汗。内服"加味桑菊破积汤""加味荆防止痛汤"。

鼻门第一方"加味桑菊破积汤"：山栀 9g，赤芍 9g，生地 9g，白芷 9g，乌药 6g，木香 4.5g，乳香 6g，三棱 6g，莪术 6g，川芎 4.5g，香附 6g，柴胡 9g，白菊 9g，荆子 6g，藁本 6g，净水煎服。

山根第一方"加味荆防止痛汤"：防风 6g，荆芥 6g，归尾 9g，花粉 9g，红花 6g，乳香 6g，没药 6g，木香 6g，枳壳 4.5g，桔梗 6g，川芎 6g，桃仁 6g，沉香 6g，血竭 6g，丹皮 6g，虎骨 6g，净水煎服。

**7. 巳时后山骨第一方"加味续筋汤"**

天麻 9g，狗脊 9g，碎补 9g，羌活 6g，桑枝 9g，木香 4.5g，川断 12g，三棱 6g，莪术 6g，赤芍 9g，丹皮 9g，生地 9g，五加皮 9g，枳实 9g，防风 4.5g，水、酒各半煎服。

**8. 腰骨午时**

腰骨：在背部十五、十六节之间。肚脐平过中央骨，人体最主要的地方，是主持全身经络、运动四肢、桥立身体之架，运动功能节节不同，因此，腰上通过脑髓，下通过膀胱和下肢，若被跌打损伤，重则昏迷不省，全身麻痹，或半身麻痹，大小便失禁；轻者全身无力；身体软弱，头晕眼花，多见左右移位，骨折碎断少见。

"补肾破积汤""加味补肾丸"。

腰骨第一方"加味补肾丸"：川断 12g，黄肉 15g，碎补 9g，羌活 9g，木香 9g，灵仙 9g，独活 6g，生地 15g，故纸 15g，狗脊 9g，五加皮 12g，乳香 9g，没药 9g，延胡索 9g，郁金 9g。共细成粉，蜜糖为丸，梧桐子大，白汤送下，每服 9g，日服 2 次。

**9. 蟾宫穴（即肾俞）未时**

蟾宫穴，连接背部大筋，统全身及四肢筋骨运动之功能。肾藏精之主，精液是骨络之母，以气引水化，滋养全身。若肾受损，则阴精受损，以致精液减少，筋骨与骨髓枯萎，身体弱；重者不能起床，红肿疼痛，呻吟不止，烦躁口渴，坐卧不安，轻者可以活动，但斜行慢步，弯曲及转身不便。内服"补肾破积汤"。

"加味猪苓止痛汤"：猪苓 9g，苏木 9g，生地 9g，归尾 9g，知母 9g，桃仁 9g，黄柏 9g，碎补 9g，延胡索 9g，土鳖虫 9g，乳香 6g，没药 6g，血竭 9g，无名异 6g，川断 9g，杜仲 9g，补骨脂 9g，巴戟 9g，净水煎服。

**10. 尾龙骨申时**

尾龙骨，即尾骶骨，俗名狗尾骨，在腰椎骨直下去尽处之骨是也，此骨附近长强穴，接近肛门，肛门是人身排泄道路，若跌打损伤，直肠脱出难收，因此穴

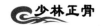

通于窍，窍通入五脏，与大肠相表里，若大肠受伤，即封于窍，忽然声嘶耳聋，头晕眼花，四肢麻痹，发热，汗出如水，大便秘结，肚闷呕吐。

**加味活血行气汤：**故纸 9g，杜仲 9g，灵仙 9g，乳香 9g，没药 9g，生地 9g，尖槟 9g，独活 9g，牛膝 4.5g，木香 9g，归身 9g，碎补 9g，红花 6g，丹皮 9g，川断 9g，荆芥 9g，僵蚕 6g，土鳖虫 9g，净水煎服。

**加味猪苓丹皮汤：**丹皮 12g，五加皮 12g，猪苓 9g，泽泻 9g，桃仁 9g，木通 9g，狗脊 9g，防己 9g，枳实 6g，地骨皮 9g，车前 9g，元胡 9g，甘草 4.5g，净水煎服。

**提肛汤：**升麻 1.5g，川芎 15g，归身 30g，柴胡 15g，净水煎服。

**升肛散：**红蓖麻木子 120g，捣烂煨热，敷于头顶百会穴，如敷 24 小时不收者，再敷，痊愈为止。

**加味大承气汤：**大黄 9g，枳壳 9g，番泻叶 9g，桃仁 9g，石膏 15g，火麻仁 24g，黑芝麻 15g，猪苓 9g，泽泻 9g，朴硝 9g，水煎服。

**11. 酉时肚脐**

又名六宫穴，脾胃与大小肠连接之处，胃是事物运输的总站，有消化运送饮食物及排泄糟粕于大肠的作用，纳谷先通于胃；而胃为脾之腑，胃口是脾之窍，若被跌打损伤，则肚膨胀，疼痛难忍，甚则坚硬如铁，只能仰卧侧睡，大便结，小便刺痛，因为膀胱是精窍，瘀血凝结而致尿癃，故此治疗之法以去瘀、利水、破积为主，使肝肾之气达于膀胱，则可痊愈。

**润肠止痛汤（见屈泉第二方）**

**屈泉第二方：**牛膝 6g，白丑 9g，肉桂 9g，香附 9g，川楝子 9g，乌药 9g，猪苓 9g，泽泻 9g，木通 9g，连翘 9g，车前子 9g，青皮 9g，小茴 6g，木瓜 9g，土意 9g，陈皮 6g，净水煎服。

**12. 戌时膀胱穴**

脐与耻骨中点，肚脐下四指，有名膀胱穴。此穴系小肠消化运送排泄的器官，肾与膀胱相表里，因此，肾通于脑，脑为一身之主，若跌打损伤，四肢麻木，周身无力，腹中肿胀，疼痛难忍，烦躁身热渴水，坐卧不安，大便秘结。

膀胱第一方或第二方。

**膀胱第一方：**泽兰 9g，灵仙 6g，牛膝 6g，桃仁 9g，防己 9g，猪苓 9g，茯苓 9g，木通 9g，赤芍 9g，生地 9g，白芥子 9g，香附 6g，乳香 6g，没药 6g，白芍

9g，白丑 6g，枳壳 4.5g，净水煎服。

**膀胱第二方**：千年健 6g，木香 6g，牛膝 4.5g，乳香 6g，土鳖虫 9g，玄参 6g，木通 9g，三棱 9g，莪术 6g，桃仁 9g，血竭 9g，元胡 9g，制川乌 9g，制草乌 6g，地榆 6g，净水煎服。

**13. 亥时屈泉穴**

即下阴上二指处，耻骨联合，人身体主要穴位。乃可控制阴囊伸缩作用，若跌打损伤，睾丸肿胀，小腹膨胀，皮肤青色疼痛，头晕，四肢麻痹，发热出汗口渴，烦躁，睡眠不安，内服屈泉第一方或第二方。

**屈泉第一方**：杜仲 9g，川断 9g，巴戟 9g，元胡 9g，故纸 9g，小茴 9g，生地 9g，羌活 6g，牛膝 6g，乳香 9g，没药 6g，归身 9g，灵仙 9g，碎补 9g，甘草 6g，葛根 6g，地骨皮 9g，土鳖虫 9g，净水煎服。

**屈泉第二方**：牛膝 6g，白丑 9g，肉桂 6g，香附 9g，川楝子 9g，乌药 9g，猪苓 9g，泽泻 9g，木通 9g，连翘 9g，车前子 9g，青皮 9g，小茴 6g，木瓜 9g，土意 9g，陈皮 6g，净水煎服。

（韦以宗、释延琳、释恒德、潘东华、吴宁）

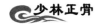
# 附篇一:

## 禅医伤科形成及学术成就

韦以宗　北京光明骨伤医院

### 关于佛教医学——禅医

公元 6 世纪的南北朝时期,来自印度的菩提达摩在少林寺创立印传佛教汉化的三大教派之一"禅宗"。禅宗教派的核心思想为:"不立文字,教外别传,直指人心,见性成佛",也就是我们今天称为"心理医学"的发源之一。

禅宗重视的是佛教独立自主的根本精神,为了在新的条件下保持这种精神,就不得不另立戒规,在这种情况下,道信创制"菩萨戒法",开始了禅宗的戒律革命。

北宗《大乘五方便》中载:授戒仪式由大和尚(即禅门宗师)主持,先令修禅者胡跪合掌,发四弘誓愿,然后请十方三世诸佛菩萨,教授三归依,再问五种能与不能,即"一者,汝从今日乃至菩提,能舍一切恶知识不? 能;二者,亲近善知识不? 能;三者,能坐持禁戒,乃至命终不犯戒不? 能;四者,能读诵大乘经,问甚深义不? 能;五者,能见苦众生,随力能救护不? 能",然后授三聚净戒,再令各自忏悔。

菩萨戒的实施,是达摩开创的禅宗的重大发展,也是印传佛教的自身修性转向"普渡众生"的革命,是中国化佛教与印度佛教的区别。"能见苦众生,随力能救护不"?"能",成为佛教徒出家的誓言。而伤残病痛是众生之苦,禅宗医药也就应运而生。因此,确切地说,我们今天说的"佛医",应该是"禅医"。

### 佛道合一的禅医伤科形成

印传佛教自汉末至唐朝,中国化的教派有禅宗、天台宗和华严宗。但唯独由达摩在少林寺创立的禅宗是"释、道、儒"三教合一的教派。这与禅医的形成不无关系。

禅宗始祖达摩在少林寺训示众徒："欲见性，必先强身"。强身一是习武，二离不开医药。禅宗自实施"菩萨戒规"后已不再是"不食人间烟火"的佛教徒，一为自己的强身，二为"救众生苦"习学医药，以提高自身的"随力能救护"。而禅宗佛教与道教的结合，医药是重大契机，原因有二。

一、少林寺所处的嵩山，自古是道家发祥地，传说老子曾降于嵩山，为道士寇谦传授经戒。禅宗开放式的佛教徒，因地域关系，必然受道教意识的影响。禅宗教徒所遵循的："亲近善知识不？能。"道家的阴阳五行哲学思维是"近善知识"，自然受禅宗教徒的接纳。如少林武术中著名的"少林五行拳术""少林五行八法拳"就是例证。

二、中国传统医学发展到唐代已十分丰富和成熟，而这时期的中国医药专著不少出自道家之手，如著名的晋代葛洪是道家一代宗师，他所著《肘后救卒方》影响广远。唐代被后世誉为"药王"的孙思邈是一道家人物，所著《备急千金要方》和《千金翼方》是中医学名著。

禅医最早的医学专著，当是奠定中医骨科基础的《理伤续断方》。《理伤续断方》作者是晚唐蔺道人。我们今天已无法找到史料证明蔺道人是否为少林寺高僧，但从后人对他的记载中可证他自身已是"佛道合一"。值得称颂的是，其所著《理伤续断方》奠定了中医骨伤科的理、法、方、药基础，是中国骨科的经典著作。此书如无丰富的临床经验是写不出来的。可见，在公元八九世纪，禅医伤科已经形成。

禅医的另一亮点是"少林药局"，在南宋嘉定年间（公元1217年）成立，但从学术著作的出现来说，禅医伤科应为禅医最早的学科。

## 禅医伤科的学术成就

如果从禅医的角度来看，中医骨伤科历史上主要著作几乎均出自禅医。

**1. 蔺道人（头陀）的《理伤续断方》正骨科成就简介** 首创麻醉接骨技术；确立骨折复位、夹板外固定、功能活动、内外用药的治疗大法；首创今天称之为手摸心会（相度忖度）、拔伸牵引（拔伸）、端挤提按（搏捺、捻捺）等骨折复位手法；实施清创及手术扩创（雕刀切开）治疗开放性骨折及颅脑损伤的救治方法；介绍复位肩、肘、髋关节脱位的复位法——靠背椅复位法及牵引屈曲复位髋关节法以及四肢骨折、肋骨骨折治法；介绍46首治伤方剂，建立辨证论治内伤法，其中著名的四物汤、大成汤、活血丹、五积散至今还是临床常用方。

**2. 禅宗高僧异远真人著《跌损妙方》的学术成就** 首创按部位、穴位用药法，根据道家导引"小周天"出现的气功生命现象，结合经络学说有关任督流注的理论，创立"血头行走穴道论"，开创穴位时辰不同致伤轻重有别的时间医学的先河。

该书对创伤用药继承发扬《理伤续断方》经验，所介绍的"用药歌"上、中、下三部用药法以及70多个重要穴位的治疗方药，成为后来少林武术伤科的主要方药。书中所载诸如"七厘散""八宝丹""生肌散""万应膏""英雄丸""刀口生肌散"等，至今还是临床上常用的有效方药。《跌损妙方》是中国武术伤科的代表作。

**3.《江氏伤科方书》和《救伤秘旨》对《跌损妙方》的继承和发扬——武术伤科形成** 清朝道咸年间，安徽婺源伤科名医江考卿著《江氏伤科方书》（公元1840年）。同时期，浙江天台武术伤科名医赵廷海广泛收集伤科方书编成《救伤秘旨》和《救伤秘旨续刻》。

江、赵二人的著述，既是将《理伤续断方》的理、法、方、药结合武术致伤特点的临床运用，也进一步发展《跌打妙方》穴位时辰时间医学的理论和实践。将异远真人的穴位论治，发展到36致命大穴、72小穴的辨穴治伤法，并首次介绍致命大穴致死的时间，在临床实践上发展了《跌损妙方》的按穴位论治法。

**4.《少林寺秘方铜人簿》** 至善禅师是南少林的开山宗师，他是少林寺禅宗高僧，到福建泉州传授少林拳，后发展成"咏春拳"。同时也传授了跌打点穴治伤的秘术，著《少林寺秘方铜人簿》，该书是最早出现的伤科"铜人簿"。

**5. 其他** 到晚清民国年间，两广流传的《少林寺秘传十二时辰二十四方》是以手抄本传世。笔者见到的30多种抄本以《吕氏抄本》论述穴道、症候和方药较确切和实际。十二时辰十二穴和二十四方是以异远真人的"血头行走穴道歌"和"用药歌"为依据，其配方规律也是依据"少林寺秘传内外损伤主方"及加减法和"十三味总方"加减法进行配方的。《吕氏抄本》不仅载十二穴道的位置、受伤后症候表现以及治法方药，还有八个致命大穴和十四方，合二十四穴、四十一方，这些方剂依据功能命以方名。

（原载《中国中医药报》2014年6月1日）

# 附篇二：

# 中国武术伤科与少林武术伤科的学术成就

—— 《少林寺武术伤科秘方集释》前言

韦以宗　韦春德　陈剑俊　林廷章

应上海科技出版社之邀，对少林寺武术伤科方书作一收集校释，为使读者更好地了解这些方书的学术经验是如何形成的，对中国武术伤科和少林武术伤科形成的社会及学术背景进行探讨。

## 一、中国武术伤科的形成及其学术成就

**1. 武术伤科的形成**　武术是战争的技术。古代战争是冷武器时代，刀、戈、剑、矛、戟、锤、箭等等所谓十八般兵器，是依赖人的体力和技巧操作的。在没有金属武器情况下，则是依靠拳、脚的力量和技巧或借助于棍棒以制敌。

中国历史上历代皇朝的兴衰都离不开战争，因此，战伤救护的需要成为中医骨科发展的社会基础。笔者在研著《中国骨科技术史》时，对历代创伤骨科技术发展已有介绍。宋朝后，朝廷医学九大分科中，折疡科是其中之一。到元朝，更进一步明确将"折疡科"命名为"正骨兼金镞科"。所谓"金镞"，即指金属武器致伤和箭镞致伤，也即战伤外科。可见，武术伤科在宋元时期已经形成。当时的学术代表著作有李仲南的《永类钤方》（1331 年）和危亦林的《世医得效方》（1337 年）。《永类钤方》在"风损伤折卷"中首次收录唐代《理伤续断方》，曰"彭氏口教"，使《理伤续断方》开始公开传世。《世医得效方》又进一步发展《理伤续断方》的正骨技术和战伤外科的经验方药，特别是《理伤续断

方》的 44 首治伤方剂以及危亦林治伤"二十五味药",成为后来少林武术伤科主要经验方药。可见,在元代之前,武术伤科不仅是朝廷划定的医学专科,在学术上也具备临床经验。

另一方面,由于唐代在创伤外科的发展,到宋代后,外科学形成。宋、金、辽、元时代,是一个战乱的时代。战伤救护的需要,进一步促进战伤外科的兴盛。由于连年征战,战地外科医生需求量激增,一些未经系统医学训练的医生靠一技一方治伤,形成了一派以外治法为主的外科医生。他们主要运用当时盛行的针刀、扩创除异物切割排脓、角法、烙法、对骨折复位固定和丹药外敷、外洗等疗法,治疗痈疽、跌损、创伤和骨折。陈自明在《外科精要》(1628 年)的序言中称:"凡痈疽之疾,比他病更酷,圣人推为杂病之先。自古虽有疡医一科,及鬼遗等论,后人不能深究,于是此方沦没,转乖迷途。今乡井多是下甲人,专攻此科……况能疗痈疽,持补割,理折伤,攻牙疗痔;多是庸俗不通文理之人,一见文繁,即便厌弃。"这些"不通文理"的外科医生,却为人民解除了病痛,其技术虽然难以见之于书籍,然而通过师授家传,一代一代地继承下来,并在社会上产生了影响。就连当时的画家李唐(公元 1066～1150 年)也绘出形象生动的"村医—治脊图",著名的清明上河图(张泽端,公元 1119～1125 年)也载有专门接骨的诊所。

因此,可以说外科骨科上的两派在宋元时期业已出现。随着学派的流变,伤科于宋、元时期出现的"各承家技",发展到明代,武术伤科独树一帜。

**2. 武术伤科的学术成就** 明·洪武二十八年(公元 1395 年),《理伤续断方》出版,蔺道人的正骨治伤经验的传播,为武术伤科的形成奠定了基础。随着中国武术到明朝以后的兴盛,武术伤科的专著《跌损妙方》在嘉靖二年(公元 1523 年)由异远真人编著问世。《跌损妙方》首创按部位、穴位用药法,根据道家导引"小周天"出现的气功生命现象,结合经络学说有关任督流注的理论,创立"血头行走穴道论",开创穴位时辰不同,致伤轻重有别的时间医学的先河。是书对创伤用药继承发扬《理伤续断方》经验,所介绍的"用药歌"上、中、下三部用药法以及 70 多个重要穴位的治疗方药,成为后来少林武术伤科的主要方药。书中所载诸如"七厘散""八宝丹""生肌散""万应膏""英雄丸""刀口生肌散"等等,至今还是临床上常用的有效方药。《跌损妙方》是中国武术伤科的代表作,也可以说是中国传统医学战伤外科的经典。

清朝道、咸年间，安徽婺源伤科名医江考卿著《江氏伤科方书》（公元1840年）。同时期，浙江天台武术伤科名医赵廷海广泛收集伤科方书编成《救伤秘旨》和《救伤秘旨续刻》。江、赵二人的著述，既是将《理伤续断方》的理、法、方、药结合武术致伤特点的临床运用，也是进一步发展《跌打妙方》穴位时辰时间医学的理论和实践。将异远真人的穴位论治，发展到36致命大穴、72小穴的辨穴治伤法。并首次介绍致命大穴致死的时间，在临床实践上发展了《跌损妙方》的按穴位论治法。后来少林武术伤科的所谓"秘方"，大部分出自江、赵二人所著。江考卿的正骨技术，基本上沿袭《理伤续断方》和《世医得效方》，其主要的发明是应用"植骨术"治疗严重粉碎性骨折。

## 二、少林武术伤科学术成就

**1. 关于少林武术** 笔者于《中国骨科技术史》研究明清伤科流派时，提出"伤科少林学派"。有关少林武术伤科流派的产生，须首先了解少林寺和少林寺武术（以下简称"少林武术"）。

少林寺，它的实际地址是位于河南登封西北、少室山北麓，为后魏太和年（公元477~499年）所建，隋文帝时改名"陟岵"，唐又复名"少林"。寺内有唐武德（唐高宗李渊年号）初，秦王（即唐太宗李世民）告少林寺主教碑，寺右有面壁石。西北有面壁庵，即"达摩面壁九年处"。还有一说法是，天竺迦佛陀师于隋文帝时来到中国，隋文帝为迦佛陀师建少林寺。后来，迦佛陀师的徒弟昙宗等人，于唐初协助唐太宗平定王世充，有功者十三人（即十三太保，又称十三棍僧）。自此以后，少林寺僧徒常常练习武艺，训练学徒。这些少林寺僧善于技击，独以拳棍见长，江湖上称为"少林寺派"。

少林武术应该说在唐朝就已经形成，不然就不可能有十三棍僧助唐皇之举了。但有著述传世，却是明朝之后。

明·嘉靖年间，是一个不安定的社会时期。北方有鞑靼入侵，东南沿海有倭寇侵扰。当时抗倭名将俞大猷著《剑经》一书，介绍其擅长的"荆楚长剑—棍法"。时有少林寺僧宗擎、普从随军，俞大猷的棍法是否为二位少林寺僧传授，就难说了。但有一事实是俞大猷将《剑经》传授给二人。二人回寺后广传寺僧，逐渐成为名扬天下的"少林棍"。

到万历年间，武术家程宗猷到少林寺学习少林棍十余年，于万历四十四年

（公元 1616 年）编著《少林寺棍法阐宗》，明天启元年（1621 年）刊行，此书成为少林武术的经典之著。少林武术并非单一的棍法，在《少林棍法阐宗》中就介绍了当时各家各派的武术。如在"问答篇"中写道：长枪则有杨家、马家、沙家之类，长拳则有太祖、温家之类，短打则有绵张、任家之类，皆因独步神奇，故不泥陈迹，不袭师命。"又据《中国武术百科全书》（1898 年版）所载少林寺各种拳法包括少林八卦拳（按八卦相生之数，暗藏先天无极之象）、少林十三抓（由龙行、蛇变、凤展、猴灵、虎坐、豹头、马蹄、鹤嘴、鹰抓、牛抵、兔轻、燕抄、鸡蹬等十三趟仿生动作而成）、少林五行柔术（模拟蛇、虎、龙、鹤、豹五种动物形象）、少林五行八法拳（包括龙、虎、豹、鹤、蛇五种拳法和内功），这些拳法显然是汲取了道家武术的经验，因此说少林武术已是兼收并蓄各家之长，是"仙佛合一"，并非牵强。

少林寺在唐朝虽然已经是"佛、道、儒"三教合一，但少林寺僧始终是以信奉佛教为主。一方面，历朝历代统治者是不允许民间存在铁具的刀、戈、剑、戟等兵器的，因此，少林寺僧除了拳脚之外唯一的武器就是长棍了。由于兵器的受限，拳、棍成为少林寺武术的专长。另一方面，佛教宗旨是慈悲为怀，不杀生，因此，少林武术更讲究"武德"。所以在清·咸丰五年的手抄本《少林衣钵真传》有"八打八不打"之说。八打："一打眉头双睛，二打唇上人中，三打穿腮耳门，四打背后骨缝，五打肋内肺腑，六打撩阴高骨，七打鹤膝虎头，八打破骨千金。"八不打："一不打太阳为首，二不打对正锁口，三不打中心丙壁，四不打两肋太极，五不打海底撩阴，六不打两肾对心，七不打尾闾风府，八不打两耳扇风。"《重订增补罗汉行功短打序》又称："兵刃之举，圣人不得已而为之，而短打宁可轻用乎？故即不得不打，仍示以打而非打不打之，而分筋截脉之道出焉。而圣人之用心若矣夫。所谓截脉者，不过截其血脉，壅其气息，使心神昏迷，手脚不能动，一救而苏，不致伤人。短打之妙，至此极矣。有志者细心学之，方不负圣人一片婆心也。"《短打十戒》亦称："横逆相加，只可理说排解，勿妄动手脚。即万不得已，亦须打有轻重，宜安穴窍，免致伤人。"

少林武术在其发展过程中汲取了道家功法及《易筋经》的内功经验，其中包括导引、练气、行功、排打等，成为静功、动功合二为一，"仙佛合一"的少林武术。《易筋经》卷下"玉环说"述及："铜人针灸图，载脏腑一身俞穴有玉环，余不知玉环是何物。"

　　道家发展为道教，是追求长生不老以成"仙"的宗教，用现代一点的观点可以说是研究人体生命科学的。中国传统医学不少学者都是道家。如晋代葛洪、唐代孙思邈、《理伤续断方》作者蔺道人、《跌损妙方》作者异远真人，均是道家人物。

　　在武术界，道家青城派（四川青城山）善用三十六打穴法和二十四游龙拳，对少林武术也产生影响。

　　因此，仙佛合一的少林武术以其拳棍致伤的特点，要讲究武德，必须了解人体的穴位，"斯乃拳家秘要，跌打拳者必知其穴，不知其穴，坏身之本也；不知其拳而徒知其穴，坏名之源也。"（《少林跌打内外伤秘方》）什么地方会致命（不可打），什么地方不会致命（可打），需要了解清楚，宋代的铜人针灸图、经络气血运行的十二经和任督流注、道家任督流注导引的时辰，自然成为其依据。武打点穴、截脉之说也就应运而生。因此，到明末清初，以拳、棍擅长，讲究点穴、截脉的少林武术自成派系。

　　鸦片战争以后，中国沦为半封建半殖民地社会。腐败的满清皇朝，外不能御帝国列强之侵略，内不能保护百姓之安居；太平天国、天地会和白莲教等农民起义此起彼伏，中华大地无处不狼烟。在这样的社会背景下，老百姓为了自保，村村习武，族族练功，享有盛名的少林武术名僧纷纷开设武馆，传教门徒，使得少林武术进入了全盛时期。

　　**2. 少林武术伤科流派的形成**　少林武术伤科的出现，最早见于文字记载的是清·嘉庆二十年（公元 1815 年）胡廷光编纂的《伤科汇纂》所载"少林寺秘传内外损伤主方"，是胡廷光辑自其祖传《陈氏秘传》，原名"内外损伤方"。该书还介绍有少林寺僧传授的"里东丸"。经考证，"里东丸"实际是《跌损妙方》的"七厘散"。但这说明在 19 世纪初，少林寺已汲取武术伤科的经验，有了自己治伤的"秘方"了。

　　从少林寺僧拥有的"里东丸"是《跌损妙方》的七厘散改名可窥见少林寺可能已据有《跌损妙方》一书。此外，我们从清·道光丙申年（公元 1836 年）江苏高邮人孙应科刊印《跌损妙方》的记录可知，孙氏也是在高邮一神庙异人手中获取该书的。经考证，江苏省高邮市有一镇国寺，据清·乾隆年间《高邮州志》记载："镇国禅寺，在州城西南隅，寺外有断塔。唐举直禅师建。国朝顺治丙申（公元 1656 年）寺毁于火。今据举直禅师本传及现存寺名更正。"孙应科

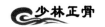

是"侨寓于邑之南二十五里神庙，少遇异人，授秘书一卷，疗折伤甚验……书昉于明嘉靖二年，署名异远真人，亡所考。"(《跌损妙方·孙应科序》) 孙应科是个"日颂金刚经"的佛教徒，所称"神庙"与镇国寺巧合，可证《跌损妙方》一书当时已传播到佛教界，少林武僧能据有也是顺理成章的事。

随着《江氏伤科方书》和《救伤秘旨》出版后，即19世纪末，清咸丰年间，也是随着武术伤科的兴起，冠以"少林寺秘传"的伤科方书大量涌现，少林武术伤科自成流派。

有一点值得注意的是，少林寺武术伤科源自少林寺，但从各种秘方作者及抄本出处来看，却是形成发展于两广、福建。这可能与当时的战乱有关。

**3. 少林武术伤科的学术成就**　如果说《跌损妙方》《江氏伤科方书》和《救伤秘旨》是中国武术伤科专著的话，少林武术伤科有别于上述三书者，有以下三大特色。

**(1) 武医同术：**讲究武德的少林武僧习武必须熟知人体的穴位才能分清"八打八不打"。因此，他们仿针灸铜人，并依据武术伤科的108穴，绘成"铜人簿"。有了穴位的知识，武术伤科著作所载方药基本上是按穴论治。因此，少林武僧既是武术师，也能治伤疗疾。如赵廷海以及《少林寺秘方铜人簿》以下各种少林武术秘方的作者、传抄者，20世纪初著名的少林武术大师黄飞鸿，在广东佛山、广州等地既开武馆，也开医馆。至今佛山祖庙黄飞鸿的纪念馆中还陈列有他和夫人十三姨所开的"宝芝林跌打医馆"。武医同术，成为少林武术伤科一大特色。

**(2) 重视穴位时辰致伤——创点穴治伤法：**少林武术以点穴截脉著称，重视三十六大穴致命的诊治，尤其是任督脉的穴位。在致对方于死地时，按十二时辰气血行走十二穴位的时、穴打去（截脉）。同样，若需解救时，除按时辰穴位配方用药外，还要按致伤穴位流注经过的下一个穴位进行点穴（或称点脉、解脉）解救。民间称此为少林武术之"绝招"，一般秘不传人。这一治伤法，用时间医学理论理解，具有一定科学性。由于是"秘传"，所以一般不见于文字，而相应的处方用药也多列为"秘本"，不是忠诚厚道之徒弟不可传授，这就造成了少林武术伤科秘方传抄秘本甚多，而印刷刊行者少。

**(3) 善用民间草药：**少林武术伤科治伤善于汲取民间经验。在所收的集近十册少林武术伤科秘方中，应用两广、福建民间草药200多种，其中现代临床常用药物者,如接骨草、刁了棒、十大功劳、透骨消等有 20 多种,丰富发展了中药学。

（4）**观察眼睛、指甲辨伤轻重**：观察眼睛五轮及指甲是否红活,判断伤情轻重,有否瘀血,是少林武术伤科临床诊疗方法之一。这种观察微循环的方法,至今仍有临床实用价值。

（5）**各种急救经验**：少林武术伤科不仅是创伤急救,其他如内、外、妇、儿五官科急症均积累了丰富的方药经验,均可供今天研究中医急症诊疗之用。

## 三、少林武术伤科对日本医学的影响

少林武术伤科在清朝乾隆年间已流传日本。笔者所著《中国骨科技术史》于 1986 年日本柔道接骨学会译成日文后,日本武医学会创始人中山清先生于 1986 年 7 月到南宁访问并作点穴治伤的表演,赠给笔者《武医同术》一书,所载穴位与《江氏伤科方书》相似。柔道接骨学会和武医学会,均是武医同术的医学组织,可见,少林武术伤科影响广远。

概而言之,少林武术伤科为我们积累了丰富的治伤方药经验,所揭示的时间医学理论及临床经验是值得进一步研究的课题。时代不同,武术仍可用于健身,但跌打损伤也是日常生活劳动中所常见。所以,少林武术伤科的经验值得继承发扬。这也是集释本书的目的。

（原载《中国中医药报》2007 年 8 月 23 日）

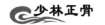 

# 附篇三：

## 少林正骨与广西平南同安骨科医院之渊源

追溯少林正骨渊源，要从菩提达摩说起。达摩宗师原为印度王子，北魏年间（527年）为传教前来嵩山少林寺，择山洞潜心面壁修行九年，传说身影印入石壁，衣褶依稀可见，宛如浮雕，达"无为之天道妙境"。期间亦研习医学，侧重骨伤科，禅医正骨随之兴起，为少林正骨之开山鼻祖。

广西平南同安骨科医院创始人、现任董事长吴宁是少林正骨传承人，全国中医骨科名师、首都国医名师、中医整脊学科创始人韦以宗的弟子。韦以宗早年就读于广西玉林中医专科学校，期间曾得到黄飞鸿大师之弟子吕慕陶嫡传，破解少林跌打点穴的"血头行走穴道歌"十二时辰十二穴道千年之奥秘，并编著《跌损妙方·救伤秘旨·救伤秘旨续刻校释》（1988年，上海科学技术出版社），吴宁获得韦以宗师父之嫡传。

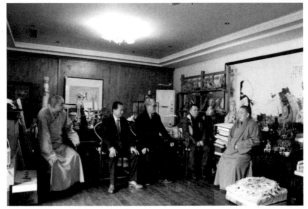

▲与少林寺方丈释永信亲切交谈。左起：少林寺监院释延琳大师（左一）、同安骨科医院创始人吴宁（左二）、全国中医骨科名师韦以宗（中）、韦春德（右二）、少林寺方丈释永信（右一）

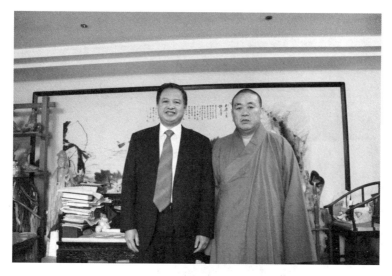

▲吴宁与少林寺方丈释永信合影

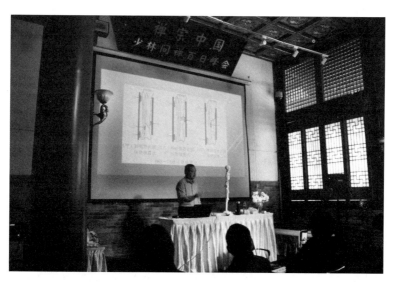

▲2012 年冬，吴宁在少林寺举办学术讲座

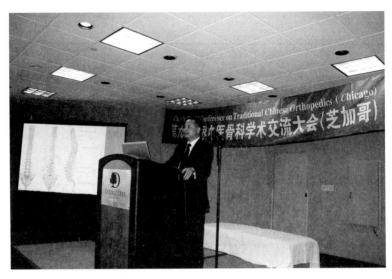

▲2012 年，吴宁随师父韦以宗赴美国芝加哥出席第九届世界中医骨科学术交流会并发表演讲

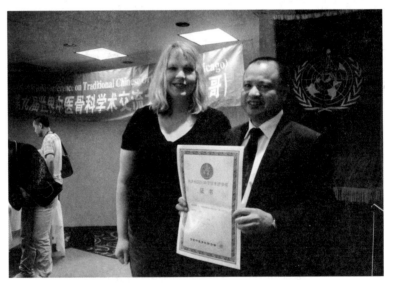

▲在芝加哥第九届世界中医骨科学术交流会上，吴宁获得尚天裕国际科学技术进步奖

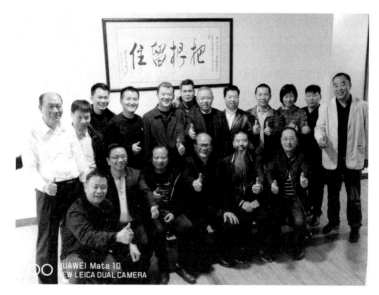

▲2012 年冬，韦以宗大师为同安骨科医院题写"把根留住"，
勉励该院传承少林正骨，图为学术活动期间韦以宗大师在该院与其弟子合影

　　吴宁对师父韦以宗极为敬重。1998 年秋，吴宁在桂林平乐县中医院骨科做技术协助，偶然得知韦以宗到相邻的恭城县讲学，即骑摩托车数十公里前往拜访。秉烛夜谈中，师父表达了对弟子的深切期盼：回乡创业，振兴家乡骨科医学，回报父老乡亲。承载师父的厚望和寄托，吴宁毅然放弃在异地刚起步的事业，回到平南。平南位于桂东南地区，常驻人口 160 余万，属人口大县，医疗资源较为匮乏，没有规范的骨伤专科医院。几经周折，平南同安骨科门诊部于 1999 年 8 月 16 日正式挂牌。在随后的几年里，门诊部快速发展成为骨伤专科医院，成为该县率先引进 CT 及磁共振的医院，现已发展成为拥有 300 张床位的二级甲等中医骨科医院。

　　2012 年，怀揣着求学深造的夙愿，吴宁登上嵩山，入驻少林，拜入少林寺监院、药局负责人释延琳大师名下，取法号恒宁，潜心研习少林正骨。2015 年，少林寺举办全国性正骨学习班，吴宁多次随班参加学术研讨，并应邀现场讲学。2016 年 6 月，释延琳大师前往同安医院开展为期一周的调研及讲学。随后，吴宁与韦以宗、释延琳二位大师主编《少林正骨》。2020 年深秋，吴宁再次带领正骨团队登上嵩山，会同二位大师现场拍摄《少林正骨》第二版电子图书视频。

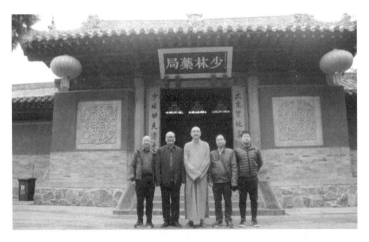

▲2020 年秋，重上少林寺拍摄少林正骨电子图书留影

起：同安骨科医院有限公司董事长吴宁（左一）、全国中医骨科名师韦以宗（左二）、少林寺监院释延琳大师（中）、同安骨科医院副院长傅碧（右二）、同安骨科医院有限公司总经理吴钊（右一）

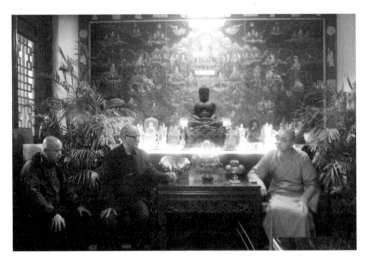

▲韦以宗、释延琳二位大师在少林药局与吴宁亲切交谈

经历了二十多年的发展，吴宁带领同安人以少林厚重的文化底蕴及精湛的正骨技术为依托，结合现代科技，遵循"无痛、可视、精准"原则，自始至终保留"不开刀、原生态"正骨科，以少林十三方为基本方，根据南北物候及人文环境等差异，通过上万例次的临床实验，不断调整方剂，研制出具有独立知识产

权、经药监部门审批、已量产、用于骨科急性期的"骨伤宁十七味合剂"及用于骨科康复期的"骨康宁十六味合剂",打造出当地独树一帜的同安正骨一条龙诊疗体系。同时,以师父韦以宗主编的《中国整脊学》为理论基础,遵循"理筋、调曲、练功"三大原则,形成完整的颈肩腰腿痛一条龙诊疗体系。

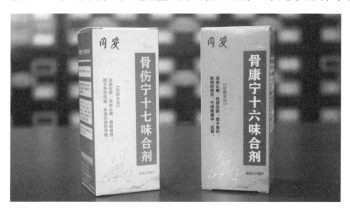

▲同安骨科医院研制的骨伤宁十七味合剂和骨康宁十六味合剂

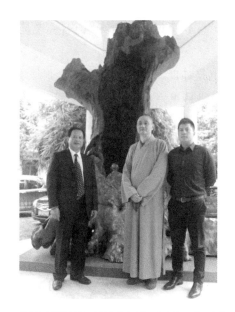

▲同安骨科医院创始人吴宁(左)、释延琳大师(中)、同安骨科医院有限公司总经理吴钊(右)在同安骨科医院达摩亭合影

同安骨科医院正骨文化和技术与少林正骨同宗同源、一脉相承。走进同安,吴宁自书的"杏林苑"冠名映入眼帘,古楠木材质的李时珍雕像陈列于大堂,后花园内建有达摩亭,巨型达摩根雕、古铜色红木桌椅相得益彰。医院内外绿树成荫,奇石摆布错落有致,衬以青砖碧瓦……浓郁的中医元素让人瞬间产生返璞归真感。

少林正骨,同安传承,正本清源,传承有序。同安人秉承正人先正己、正骨先正心之气节,在吴宁的引领下,不断传承与创新,赢得百姓的厚爱与支持。

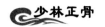

# 附篇四：

# 浙江省非物质文化遗产"王□薪堂"的记忆

文/苏德来

站在即将竣工的温州市王侨骨伤科医院新院的工地上，推开了"王燹薪堂"的记忆，开始追逐它的历史。普鲁斯特在《追忆似水年华》中有言："回忆是一种生活""重现时光远比当初的一切有意味"。这里说的"意味"，有人说是对当初"究竟发生了什么"的追寻。

历史是有其阶段性的，"王燹薪堂"也是如此，第九代传人王魁胜如是说："王燹薪堂"历经三个阶段的发展。第一阶段是王宗茂创办"王燹薪堂"；第二阶段是 1964 年，第六代传人王治平受瑞安县人民医院邀请参与该院骨伤科建设，从此，"王燹薪堂"骨伤疗法从田野地头步入正规医院，走上大雅之堂；第三个阶段是 1988 年王永达在温州鹿城开办全国第一家民营医院，引领家族走上兴办医院之路。

## 一、历史渊源

清朝康熙四十二年（公元 1703 年），王氏家族在浙江瑞安西北部金鸡山麓上（即枫岭乡境内）搭建草寮，落地繁衍。这是一处和文成、青田毗邻，海拔在 1000m，以上的高山，俗称西寮，后来逐渐演变成西龙村。这里就是"王燹薪堂"创始地。

"王燹薪堂"创始人王宗茂，生于乾隆二十四年（公元 1759 年），为浙江省瑞安西北部高楼枫岭西龙人。少年时代习武于嵩山少林寺，后到福建南少林担任总教习。他走江湖，访得铜人法宝，由此精通十二经脉走向，擅长运用摸、接、端、提、按、摩、推、拿八法接骨疗伤，先整复，后用木板、竹片作固定，利用南北少林寺秘方，独创"王殿薪堂"接骨散（膏）等一系列药方。

族谱记载："他的功夫、骨伤技艺精通，经验丰富，至今不失药理，救死扶伤，人道之至。其赋性公直端良，行谆道德，温和居心，勤耕勉学。他平生志气轩昂，才华超轶，慷慨宏深，见边邻贫寡苦困，愈加温恤，遇乡党众益，乃解囊相助。逢举供道牒普利或兴建宫庙桥梁即抱负挺身，掌管族银毫无侵贪。凡事则三思忍耐，持家有道，承先启后，广积阴德，闾里无不钦仰，一生克勤克俭，添置田园，肯构大厦，豪称殷户，居府不骄，仗义疏财。"

1791 年，王宗茂回到西龙村后，利用当地草药，结合南北派正骨术，创正骨新法，办起了"王殿薪堂"。

"王殿薪堂"的"殿"是一个生僻字，查《新华字典》读"jiǒng"，意为"日光"。用此字旨在勉励王家后人薪火相传，走"习武、行医、修德"之路。

"王殿薪堂"的匾额，为青田县知县王觐光于清乾隆五十六年九月所题。知县是王姓本家，与王家关系不错，王家有可能是这位知县的保镖。据说，王觐光曾经推荐王宗茂给乾隆皇帝治过脚疾，获赐 30 多斤重的紫铜面盂。

"王殿薪堂"后经王积玺、王日斌、王立真、王启芝、王治平代际传承，中医正骨疗法更加成熟，名气渐闻，迄今传承十代。

## 二、登上大雅之堂

家谱记载，第六代传人王治平（生于 1892 年 3 月 14 日，卒于 1975 年 4 月 26 日），谱名王德书，又名家书，字国钱，治平系其号。一生育有子三女五。

《瑞安市卫生志》记录：王治平，字国钱，人称"阿钱老师"，高楼枫岭人。幼进私塾，习文练武，精通拳术，曾肩负水碓轮杆（约数百斤）而名震乡里，世传伤骨科，善用民间单验方。十几岁开始行医，四十岁后名传瑞安、平阳、永嘉、文成、青田，欲求正骨者络绎不绝。曾以中药治愈"颅脑开放性外伤""股骨颈骨折"等危急疑难之症。常以"治病为重，报酬为次"教育后辈。

王治平是"王殿薪堂"第六代传人。他打破祖传医术"传男不传女，传内不传外"的家规，公开传授外姓学徒者达 7 人（不含女眷），简介如下。

张迎仕，湖岭镇挂峰乡坳后村人，生于 1930 年 9 月 22 日。1954 年，随岳父习武学医。1957 年，在湖岭东桥头开设伤骨科门诊所。

何调红，湖岭永安呈店人，生于 1934 年。1958 年随外公王治平学医，学成后半农半医。

杨新汉，湖岭挂峰乡元底人，生于 1937 年 7 月 26 日。1955 年卫校毕业。1956 年追随祖外公学医。1958 年湖岭区三十一灵溪（桥墩）造水库做卫生员。1961 年在湖岭下街开设伤骨科门诊所，1996 年在意大利开设诊所。

何元练，湖岭挂峰黄林村人，生于 1941 年 2 月 13 日。1956 年随外祖公学医，拔草药，半农半医。

杨新宋，湖岭挂峰元底人，生于 1944 年 11 月 14 日。13 岁时因家庭困难，过继给文成玉壶姑妈。1960 年随外祖公学医，半农半医。1985 年，到意大利经商、行医二十多年。

何笃钧，梧田镇南堡村人，生于 1953 年。1968 年随外祖公学医，1972 年开设家族门诊所，半农半医。

杨新宗，湖岭挂峰元底人，生于 1948 年。1962 年随外祖公学医。到湖州市埭溪开设骨伤科诊所、医院。

《瑞安市人民医院志》载：1956 年，为了贯彻党中央卫生工作的四大原则，瑞安县人民医院招收了社会上有较高名望的老中医金慎之、秦龙门、徐达初开设中医门诊。1958 年，又招收了池仲贤等医生扩大了中医科，中医骨伤科有刘春富、王治平等医生。

至此，"王婴薪堂"半医半农的行医生活，从第六代传人王治平开始走上了医院行医之道。

# 三、兴办中国第一家民营医院

1986 年，第七代传人王永达从法国回来兴办医院。

1978 年，王永达在温州医学院附属第一医院学习结束后，于 1979 年到荷兰。王永达在荷兰开诊所行医。同时，在荷兰当地医院里学习。

王永达是温州较早一批出国的中医之一。20 世纪 80 年代，国家刚刚实行开放政策，外国人对中国也不是很了解。看到外国人对中医骨伤的治疗技术非常感兴趣，就更坚定了他在当地行医的信心。他曾经跟我说，在国内，接骨疗伤只不过是民间的一种谋生手段，在国外，他才知道"中医骨伤是瑰宝"。

1981 年，他辗转到法国兴办诊所。

20 世纪 80 年代初期，温州改革开放大潮兴起，温州市工商局在 1980 年 12 月 11 日发出了第一张个体户工商营业执照给温州居民章华妹。温州人从此看到了发家致富的希望，一批头脑灵活、敢闯敢干的个体户很快富裕起来。出现了乐清柳市低压市场、永嘉纽扣市场、苍南的宜山、钱库、金乡，平阳的水头、鳌江的标牌、印刷、皮革、小五金、编织袋市场等。在全国各地还出现了温州籍的购销员。温州私人也可以办企业的消息传到国外后，王永达非常关注改革开放的新闻，认为作为"王瑗薪堂"的后人也应该回乡为中医事业做点事情；另外，心中始终有一种使命感，要把"王瑗薪堂"发扬光大。

1985 年，温州市领导到法国巴黎考察，接见了当地的华侨，王永达向市领导表示了回家兴办医院的意向，获得市领导的赞许和欢迎。

王永达回乡办医院是在 20 世纪 80 年代，国家还没有具体文件可以参照，政府部门特事特办，摸着石头过河。温州市人民政府批出两亩半的地给他兴办医院，地址在龟湖路。

1988 年，温州王侨骨伤医院开业接诊，成为我国改革开放后的第一家民营医院。

## 四、温州王侨骨伤医院

浙江省温州王侨骨伤医院为浙江省非遗项目"王瑗薪堂"中医正骨疗法第八代传人王步云先生创建。医院继承家传"王瑗薪堂"正骨疗法医治骨伤病症，该疗法相比开刀，病人痛苦少，医疗风险小，愈后皮肤无瘢痕，医疗费用低，患者依从性好。医院以精湛的技术、简易的手法、独特的疗效，获取较好的临床效果，由此拥有良好的口碑。

据第九代传人王魁胜介绍，"王瑗薪堂"创始人王宗茂结合了南北少林正骨术及本地实际独创新法，弘扬了传统医药文化。因此，王魁胜认为该法具有历史渊源与学术研究等方面的价值。遗憾的是，在那段动荡时期，王家有关铜人医药书籍、药械全都被付之一炬，如今只剩一些残存的抄本。王魁胜介绍，"王瑗薪堂"接骨疗法有摸、接、端、提、按、摩、推拿等八法，结合牵引固定；运用的医疗器具也可谓就地取材：毛竹片、杉树皮、刀、锯、锄、锅、罐、桶、臼、磨、粉筛等。对于一些相对比较简单的骨折，可在门诊进行手法复位、夹板固

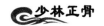

定，配合中草药外敷内服，门诊定期复诊，即可治愈；对一些相对复杂、不稳定的骨折，可收住入院治疗，比如四肢多段骨折、股骨颈骨折、股骨粗隆部骨折、股骨干骨折、脊椎压缩骨折等，除手法复位、夹板固定，必要时尚需配合皮肤及骨牵引治疗；至于老年人的股骨颈骨折、股骨粗隆部骨折、股骨干骨折、脊椎压缩骨折，运用王娶薪堂中医正骨疗法也能取得非常好的效果（由于现代内固定器械的飞速发展，更方便手术的实施，现代医学为了提高患者生活质量，减少长期卧床的并发症，常采取手术治疗）；对于颈腰椎间盘突出症、椎管狭窄症、腰椎滑脱症等脊椎劳损病症，也可用中医疗法、中草药外敷内服，不用手术来治疗，取得良好效果。每每有上级医院判断必须手术治疗的患者来温州王侨骨伤医院，接受"王娶薪堂"中医正骨疗法治疗，获得良好效果。

由此，"王娶薪堂"的中医正骨疗法得到了业内专家的认可。

原浙江省卫生厅厅长、浙江省医学会会长戴迪题词：

王娶薪堂中医正骨疗法源远流长。

原浙江省卫生厅厅长、浙江省中医药学会会长张承烈题词：

弘扬中医药文化遗产，传承王娶薪堂中医疗法。

在革命战争年代，王魁胜的老家曾是游击根据地的重要组成部分。在那个缺医少药且白色恐怖的年代，"王娶薪堂"的传人曾利用当地丰富的草药资源为不少游击队员疗伤治病。

第八代传人王步云，自幼随祖父王治平学习"王娶薪堂"中医正骨疗法，二十余岁独立开办诊所，期间几经周转，于 1991 年到龙湾区永中街道城北村（当年是瓯海区永昌镇城北村）开办诊所，到 1994 年开办医院，靠的就是"王娶薪堂"中医正骨疗法发展壮大。到 21 世纪，第九代传人王魁胜在继承发展的基础上，于 2016 年开始动工兴建了新温州王侨骨伤医院，占地面积 20 余亩，建筑面积 3.5 万 $m^2$。

他们继承祖传骨伤经验，经过拼搏奋斗，目前的"王娶薪堂"族人已发展到拥有 4 家医院、4 个门诊部和 2 个研究所，总共占地面积为 40 亩，建筑面积达 6 万 $m^2$，职工 400 多人、床位 400 多张的规模。

"王娶薪堂"接骨疗伤法，在历经 230 年医疗实践的活动中积累了丰富的经验，并凭借口耳相传不断传承发展。

2009 年，"王娶薪堂"中医正骨疗法被列入浙江省非物质文化遗产名录中。

# 五、"王樱薪堂"非遗项目简介

"王樱薪堂"中医正骨疗法，运用独特的整复手法纠正骨折之错位，使之恢复正常的骨架结构，理顺筋脉，然后利用夹板、外固定器具固定，逐渐配合练功术，予以中草药外敷、内服促使骨折愈合，恢复机体功能，是一种自然、相对无创之疗法。经过王氏数代人的努力，从实践的效果来看，疗效显著，具有复位满意、固定确实、愈合迅速、疗程短、功能恢复快、病人痛苦少、医疗费用低等优点，适用于锁骨骨折、肱骨骨折、尺桡骨骨折、手部骨折、脊椎骨折、多发性肋骨骨折、骨盆骨折、股骨骨折、胫腓骨折、踝部骨折、足部骨折及全身各关节的脱位，对绝大部分骨折与脱位的治疗可收到极其满意的效果。需要特别指出的是，对于儿童常见的肱骨髁上骨折、肱骨外髁骨折，西医手术开放复位内固定后常发生肘内、外翻畸形，而采用王樱薪堂中医正骨疗法，则此类情况鲜有发生。

## （一）骨折手法整复

骨折发生移位，在治疗时首先当予手法整复。其基本整复手法如下。

**1. 手摸心会**　根据肢体畸形和 X 线显示情况，细心触摸骨折部位，确切了解骨折移位情况，在整复时才能得心应手，是整复前的必要步骤。

**2. 拔伸牵引**　用于纠正重叠移位，一般是术者握住骨折的远端，助手握住近端，逐渐用力，相互对抗牵拉。

**3. 旋转回绕**　主要矫正骨折旋转移位及背向移位。旋转手法施用于牵引过程中，以远端对近端，使骨干轴线相应对位，旋转畸形即自行矫正。也常用于肱骨髁上骨折，在纠正重叠分离移位后，骨折端经常存在旋转移位，此时术者可一手固定骨折近端，一手握住远端，作旋转矫正。

**4. 屈伸收展**　主要矫正骨折断端间的成角畸形。靠近关节附近的骨折容易发生成角畸形。如伸直型肱骨髁上骨折，需在牵引下同时屈曲肘关节，才能矫正向前成角畸形；而屈曲型骨折在整复时，要同时伸直肘关节以矫正向后成角畸形。

**5. 端挤提按**　矫正侧方移位，主要用于在拔伸牵引下骨骼长度已恢复，骨折对位未复位的骨折。

**6. 摇摆触碰**　用于横断或锯齿型骨折基本复位后，用以使骨折端再次紧密相接。

**7. 成角折顶**　骨折重叠移位，经牵引拔伸法无法矫正时，可利用折顶法使骨折端对上。具体方法：远段骨折端靠近在近段骨折端皮质面，再用力使远段骨折端滑到近段骨折端，使之两断端对上，再掰直，使骨折对上。

**8. 夹挤分骨**　夹挤分骨手法是指在并列的两骨之间用力挤压使骨折复位，如尺桡骨、掌跖骨骨折时可用此手法。

**9. 对扣捏合**　适用于分叉或粉碎性骨折。用两手手指交叉合抱挤压骨折部，或用双手掌对向扣挤，把分叉、粉碎的骨折块挤紧、挤顺。跟骨骨折常用此手法。

**10. 理筋按摩**　可调理因骨折损伤变位、扭转曲折的筋脉。

## （二）骨折固定

骨折经手法整复后选用自制的合适的夹板和外固定器具固定，使骨折断端相对稳定，且可在最大范围内对伤肢进行功能锻炼。因为科学、合理的功能锻炼是保持肢体功能、促进血液循环、增强物质代谢、加速骨折愈合的重要因素。

**1. 固定的原则**　能不固定的尽量不固定；能小范围固定就不大范围固定；能不超关节固定就不包括关节固定；能早解除固定就尽早解除固定。束带能松就不紧。

**2. 外固定用具**

**（1）夹板：**"王爨薪堂"正骨疗法所用夹板、外固定器具均系自行制作，包括木制夹板、竹制夹板、木制各种支架。临证时可根据患者的形体、骨折具体情况临时制作或修改。在临床中，木制夹板与竹制夹板经常联合使用。自创的特色夹板有木制锁骨骨折、肱骨骨折、肱骨髁上骨折、股骨骨折、跟骨骨折夹板，木竹联合制作运用的肱骨外科颈骨折、尺桡骨干骨折、掌跖骨折夹板，竹制 Colles 骨折夹板，儿童肱骨外髁骨折伸直型固定竹制夹板，胫腓骨骨折、指（趾）骨骨折竹制夹板等。竹制夹板在临床运用时，经常根据骨折情况用火烤制，使之弯曲造形，富有弹性，固定效果更佳。对一些多发骨折、不稳定骨折，在完成夹板固定后，置于自制的可进行功能锻炼的外固定支架上，一者可稳定骨折的固定，二者可使伤肢尽早进行功能锻炼。

**（2）压垫**

①纸压垫：选用质地柔软的卫生纸。根据骨折类型、肢体大小、不同位置临时剪成。包括平垫、横垫、直垫、梯形垫、塔形垫。

②药垫：用药散（膏）根据患者形体、骨折严重程度、位置而临时制作。常用于脊椎压缩性骨折、骨质相对不平整的位置、下尺桡关节分离（合骨垫）等情况。

③纺纱布药棉垫：哑铃垫、分骨垫常用纱布和药棉制作。

（3）**布带**：根据骨折的不同部位，用医用绷带制作。

（4）**皮肤牵引板**：用木板制作。取合适的木板锯成方块，在方块的中央钻洞，穿上钢丝。

（5）**功能锻炼支架**：上、下肢功能锻炼支架，肩关节外展支架，婴幼儿股骨骨折悬吊支架，活动髋关节外展板等。

（三）功能锻炼

功能锻炼是骨折治疗中的一项不可或缺的措施，没有好的功能锻炼，势必导致伤肢功能恢复不佳甚至致残。

"王嬰薪堂"正骨疗法把整复、固定和功能锻炼三个步骤紧密地结合起来，将功能锻炼贯穿于整个治疗过程之中，从整复固定后即开始，使骨折愈合和功能恢复同步进行。但功能锻炼必须以保持骨折对位、促进骨折愈合为前提，根据骨折的具体情况，对有利于骨折愈合的活动（如能使骨折断端相向挤压）应予鼓励，对骨折愈合不利的活动（如使骨折断端旋转、成角、分离）须坚决纠正。功能锻炼必须以恢复和增强肢体的固有生理功能为中心。如下肢骨折的功能锻炼以早期准备恢复肢体负重能力为目的。上肢功能锻炼时，紧握拳头进行轻微的前臂旋转，目的是以筋束骨，维持骨折断端稳定，恢复其握拳拿物及前臂旋转的活动功能。要求循序渐进、由简到繁、由易到难、由轻到重、幅度由小到大，逐步发展，顺势增强，掌握正确的练功术，直至功能恢复。功能锻炼必须在医务人员指导下进行，同时要充分发挥患者的主观能动性，医、患之间密切配合，方能收到骨折愈合与功能恢复同时并进的良好效果。

（四）内外用药

"王嬰薪堂"正骨疗法除重视骨折整复、固定和功能锻炼外，同时还重视从整体出发，通过四诊八纲，综合全身及局部症状辨证论治，内外用药，以促进肿胀消退、气血流通、经脉舒畅，加快软组织修复、骨折愈合及功能恢复。

"王嬰薪堂"正骨疗法外用药散敷在夹板之外，也是与众不同的独特之处。

一是考虑经常换药而不影响骨折移位；二是外用药有很好的穿透力，且以药酒作引子，可使药效更加显著。内服药则是根据骨折愈合过程中患者的病理、生理特点，结合患者全身情况，给予早、中、晚三期辨证论治。

# 六、"王甦薪堂"拾遗

## （一）下落不明的"铜人"

据"王甦薪堂"第九代传人王魁胜院长介绍，"铜人"乃由青铜浇铸而成的人体经络腧穴模型，高40cm，宽10cm。"铜人"非常神奇，只要在铜人的底盘点上香，香的烟火便可随时辰走向穴位，冒出烟来。

王魁胜院长说，王家原来拥有的"铜人"是宋代的，现在南京博物馆有一尊，不能使用了。到明代尚有铸铜人，然无宋铸铜人之功效了，即烟火无法根据时辰走穴位。很神奇，这是一个到现在也无法解释的谜。听老辈儿说，日本有一尊宋代的"铜人"。

"王甦薪堂"的"铜人"如今下落何处呢？

王氏族谱：第五代传人，名修之，字叶馨，身高八尺，四尺横身，武艺高强，性情和蔼，终年行教道技，徒生尽众。不幸年三十六时患疾身亡。其妻朱氏怒埋"铜人"。

究竟是什么原因让朱氏怒埋铜人呢？

朱氏娘家为枫岭乡坳后村，其祖辈习武，为当地名武师之后，在家深得其父宠爱，教授其武功，为女中豪杰。理论上说，作为懂武功的朱氏，应该清楚铜人之珍贵。

故事还得前溯——

王宗茂有一女，远嫁文成。

族谱记载：第二代传人王积玺，讳兆春，号良灏。为人诚信，务农。传承父亲技艺，精通铜人武术、医伤接骨。生平勤耕勤学，武术方面有名气，性情温和。王积玺到文成教授武功，学徒有亲外甥及叔伯外甥，教学三年满，徒弟出师，有徒弟要和他比武，当年王积玺八十岁。在强烈要求下，他问：比拳头还是比棒。徒弟说：比棒。师傅一招让徒弟败下阵。徒弟怀恨在心，怨师傅没有把功夫教给他。

又过一年，王积玺有恙卧床，徒弟来探访，见他病重卧床，又邀其出手比试。病中之人可能脾气暴躁，王积玺出手点中徒弟之穴位。七八个月后徒弟身亡。其事传到王积玺妹妹耳里，其妹怨他不教徒弟真功夫，还出手害死徒弟，故说铜人为害人之物，并代代相传。朱氏深信传言，以为丈夫英年早逝是铜人的原因，故伤心之余埋之，其目的是不再让"铜人"留在人间，伤害下一代人。

据王魁胜院长说，曾祖父王治平生前曾猜测"铜人"可能埋在家族祠堂下面。铜人已逝，不再探寻，传说会有重见天日之时吗？

查阅宋代《铜人针灸经》，录其提要如下。

《铜人针灸经》七卷，不著撰人名氏。按晁公武《读书后志》曰：《铜人腧穴针灸图》三卷，皇朝王惟德撰。仁宗尝诏惟德，考次针灸之法，铸铜人为式，分脏腑十二经，旁注腧穴所会，刻题其名，并为图法及主疗之术，刻版传于世。王应麟《玉海》曰：天圣五年十月壬辰，医官院上所铸腧穴铜人式二。诏一置医官院，一置大相国寺仁济殿。先是，上以针砭之法传述不同，命尚药奉御王惟一考明堂气穴经络之会，铸铜人式。又纂集旧问，订正讹谬，为《铜人腧穴针灸图经》三卷，至是上之，摹印颁行。翰林学士夏竦序所言与晁氏略同，惟王惟德作惟一，人名小异耳。此本卷数不符，而大致与二家所言合。疑或天圣之旧本而后人析为七卷欤。周密《齐东野语》曰：尝闻舅氏章叔恭云，昔倅襄州日，尝获试针铜人全像，以精铜为之，腑脏无一不具。其外腧穴则错金书穴名于旁，凡背面二器相合，则浑然全身。盖旧都用此以试医者。其法外涂黄蜡，中实以水，俾医工以分折寸，案穴试针。中穴则针入而水出，稍差则针不可入矣。亦奇巧之器也。后赵南仲归之内府，叔恭尝写二图，刻梓以传焉。今宋铜人及章氏图皆不传，惟此书存其梗概尔。

## （二）接骨膏药

"王癙薪堂"接骨药，止痛、消肿效果明显，用之可使骨折愈合时间快。

据王魁胜院长说，创始人王宗茂先生接骨使用的是少林寺的接骨药膏，到第二代开始就有了自己研制的接骨药膏了。

据说，当年王积玺上山砍接骨用的乌骨藤，取其中间段。过了几天，王积玺到山上砍藤，断藤已经恢复如初。王氏好奇，以为自己记错了，左右观察，确定这根藤便是自己用过的，因当时有事，砍了藤便离开了。但此事成了他的心事。

过了一个月，王积玺再次上山砍藤，发现砍掉的藤又恢复如初，于是他有意再次砍藤，藏身暗处观察。不久，见一只猴子跑来把藤接上。猴子走后，王玉玺上前去观察，发现猴子接上后还给藤包上了药，王氏取了药渣，对比药性，而后研制出了"王爕薪堂"的接骨药。

"王爕薪堂"接骨秘方传世至今，已经成为其接骨主打品牌之一。

王魁胜院长说，他的父亲王步云曾经用秘方治疗过一位患骨癌的患者。这个患者在大医院已经被认定不可治疗，慕名找到王步云先生，王步云用祖传的秘方为患者治疗，使病人延续两年的寿命，期间还可以下田种地。

# 附篇五：

# 山东省非物质文化遗产"大岭牟氏正骨术"

大岭牟氏正骨术出自日照开发区奎山街道大岭南头村，该村东临日照新市区和黄海，西紧靠 204 国道，南依奎山，北靠日照老城区。这里村庄密集，人口众多，大岭牟氏正骨术在此相传，有据可考的已有十三代。

## 一、历史渊源

大岭牟氏正骨术由牟氏世祖牟元传授，后结合五世祖牟景风少林寺研习武略所学，传承至今，据族谱记载：明朝洪武二年，由于日照海湾地区时常有倭寇出现，战乱频发，牟氏先人受朝廷派遣，由胶东栖霞带兵镇守黄海。牟氏祖辈多是行伍出身，故至八世祖均被朝廷任命为武略将军以镇守边关，因战争常有骨折及各种创伤，故在军中便有了治疗骨折及各种创伤的医术。当时靠的是中医中药治疗这些骨折及各种创伤杂症，故积累了丰富的中医中药治疗知识与经验，为现在的牟氏传统中医正骨术打下了良好的基础。其中的第三支八世祖，移居日照大岭南头村生存繁衍，将大岭牟氏正骨术相传至今。

牟氏正骨术七百年间大致有以下几个发展节点。

**产生形成：**元末明初，牟氏族人因战乱创伤，无医无药救治，其族人模仿军医，摸索自行正骨，发愤钻研，久之便形成了独特的牟氏传统中医正骨术。随着五世祖牟景风少林寺研习武略所学归来，牟氏正骨术得到不断完善而成熟，经治痊愈的病家由衷敬佩，广为传诵，上门求医者甚多，为牟氏积累临床经验奠定了基础，也扩大了大岭牟氏正骨术的影响。

**压抑沉寂：**第十代传人牟乃勤（于 2008 年 4 月 13 日去世）享年 81 岁，系离休干部，在单位供职期间，患者纷纷登门求医。牟乃勤白日工作，夜间偷偷正骨，因有非法行医之嫌，故屡受误解。

**蓬勃兴盛：**大岭牟氏正骨术第十代传人牟乃勤老先生离休后，按其专业，根据其从医近七十年的探索，与其长子牟庆国、长孙牟春雷、孙女婿阚兴锋等共同努力，将祖传正骨术发扬光大。1994年9月，办起了东港区奎山正骨医院，于2001年3月经日照市卫生局批准，设立日照市大岭中医正骨医院。2002年8月创立莒州中医正骨医院。

## 二、传承

牟氏正骨第十一代首要传人、嫡系长子、掌门人、中医主任医师牟庆国，日照大岭南头人，牟氏谱序十九世，中共党员，大专学历，中华医学会会员，山东省、日照市医学会常务理事，集五十余年中医骨伤、骨病经验，创建日照市、莒州两所中医正骨医院。牟庆国自幼受家传熏陶，酷爱中医药，并视为一生之大责，以传承牟氏传统中医正骨术为己任，八岁即随家父乃勤学习《药性赋》《神农本草经》《本草纲目》《医林改错》《正骨心法要诀》《伤寒论》《金匮要略》等中医药古籍，并随父给骨伤患者正骨复位。牟庆国擅长手法复位及外固定术、中医各类疾病的诊治，从医数十年来，收治患者几万人次，先后参与编辑出版多部权威医学专著，撰写发表了《中药辨证治疗骨折迟延愈合2例小结》《中西医结合治疗骨筋膜室综合征18例报告》《中西医综合疗法治疗腰椎间盘突出症510例总结》等几十篇具有较高价值的学术论文。其中《辨证分型治疗颈椎病》被载入《世界名医宝典》内。

牟庆国十二岁时便以身高近一米七的成人资格给骨伤患者正骨复位，治疗骨伤骨病，受到众多患者的赞誉，谓之"门里出身，三分匠人"。1969年时因家父在外工作，牟庆国中医专科毕业后便在乡中悬壶行医，其深厚的中医药学基础知识、临床娴熟的治疗手法，深得上级卫生主管领导和众患者的信赖，除承担全乡的防保工作外，还成立了大岭中医正骨诊所，至1989年，牟庆国同家父携弟、子创建了大岭中医正骨医院，任法人兼院长。2002年，为扩大医院规模，牟庆国又到莒县创建第二所中医正骨医院——莒州中医正骨医院，仍任法人兼院长。2007年11月，第十一代首要传人、嫡系长子、掌门人、中医主任医师牟庆国被评为"首届全国优秀民营中医院院长"，在北京人民大会堂受到卫生部王国强副部长的亲切接见及颁奖。2008年，又被山东省卫生协会评为"首届山东省优秀民营中医院及首届优秀民营中医院院长"。2012 年，牟庆国又被莒县县委县政府推选为"市级优秀党员"。2016 年，被曲阜中医药学校特聘为客座教授。

身为大岭牟氏传统中医正骨术第十一代嫡系长子、掌门人的牟庆国，深知自己传承这一非物质文化遗产的责任重大性，在亲自创建了两所中医正骨医院后，感到如何发扬光大这一宝贵遗产、如何奠定传统中医正骨术科学而独特的牟氏疗法基础理论，已成为当务之急。为不局限于一家之长，广采众方，牟庆国三上北京中国中医科学院，拜名师——中国骨伤小夹板外固定之父尚天裕教授和中国骨伤外固定之父孟和教授为师，并将他们请进医院。在医院内指导工作半年之久的孟和教授，深为民间这一独特的中医正骨术而感动，除全心传授孟氏外固定术外，还派自己的博士生郭建安来医院，总结牟氏正骨术几十年骨伤患者外固定术后愈合理论，对牟氏传统中医正骨术的骨伤理论基础、中药治疗效果给予了高度评价，扩展和丰富了牟氏中医正骨术的临床基础理论和技术。

牟氏正骨第十二代嫡系长子传人牟春雷，在祖父乃勤、家父庆国的直接传授下，能以中西医疗法治疗各种骨伤骨病，帮助其父、叔父出版、发表诸多医学专著及具有较高价值的学术论文，受到长辈、同事及广大患者的赞誉，现为两院业务院长。牟春雷 15 岁时，一位 18 岁的肩关节脱位女青年上门求诊，其在外地医院多次整复未果，牟春雷运用"法使骤然人不觉，患者知时骨已拢"的巧妙手法使其复位，解除了女青年多日的痛苦，患者及家人感激不尽。

十二代嫡系传人阚兴锋，在近二十年的牟氏正骨术临床工作中，为拓展颈肩腰腿痛等骨病的先进治疗术，多次进京求教韦以宗教授，学得中医正脊术、独特的针灸术，结合牟氏传统中医正骨术，创立"牟氏正骨-易正疗法"，为众多骨伤骨病患者及时解除病痛，深得百姓赞誉，并得到广大同仁的认可。

## 三、杏林春满

大岭牟氏正骨有严格祖训，至今相传十二代，对于脱臼掉腕，复位后从不收一文钱；对闪腰岔气者用针灸或手法治疗免费；对那些极度贫困家庭，治疗不仅不收医疗费，还倾囊相助。第十代传人牟乃勤老先生训诫后人：传你此术，只能以此术为生计，不分贫富贵贱，一视同仁。

大岭牟氏正骨术传人在成立了中医正骨专科医院后，其收费也比同样开刀治疗收费低一半以上，甚至不足三分之一，在当地百姓中口碑甚好。因其良好的口

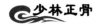
碑，2007 年，牟氏正骨传人所创中医正骨医院由日照市卫生局推荐，被国家中医药管理局评选为"首届全国优秀民营中医院"；2007 年 11 月，第十一代首要传人、嫡系长子、掌门人、中医主任医师牟庆国被评为"首届全国优秀民营中医院院长"，在北京人民大会堂受到卫生部王国强副部长的亲切接见及颁奖。2008 年，被山东省卫生协会评为"首届山东省优秀民营中医院及首届优秀民营中医院院长"。2012 年，院长牟庆国又被莒县县委县政府推选为"市级优秀党员"。2016 年，被曲阜中医药学校特聘为客座教授。

## 四、学术成绩

牟氏正骨术传人写下了大量医学论文，被国家级刊物采用刊登。参与《骨伤橇拨复位固定疗法》《实用临床康复疗法》《骨伤外固定器疗法手册》《实用临床自然疗法》等的编写。发表《中药辨证治疗骨折迟延愈合 2 例小结》（《中医正骨》1997 年第 6 期）、《辨证分型治疗颈椎病》（《中医正骨》2003 年第 1 期）等论文。《中医药治疗股骨外固定器针道渗出》于 1998 年 6 月获得中国民间中医药研究开发协会"学术成果奖""学术贡献奖"。《骨折复位外固定器踝部骨折的治疗》于 2001 年 10 月获首届世界中医药成果创新研讨会"一等金杯""一等金牌"。

医院建院初期用药以手工煎制，后因无法大量供应临床使用，经省药监局批准，创建医院普通制剂室。所需药材严格挑选，以秘方炮制，通过近七十余年的临床验证，结合现代创伤医学并发症的发病原理，几十年来，中医正骨医院未出现一例医疗事故和医疗纠纷。

所有的骨创伤患者在短期内均可安全度过淤血血肿期。应用本院制剂，可加速新生血管网生成，增加血液含氧量，从而缩短了治疗时间，促进了骨折愈合。

2008 年，牟氏传统中医正骨术被列入"日照市非物质文化遗产"。

2020 年 10 月，牟氏传统中医正骨术被列入"山东省第五批非物质文化遗产代表性项目推荐名单"。

**【附件】**

牟氏中医正骨术内容：牟氏传统中医正骨术经过数百年的传承，对闭合式骨伤和开放式骨伤都有自己独特的治疗方略——"牟氏正骨十一法"。

1. 手模心会，阅片会诊，心领神会。

2. 拔伸牵引，欲合先离，顺势渐牵。

3. 憋气分神，憋气咳嗽，分神施术。

4. 旋转回旋，轴线复原，筋膜通条。

5. 屈伸收展，以筋束骨，清利关节。

6. 端挤提按，力纠侧移，保持轴线。

7. 摇摆触碰，缩小间隙，紧密结合。

8. 夹挤分骨，各端相连，保持骨距。

9. 对扣挤合，以子求母，断端复原。

10. 按摩推拿，顺骨捋筋，回复原位。

11. 整体复位，健患对比，筋骨并重。

闭合性骨伤治疗主要包括确诊、复位、固定、药物治疗四个阶段。

**1. 确诊** 主要是看症状、压痛点、听摸骨擦音，通过"手摸心会"来确定患者骨伤或筋伤的程度，分清骨折的类型、错位的位置，准确判断筋伤是扭伤、挫伤还是断伤，筋的长短，以及有无筋出槽等病情。确诊十分关键，需要很丰富的实践经验才能掌握好这项技术。

**2. 复位** 运用拔、伸、牵、引，推、拿、挤、压等正骨要则，将错位的骨恢复原位。这个过程中对医生的力量和技巧要求很高，牟氏传人们都能靠经验和手感来实施复位手术，强调一次成功，避免损伤或影响功能恢复。

牟氏正骨术中的骨折手法正骨术，或颈腰骨病中的正骨术或脱臼复位术，首先均必须经过手摸心会（阅片会诊），知其体相后，"心领神会、立体形象"，施术者同助手阅片会诊后，按照脑中形成的立体形象，确定采用正骨十一法中的何法实施正骨，配合默契；此时让患者深吸一口气，憋住后，按"欲合先离"或"夹挤分骨"或"折顶回旋"，均先施以拔伸牵引法，如嵌插或错位或肿胀较重者，可对抗牵引，此时可让患者松气，再深吸一口气并憋住，按正常人的憋气时间 20~30 秒计算，第二口气时正是对抗牵引已达到离而复合之火候，此时施术者准备实施复位时，可嘱患者咳嗽，趁患者咳嗽时，"法使骤然人不觉，患者知时骨以拢"。通过憋气咳嗽法正骨复位，往往可分散患者恐惧心理，减轻组织紧张，缓解患者与医者对抗的自卫反应，在患者咳嗽时精神集中，做出咳嗽反应时，患处已达复位。

牟氏历代运用此法多年，每每奏效，传承后辈，屡屡效验，在临床中，对于 Colles 骨折、孟氏（Monteggia）骨折、肱骨髁上骨折、尺桡骨骨折、胫腓骨骨折、股骨干或近关节处的四肢骨折等，均可施用并收效，尤在脱臼复位中收效快捷。

**3. 固定**　固定有专门的夹板和垫子，根据患者伤情有大、中、小号，有三个压带，置于伤处上下活动 1.5cm，这样患处不受压，远端血运好，骨折愈合快；再按初期化瘀止血、活血消肿，中期活血续筋，后期养血壮骨的治疗原则，分期用药。如有高血压、糖尿病等原发病可辨证施治，中西医结合，同步治疗，以提高疗效。

**4. 药物治疗**

**遵祖训：**创伤一证，专从血论。

**创伤初期：**血瘀内聚，伤处肿痛青紫，必以活血化瘀、消肿止痛之大法内外兼治。先以正骨十法讲的"一旦临证，机触与外，巧生于内，手随心转，法从手出"施治，待正骨复位术后敷以化瘀止痛膏，小夹板固定，内服化瘀止痛汤。

**创伤中期：**瘀血将去，则循"瘀不去，血不活，骨不生，筋不顺，络不通"之要诀，以活血通络汤加减内服。

**创伤后期：**瘀去血活，患肢宜加强功能锻炼，多以局部静、整体动为主，随后以"补肝肾、调脾胃、壮筋骨、通经络"之法内外兼治，动静结合，筋骨并重治疗。

对开放性骨折，多采用先清创伤口、后正骨复位或内或外固定，同步治疗，使患者一次性处理完骨伤合并创伤，后采用牟庆国老中医根据祖传方剂所创的、临床应用近 50 余年的活血解毒汤，防感染、破瘀血、消肿痛、促愈合。

中西医结合治疗，可使开放性骨折患者实现无创伤感染，同步骨折固定治疗，不受二次痛苦；凡是开放性骨折，无一例继发感染，可使骨折早日康复。

对单纯性骨伤，采用壮筋健骨汤。

**方药组成：**酒当归、田三七、血余炭、巨胜子、炮骨碎补、制乳香、制没药、川续断、七锻自然铜、炮山甲（代）、净血竭、野生土鳖虫。

**功效：**行气活血、止血化瘀、续筋接骨。

**主治：**跌打创伤、瘀血留内、筋伤骨断、痛不可忍。

**配伍与方解：**本方证为筋伤骨断、瘀血留内所致。《正体类要》云："创伤一证，专从血论。"凡跌打创伤，必有恶血留内，当以止血化瘀、行气活血为主治原则。血不止则瘀不去，瘀留则新血不生，血不活则筋骨难得濡养。故方中制乳香、制没药相伍，行气活血，止痛消肿；田三七、血余炭相合，化瘀止血；血竭、山甲搜剔骨间、关节间、筋膜间凝滞瘀血；巨胜子活血养血；伍以土鳖虫、自然铜，活血止血，续筋接骨；配补肝肾、壮筋骨之骨碎补、川续断，共奏化瘀止血、消肿止痛、养血活血、续筋壮骨之效。

**用法：** 可共为细末，每服 3~6g，黄酒 2~4 两冲服，每日 2 次。或辨证施治，随证加减，共为汤剂，早、晚空腹服下

**禁忌：** 生、冷、茶、绿豆，骨伤初期忌同房，经期慎用、孕妇禁用！

**注意：** 本方适于各种跌打创伤、筋伤骨断初期，一旦肿痛消退，宜停服，改为养血活血、补益肝肾之剂。

后期可用健步壮骨汤等；对局部青紫肿胀的软组织损伤，可用专用化瘀膏、愈骨灵（该方在祖传沿用七百年的"化瘀膏"基础上，根据"创伤一证，专从血论"的典训，针对骨伤患处瘀血内停、凝聚筋脉的特点，主要运用活血化瘀、行气消肿类药物，共研为细末，以蜂蜜拌匀，均匀涂于患处）。

**主治：** 各类跌打创伤、瘀血内聚、肿胀疼痛，以及骨伤初、中、晚各期，骨不连、无名肿毒、疗疮痈疽、恶疮毒瘤、疮不收口等。

**药物组成：** 归尾、川芎、赤芍、桃仁、红花、土鳖虫、乳香、没药、川大黄、三七、麝香、半夏、白芥子、儿茶、天南星、木香等三十余味。

上药均需以酒炒或醋浸、炒、去油等炮制法精制方可入药，不得见铁器。

**禁忌：** 过敏体质、孕妇、经期禁用。外用。

**手法正骨心法独特，迅速准确：** 牟乃勤老先生从事中医正骨六十余年，积累了丰富的手法正骨治疗经验，正骨时口授其传人"知其体相，识其部位，一旦临证，机触于外，巧生如内，手随心转，法从手出"的正骨心法及复位技术，使其后人也具有"法使骤然人不觉，患者知时骨已拢"的精湛技术。为减轻患者痛苦，手法施用皆甚迅速，对于简单的错位、脱臼，3~5 秒即可使之复位。

**祖传中药方剂，配合辨证施治：** 大岭牟氏正骨传人在中医正骨用药治疗骨折方面遵循典训：损伤一证，专从血论。对几十味活血化瘀的常用中草药进行反复筛选，选出了主要用于化瘀止血、活血消肿、养血壮骨的中草药，如当归、川芎、红花、丹参、赤芍、丹皮、地龙、乳香、没药、杜仲、毛姜等几十味，各归其类，各选其能，在祖传方药的基础上，确定了在创伤患者不同时期最合理、最佳的用药原则。其祖传接骨方药因疗效显著，已被山东省药监局批准注册，制药

许可证号：20100130z。注册批号：鲁药制字 z20080001。在进行中医正骨的同时，配合中药，对合并慢性病以及影响骨折愈合的原发病进行辨证施治，宿疾、新伤同步治疗，可使骨折早日愈合，肢体功能及劳动能力早日恢复。

**对一些疑难病症有专门的验方治疗方略：**对于不易愈合的股骨颈、腕舟骨、踝距骨折，有专用经验方，可促使局部血液循环、血氧供应好转。对各种手术后造成的骨折迟延愈合，采用牟庆国老中医根据祖传方剂创制的"愈骨散"外敷，内服壮筋健骨汤，配合中药熏蒸，可加快骨折愈合。对各种骨感染（骨髓炎），运用其创立近 40 年的骨康汤，调和气血，寒热并用，可清里托毒、生肌收口，效果良好。

**因人而异，自制固定工具：**根据患者骨伤部位的不同形状，自制塑形夹板，设计不同型号的自制外固定器材。强调局部正骨复位外固定和人体运动相结合，强调正骨药物再好，如骨折断端位置复位不好，亦将造成畸形愈合，或造成残疾和功能障碍。在医生的指导下，有计划地让患者适度进行功能活动锻炼，可达到疏通血脉、清利关节的效果，促进骨折愈合。

# 参考文献

［1］韦以宗. 中国骨科技术史. 2 版. 北京：科学技术文献出版社，2009.

［2］韦以宗. 现代中医骨科学. 北京：中国中医药出版社，2003.

［3］潘东华，陈文治，韦春德. 韦以宗整脊手法图谱. 北京：人民卫生出版社，2011.

［4］韦以宗. 少林寺武术伤科秘方集释. 上海：上海科学技术出版社，2008.

［5］释永信. 少林武功医宗秘笈. 北京：中华书局，1999.

［6］尚天裕，顾云伍. 中国接骨学. 天津：天津科学技术出版社，1995.